写真と図から学ぶ

# 赤ちゃんの
# 姿勢運動発達

## 家森百合子
[編著]

吉田菜穂子・草下 香・廣田陽代
岩見美香・柴田実千代
[著]

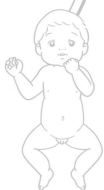

ミネルヴァ書房

# はじめに

　お母さんのおなかにいた頃から，いろいろな試練を経て生まれてきた赤ちゃん。とても大事な存在で，どんな子に育っていくのか，不安もいっぱい。良いことはなんでもしてあげたいと思いながら，お父さんお母さんはお子さんを大切に育てられていることと思います。

　本書を手にされている方は，子育てに不安を感じている方，保育などの子どもとかかわる仕事をしながら子どもの発達の変化をもっと勉強したい方，乳幼児健診の場で活かせるようにポイントとなる時期を踏まえた発達を学びたい方，いろいろな弱さをもって生まれた赤ちゃんをどのように育ててあげたらよいか迷っておられる方，そんな親子をサポートしたいと思っておられる方などさまざまだと思いますが，みなさん目の前の子どもさんの心身ともの育ちをサポートしたいと思っておられる方だと思います。

　赤ちゃんや子どもたちは本来，自分の力で次の発達段階へと進んでいく力をもっています。しかし，筋緊張のゆるさや反りの強さ，左右差など，赤ちゃんがもつ姿勢や運動面の弱さがあると，見る力が弱く理解しにくいことがあります。また周りの人とのやりとりがうまくいきにくく，思いを伝えることが難しいために発達の伸びにくさにつながる赤ちゃんがいます。さらに，まわりの大人たちがよかれと思ってしていることや使っているもののなかに，発達にとっては逆効果のことが含まれていることもあり，近年は赤ちゃんの自然の育ちを邪魔してしまうものが増えていると感じることがあります。

　では，赤ちゃんはどのようなことを必要とし，何が育ちの邪魔をしてしまうのでしょう？赤ちゃんや子どもが成長していくなかで欠かせないものがあります。それは「意欲」です。

　赤ちゃんがおなかのなかにいるときから聴いていたお母さんの声を聴きたい，顔を見たい，触りたいと手を伸ばす，もっと高いところを見たい，オモチャや人に向かって動きたいという思い，その意欲が子どもの発達を促します。

　赤ちゃんが持っていたオモチャを落としてしまったとき，赤ちゃんはどうするでしょうか？　オモチャがどこに行ったか探します。いつも見ている範囲になければ，さらに広く見ようとするかもしれません。見つけることができたら，もう一度触ろうとオモチャに手を伸ばします。届かないときはどうにかして取ろうと，これまで使っていなかったからだの使い方を工夫します。たとえば手をより遠くに伸ばせるように，片手でからだを支えてもう片方の手を伸ばしたり，寝返ったり，旋回したり。それまでに経験して身につけた支えや動きなどを駆使してどうにか手を伸ばそうとします。そして，毎日何度も失敗を繰り返しながらからだの使い方を調整するなかで，いつの日かできるときがきて，また次の運動発達につなが

っていきます。

　しかし赤ちゃんがオモチャを落としたとき，遊べなくて困っているだろうと思って，まわりの人がオモチャを拾って渡してあげると，どうなるでしょう。見たい，触りたい，遊びたいという意欲，次の発達へとつながる機会を奪うことになりかねません。

　そうならないよう，「オモチャが落ちてしまった。探しているようだから，取ってあげよう」ではなく，こんな時は「どうやって取ろうとするのかな？」「自分で探しているかな，取りにいこうと身体を動かす工夫をしているかな？」と少し様子をみてあげてください。これが，「見守る」ということです。

　その子がもっている力では見つけることや取りに行くことが難しいときには，まわりの大人やお兄ちゃんお姉ちゃん，保育園では大きい子どもたちが助けてあげられるといいでしょう。その時，直接拾って渡すのではなく，見えるところや手を伸ばして届く場所に動かすなど，「お世話をしてあげる」のではなく，「自分でできるようになる手助け」をしてあげてほしいのです。そして，取ろうとしていたものが触れたとき，取れたとき，できたときの赤ちゃんのなんともいえない表情，視線を逃さないでください。できるようになったことを一緒に喜び達成感を味わってほしいのです。そうすると次もまた「できた！」「見て！」という視線に出会えると思います。これが思いを人に伝えるコミュニケーション能力につながっていきます。そのタイミングで視線を向けられないことや，視線が弱くこちらがとらえにくいこともありますが，根気よく続けていくと少しずつ変化してくることをしばしば経験します。赤ちゃんの手がオモチャに届かず心が折れてしまいそうなとき，諦めてしまいそうなときも，そっと手助けをしてあげてくださいね。こういうことの積み重ねが，次の発達につながっていきます。

＊

　赤ちゃんや子どもが，よく泣く，機嫌が悪い，寝ない，食べない，よくない行動が多いなど，おかしいな，やりにくいなと感じるときにはぜひ一度立ち止まって，赤ちゃんや子どもたちの思い，意欲を感じてください。

　からだの使いにくさからの困りや，不要な指示や禁止などの声かけ，手助け，装飾やオモチャなど，子どもの育ちを邪魔するものがないかなと見直すことで，子どもの本来の意欲が見えてきて，その意欲を引き出すことで赤ちゃんや子どもが過ごしやすくなることに気づかれると思います。

　本書では，具体的な子どもの発達を確認して，発達の診断，治療等をみていきたいと思います。

＊

　なおこの本は，京都市の聖ヨゼフ医療福祉センターで，これまで，または現在も診療にあたっている医師，理学療法士によって書かれました。この本ではさまざまな側面から赤ちゃ

んの姿勢運動発達について述べていますが，根底にあるのは，チェコ共和国出身の神経科医，小児神経科医であるボイタ教授（1917～2000）のコンセプトです。教授は多くの赤ちゃんや障害を持つ子どもの姿勢運動発達の特徴を詳細に観察，分析し，深い洞察から，診断および治療の方法を体系的にまとめられました。教授は「神経学は運動学である」という言葉で，脳内の異常はすべて姿勢運動発達の中に表現されると姿勢運動発達の評価の重要性を述べています。ボイタ教授による診断は，障害のリスクがある赤ちゃんの早期診断を可能にし，早期に治療を開始することで正常発達の運動の要素を引き出してくるものです。

　教授は1975年に聖ヨゼフ医療福祉センターに初来日され，以後も何回も来日され，彼の診断および治療法の普及に尽力されました。この経緯の詳細はおわりにかえてにもありますので，あわせてお読みください。

　この本は，私たちが教授から継承してきたものに，それぞれが経験してきたことを含めてお伝えするものです。運動の三要素（支持・起き上がり，相運動，姿勢反応能）など，やや難解な言葉も出てきますが，この本が赤ちゃんの姿勢運動発達についての理解を深め，日々赤ちゃんや子どもに接する皆様に役立てていただけることを願っています。

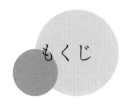

もくじ

# 付図　運動発達と姿勢反応

| | 第 1 期 3 ヶ月 | | | 第 2 期 3 ヶ月 | | | 第 3 期 3 ヶ月 | | | 第 4 期 3 ヶ月 |
|---|---|---|---|---|---|---|---|---|---|---|
| | 1 ヶ月 | 2 ヶ月 | 3 ヶ月 | 4 ヶ月 | 5 ヶ月 | 6 ヶ月 | 7 ヶ月 | 8 ヶ月 | 9 ヶ月 | 10ヶ月〜12ヶ月 |
| | 第 1 屈 曲 期 | | 第 1 伸 展 期 | | 第 2 屈 曲 期 | | | 第 2 伸 展 期 | | |
| 仰 臥 位 | | | | | | | | | | |
| 腹 臥 位 | | | | | | | | | | |
| 引き起こし反応 | 第 1 相　0 〜 6 週 | 第 2a 相　7 週 〜 3 ヶ月 | | 第 2b 相　4 〜 6 ヶ月 | | | 第 3 相　7 〜 8 ヶ月 | | 第 4 相　10〜12ヶ月 | |
| コレー反応 | 第 1 相　0 〜 6 週 | 第 2 相　7 週 〜 3 ヶ月 | | 第 3 相 | | 6 ヶ月で完成される | | | | |

— viii —

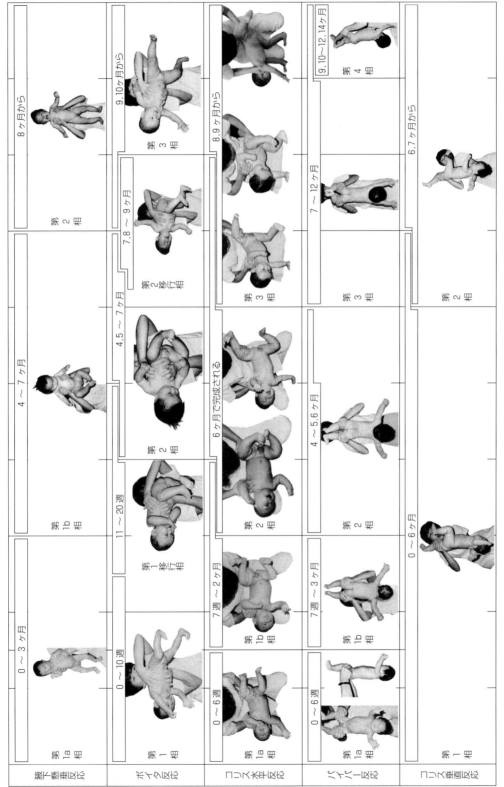

V. Voita による Die cerebralen Bewegunsitörungen im Säuglingsalter. Frühdiagnose und Frühtherapie. 2. Aufl. Enke. Stuttgart 1976. より改変

［体の部位］

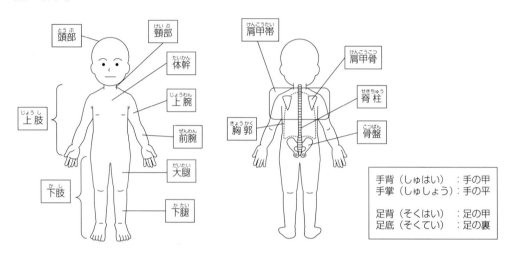

手背（しゅはい）：手の甲
手掌（しゅしょう）：手の平

足背（そくはい）：足の甲
足底（そくてい）：足の裏

［空間における方向］

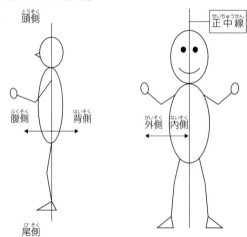

顔面側（がんめんそく）：顔が向いた側
後頭側（こうとうそく）：後頭部の側
上側（じょうそく）　：上になった側
下側（かそく）　　　：下になった側

## 運動の表し方

| 頭頸部 | 前屈 | うなずく動き | 後屈 | 後ろに曲げる動き |
|---|---|---|---|---|
| | 側屈 | 横に曲げる動き | 回旋 | 左右に回す動き |
| 肩甲骨 | 挙上 | 上方への動き | 下制 | 下方への動き |
| | 外転 | 背骨から遠ざかる動き | 内転 | 背骨に近づく動き |
| | 上方回旋 | 上外方へ回る動き | 下方回旋 | 下内方へ回る動き |
| 肩甲帯 | プロトラクション | 肩甲骨挙上・外転・上方回旋 | リトラクション | 肩甲骨下制・内転・下方回旋 |
| 骨盤 | 前傾 | 前に傾ける動き | 後傾 | 後ろに傾ける動き |
| 肩・股関節 | 屈曲 | 上腕・大腿の腹側への動き | 伸展 | 上腕・大腿の背側への動き |
| | 外転 | 上腕・大腿を外側へ開く動き | 内転 | 上腕・大腿を内側に閉じる動き |
| | 外旋 | 上腕・大腿を外側に回す動き | 内旋 | 上腕・大腿を内側に回す動き |
| 肘・膝関節 | 屈曲 | 曲げる動き | 伸展 | 伸ばす動き |
| 前腕 | 回外 | 手の平を上に向ける動き | 回内 | 手の平を下に向ける動き |
| 手関節 | 背屈 | 手の甲のほうに反らす動き | 掌屈 | 手の平のほうに曲げる動き |
| | 橈屈 | 手首を親指側に曲げる動き | 尺屈 | 手首を小指側に曲げる動き |
| 足関節 | 背屈 | 爪先を持ち上げる動き | 底屈 | 爪先を下げる動き |

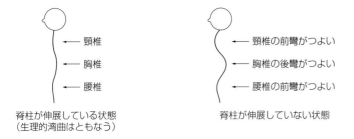

← 頸椎
← 胸椎
← 腰椎

脊柱が伸展している状態
（生理的湾曲はともなう）

← 頸椎の前彎がつよい
← 胸椎の後彎がつよい
← 腰椎の前彎がつよい

脊柱が伸展していない状態

注：本表における「伸展」とは，各関節における運動の方向を表す用語です。
　一方，本文中における「脊柱の伸展」とは，背骨が理想的に伸びている状態を示す言葉で，「軸伸展」とも呼ばれます。なお，「脊柱の伸展」している状態は，背骨が棒のようにまっすぐ伸びているということではなく，生理的湾曲（頸椎前彎，胸椎後彎，腰椎前彎）をともなっています。

# 第1章　乳児期の
姿勢運動発達の成り立ち

## 1　誕生と姿勢運動発達

　子どもがこの世に誕生するというとき，お母さんのおなかのなかでふんわりと羊水に浮いていた状態から，重力の存在する世界へと，急激な環境変化に遭遇します。そして，人生の初めの一年間で，姿勢を保持するのも大変な状態から，寝返り，ハイハイ，つかまり立ちを経て，歩行を獲得するにいたる，姿勢運動能力の劇的展開を経験します。その発達の特徴と意義を，以下に述べていきます。

### (1)　姿勢運動発達はなぜ重要か

　本章では正常な姿勢運動発達についてみていきますが，なぜ姿勢が重要なのでしょうか？調和のとれた姿勢であることは，運動がしやすいだけでなく，健康状態を良好に保ち，快適に過ごせることにつながるのです。また，言葉を発声する構音のための機能，食べるための機能など，人間が生きるうえで欠かせない機能も姿勢運動発達と密接に関係しているのです。

　そもそも赤ちゃんは「見たい，なめたい，さわりたい」といった気持ちによって発達します。赤ちゃんのしたいことをさせてあげやすい姿勢で過ごすことが重要です。

　この赤ちゃんがしたいことは，各月齢によって異なります。そのため，それぞれの月齢で赤ちゃんがしたいことが何なのかを知って対応す

ることが必要です。たとえば，赤ちゃんが手と手を合わせたいと思っているならば，それを実現しやすいようにサポートすることで，赤ちゃんは満足するし，しだいに自力でそれができるようになります。

　そこで，本章では各月齢ごとに区切って赤ちゃんの発達をみていきます。それぞれの月齢の赤ちゃんについての理解を深め，赤ちゃんの「したいことができる」環境をつくることが，発達を促すことになるのです。また赤ちゃんが満足してくれると，機嫌よく過ごせる時間が増え，結果的に親も育てやすくなり，子育てのいい循環を生みます。

### (2)　発達順序の重要性

　本章では正常な発達について確認をしていきますが，まず発達には順序があります。赤ちゃんは2ヶ月の段階で仰臥位で顔が左右どちらかを向いた状態からからだをまっすぐにしようとする努力をはじめ，からだがまっすぐになり3ヶ月になると顔が正面を向いて両手が目の前にきて顎を引く状態になるなどと，発達はひとつながりになっています。その後，寝返りや四つ這いなど，できるだけ順を追って，また左右差が少なく進んでいくと，安定した姿勢運動が確立しやすくなります。

　なお，姿勢運動に関する用語は，p. x, xi を参照してください。

## 2　新生児期から3ヶ月前までの発達

この時期は重力のない胎内の世界から重力のある世界に生まれ落ち，適応していかないといけないスタート時点です。自分の力ではまだからだを支えることができない，不安定な姿勢で，大人の助けなしでは動くことができない状態です。

そもそもチンパンジーなどの霊長類や類人猿・原人と，二足歩行を行う私たち人間の違いを考えると，頸の働きが非常に重要であり，また脊柱が伸びることが大事であるといえます。人間の赤ちゃんは，生後2ヶ月から人間らしい発達がはじまります。脊柱がまっすぐで大人のように左右を見るためには，頸を十分に動かせるようになることが大事です。新生児期にはまず頸を動かすことができるようになり，次いで頭や手足を別々に動かしてからだを使うことができるようになります。それが人間の姿勢運動発達の基本です。本書では「仰向け（仰臥位）」と「うつ伏せ（腹臥位）」に分けてみていきます。

仰臥位では手と目と足を左右対称的に使っているかどうかという協調運動をみますが，足を持ち上げることによって重心が頭部のほうに移動することが大事です。協調運動をみることによって，脊柱がまっすぐになっているか，重心移動が頭の方向に向かっているかがみえるので，仰臥位の発達がわかります。また同時に，手でからだをしっかり支えて起き上がれるかどうかの力（支持）をみるのに腹臥位の発達を確認します。この発達が，指先の運動発達にもつながっているのです。

この時期に大切なポイントを2つ確認します。新生児は，仰臥位でも腹臥位でも左右対称の正中位をとることはありません。必ず右か左かのどちらかを向いています。たとえば，右を向いているときは，右側のほうがよく見え，右手の

ほうがなめやすい状態です。生後2～3ヶ月頃からだんだんと，仰臥位でも腹臥位でも，顔も体幹も正中位がとれるようになってきます。2ヶ月頃は何とか努力して正中位になろうとするはじまりの時期で，3ヶ月頃からその姿勢を保持することができます。そうすることによって左右まんべんなく眺めることができ，右手も左手も使いやすくなります。誰でも，姿勢・機能ともに，左右完全対称ということはありませんが，生後3ヶ月で右も左も90°まで追視できる比較的安定した正中位がとれるということは，目も口も手も足も，全体的に調和してまわりを把握でき，からだを自在に使いこなしやすい姿勢の基礎と考えられます。

また，乳児は手なめをすることによって，自分の手というものを認識します。こちらの手とあちらの手（のちに右手と左手と呼ばれる2つの手），手の指とその位置関係，手背と手掌，手の感触などを把握します。もう少し後になると，自分の足先をなめる時期があります。足をなめることによって自分のからだの端っこまでしっかりと把握することができます。また，一方の手でもう一つの手に触れる，膝や下腿や足先に触れるなど，手で触れることを通しても自分というものの範囲を知ります。このように口で触れること，手で触れることで，ボディイメージをしっかり身につけることができます。そのことが，大きくなったときの自分のからだの使いやすさにもつながります。

それではここから，月齢に沿って，仰向け（仰臥位）とうつ伏せ（腹臥位）の姿勢の発達をみていきます。

### (1)　0～6週

この時期は，胎内とは異なる環境に生まれ出て，まったく支持のない非対称で不安定な姿勢で，原始反射のみられる状態から，発達のスタートを切る時期です。

## 仰向け（仰臥位）

　頭は左右のどちらか一方を向き，かつ，後ろに反れていて（頸の後側屈），真正面を向いた左右対称な姿勢（正中位）を保持することはできません。四肢は屈曲しており，全身運動パターンでの原始的な運動がみられます。脊柱は伸展しておらず，支持のない，大変に不安定な姿勢です。生まれてすぐのときから，覗き込んでいる大人の顔に一瞬なら目を合わせて注視することもみられます。大人のように目だけ単独で動かすことができないので，追視しようとすると頭ごと動いてしまい，両腕を広げて抱え込むような，モロー反射様の全身運動になってしまいます（ホロキネジー）（図1-1）。

　手のひらや足の裏に触れると，ぎゅっと握ってくる把握反射がみられます。また，お母さんのおっぱいを口唇で探すルーティング反射や，おっぱいが口に入るとそれを吸おうとする吸啜反射がみられます。手が口に触れると（手と口の協調），反射的になめようとします。これらの反射は，原始反射と呼ばれ，新生児がこの世で生きていくために，生まれながらに身につけているものと考えられます。この原始反射が，発達のスイッチを入れるような役割をもっています。

## うつ伏せ（腹臥位）

　頭を一方に向け，下肢全体を曲げて，頭よりもお尻のほうが持ち上がっている状態で，重心は頭側にあるため，楽そうな姿勢ではありません。肘は屈曲して引き込んでいて，からだを支えることができない状態です（図1-2）。

### （2）　6週〜3ヶ月前

　この時期は，仰臥位，腹臥位ともに，手をなめようとしたり見ようとしたりして，左右に頸を回そうとするうちに，少しずつ脊柱が伸展して，頸の反り返りが減少し，四肢の屈曲が緩和して，正中位に近づいていく時期です。

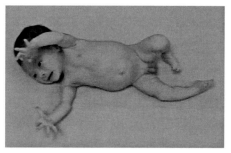

**図1-1　仰臥位　0〜6週**
頭は一方に向き後屈して正面を向けません。目を動かそうとするとモロー反射様全身運動が起こります（ホロキネジー）。

## 仰向け（仰臥位）

　自分の手をなめたいと思って頸を動かすうちに手が口に触れると，それを吸う動きがみられます（手と口の協調）。お母さんを見たい，まわりの様子を知りたいという好奇心があり，しだいに人の顔やものを目で追いかけようとする追視も出てきます。オモチャを目の前で動かすと，それを追って顔を動かしますが，生後6〜7週になると，顔の向いている側の上下肢が伸びて，反対側（後頭部の側）の上下肢は曲がります。これを非対称性緊張性頸反射様の姿勢（フェンシング様肢位）といいます（図1-3）。この姿勢も，伸びた手を一生懸命見ようとして頸椎を伸展回旋して行っています。なお，このフェンシング様肢位は，視覚刺激で誘発された反応なので，大人が赤ちゃんの頭に直接触れて赤ちゃんの頸の向きを変えるときにみられる非対称性緊張性頸反射とは違ったものです。

　2ヶ月頃になると，胸のところで手と手を合わせたい（手と手の協調）とか，その手を見たいという気持ちから手を近づけることで頸椎が少し伸展して，頸を左右に回旋しやすくなり，一瞬正中位をとることもできてきます。ただ，まだ余裕をもって正中位をとれるわけではないので，四肢を突っ張って何とか姿勢を保持する，ジストニー運動と呼ばれる状態がみられます（図1-4）。

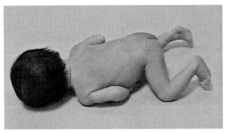

図1-2　腹臥位　0〜6週
下肢全体を曲げていて，頭は上げられず一方を向きます。

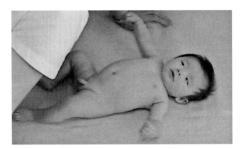

図1-4　仰臥位　8〜12週
正中位になろうとして四肢を突っ張ったジストニー運動になります。

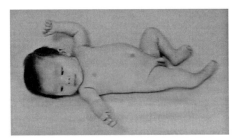

図1-3　仰臥位　6〜7週
追視により，非対称性緊張性頸反射様の全身運動になります（フェンシング様肢位）。

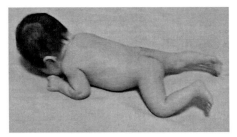

図1-5　腹臥位　6週〜3ヶ月前
前腕で支えて少し頭を上げます。

### うつ伏せ（腹臥位）

　徐々に重力のある世界にも慣れて，自分でからだを支えて，頭を持ち上げようとする動きが出てきます。両腕の前腕で頭を支えて（前腕支持），頭を一瞬持ち上げて回旋することができるようになります。さらには，前腕支持で正中位を少し保てるようになります。このとき，肘は肩よりは後方にありますが，新生児期よりは屈曲が緩んでいて，少し前腕で支えのある状態になっています。また，下肢のほうの屈曲の度合いも，新生児期よりは緩んでいます。重心は胸から臍のほうに移動してきています（図1-5）。

## ３　３ヶ月から５ヶ月の発達

　この時期に大切なポイントとして，「両肘支持の重要性」と「なめることと口腔機能の発達」があげられます。
　まず，両肘支持ができるということは，頭を持ち上げてまっすぐ保持する姿勢ができている

ということで，頸がしっかりすわるようになることとも関係します。頸の反りや向きぐせがとれやすくなり，頸部周辺がしっかりすることから，哺乳やのちの離乳食の摂取が上手にできるといったこととも関連します。また，肘で支えることができると，手指を開くことがしやすくなり，オモチャを持ちやすくなります。仰臥位と腹臥位の姿勢は相互に関連性があり，腹臥位で両肘支持ができると，仰臥位で手を前に出して使いやすくなるということもみられます。大人と違って体格に占める頭の大きさの割合が大きい乳児にとって，腹臥位で頭を持ち上げるのは簡単なことではありませんので，はじめから両肘支持が上手にできるわけではなく，日々の積み重ねでだんだんできるようになってきます。生後２ヶ月ぐらいから，目の覚めているときに，少しずつ腹臥位を経験させてあげるとよいでしょう。
　また，乳児は，手やオモチャをよくなめます。なめることで，自分の手というものやオモチャ

を「把握」します。「把握」というのは，文字どおり物理的に握るという意味であると同時に，握ったものを理解する・認識するという意味でもあります。ものに触れるというときにも，そのものの性状や機能を理解するという，感覚の発達の意味が込められています。また，なめることを通じて，唇や舌をしっかり動かすことになります。このことは，5〜6ヶ月以降に離乳食を食べていくよい準備運動となっています。食べ物を口に取り込むときには，しっかり唇を閉じたほうが上手に取り込めますし，そのあと口のなかで咀嚼したり，嚥下したりしやすいです。また，舌を前後左右に自在に動かせるほうが食べ物を口のなかで処理しやすいです。右手をなめるときには舌が右に動きやすく，左手をなめるときには舌が左に動きやすいので，手なめが両手ともしやすいと舌の動きもよりスムーズになります。なお，唇や舌の動きの上手さは，発音にもかかわってきます。たとえば，唇をしっかり閉じられると，6ヶ月以降にパパパや，ママママの音を出しやすいといったように，いろいろな声を出したり，しゃべったりすることの上達にもつながります。

## （1）　3ヶ月

生後3ヶ月というのは，乳児の姿勢にとっては大きな変化のときです。つまり，顔を右でもない左でもない，正中位に保持することができるということです。真ん中，というバランスのとれた状態，ハーモニーのある状態になってくると，それまでの非対称の姿勢のときとは違う世界に入ったということです。

### 仰向け（仰臥位）

正中位で顎をひき，肩関節を屈曲内転させて両手をからだの前に持ち上げて，両手をなめることができ（両手と口の協調），このとき両足を持ち上げて正中線上で足と足を触れ合わせること（足と足の協調）もできるようになります。

なお，2ヶ月のときの手と口の協調は，口に手の甲（手背）が触れるものですが，3ヶ月になると，手掌の側から口に触れるようになります。脊柱は頸椎から胸椎まで伸展しています（図1-6）。下肢の挙上にともない，重心は臍のあたりから，頭側に移動します。オモチャを左右に動かすと，顔は動かさずに目だけで左右に約30°追うことができ，さらに頭全体を動かすと90°追視できます。オモチャを手に触れさせると，手を開いて小指側（尺側）で握ることができるようになります。口でなめて確認し，目で見て確認しようとします。この時期の赤ちゃんにとっては，口も目も手も足も，ものを捉えようとする把握器官なのです。

また，両手を合わせて目の前にもってきて見ることで，両眼を中央に寄せる（輻輳）という機能が発達します。

### うつ伏せ（腹臥位）

3ヶ月のもう一つの特徴は，腹臥位で両肘支持ができるようになるということです。両肘を肩より前方に出して支えて，頭をしっかり持ち上げて，手元のオモチャを見たり触ったり，あるいは視線を上げて，お母さんの動きを，頸を回して追っていくことが可能になります。肘支持ができると，把握反射が弱まり，手関節を背屈して小指側から指を開くことができ，オモチャを持ちやすくなります（図1-7）。

なお，両肘支持をしているときは，両肘（上腕骨の内側上顆）と恥骨の3点で支持しています。この3点を結ぶ面を支持面として，この面から

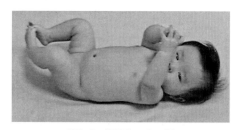

**図1-6　仰臥位　3ヶ月**
両足の足裏同士を合わせて持ち上げ，重心を頭側に移動させることで，頸椎を伸展できます。

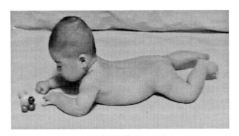

図1-7　腹臥位　3ヶ月
両肘支持をして，手元を見ることができます。

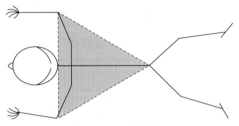

図1-8　両肘支持
支持点：両肘（上腕骨の内側上顆）と恥骨の3点。
頭部が支持面の外にあります。

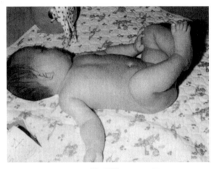

図1-9　仰臥位　4ヶ月
体幹のほうに引き寄せた膝に手で触れることがで
きます。

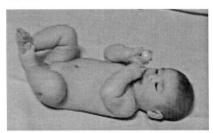

図1-10　仰臥位　4ヶ月
骨盤の後傾が進み，重心はさらに頭側に移動します。
両手でオモチャを持ってなめているとき，両足もま
るでものをつかむように触れ合わせています。

外に出ている頭部は，自由に動かすことができ
ます（図1-8）。

### （2）　4ヶ月

4ヶ月は，骨盤の後傾がさらに進む時期です。

#### 仰向け（仰臥位）

手を見たい，なめたい，手と手を合わせてな
めたいという動きを繰り返すうち，頸椎の伸展
が進み，肩甲帯が安定してきます。この時期に
も足の把握反射があり，両足の足裏同士を合わ
せて持ち上げようとします（足と足の協調）。そ
の結果，重心の頭側移動が起こります。脊柱の
伸展が進んで骨盤が後傾し，手で膝を触ること
ができます（図1-9）。両手でオモチャを持って
なめているときには，両足裏もしっかり合わせ
て，まるで足でも把握しているような姿勢をと
ります（図1-10）。

3ヶ月では，赤ちゃんの手にオモチャを触れ
させると持つという状態でしたが，4ヶ月にな
ると，自分から手を伸ばして（リーチして）オ
モチャを取ることができるようになります（図
1-11）。両手でオモチャを持ち，しっかりとな

めて認識します。また，持ったオモチャを目に
近づけて両方の目で見るということ（両眼立体
視）ができるようになります。この両眼立体視
は，のちに手元の操作をするときに必要となる
機能です。

#### うつ伏せ（腹臥位）

体幹での支持がさらにしっかりしてきて，3
ヶ月のとき以上に胸とおなかが床から持ち上が
ってきます。

### （3）　4ヶ月半

4ヶ月半は，重心の側方移動の始まる時期で
す。

#### 仰向け（仰臥位）

この頃には，オモチャを追いかける手はから
だの正中線を越えて，反対側にまで伸ばすこと
ができるようになります（図1-12）。このことは，
重心を側方にも移動できるようになったという

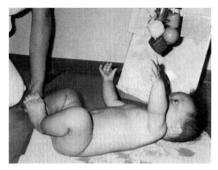

**図1-11　仰臥位　4ヶ月**
オモチャに手を伸ばして取りにいきます。

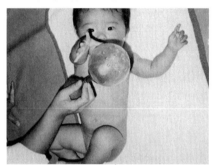

**図1-12　仰臥位　4ヶ月半**
正中線を越えて反対側まで手を伸ばせます。

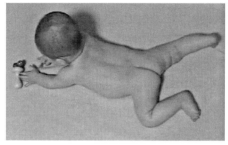

**図1-13　腹臥位　4ヶ月半**
片肘で支持してもう一方の手でオモチャを取ります。

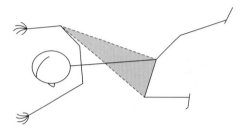

**図1-14　片肘支持**
支持点：後頭側の肘（上腕骨の内側上顆），顔面側の膝（大腿骨の内側上顆），後頭側の骨盤の3点。頭部と顔面側上肢が支持面の外にあります。

ことを意味します。正中線を越えることで，左右の大脳の統合が進み，のちの交互性のある移動運動の発達のはじまりとなります。

**うつ伏せ（腹臥位）**

重心を側方に移動できるようになり，片肘でからだを支えてもう片方の手を伸ばしてオモチャを取ろうとします。たとえば，左手でオモチャを取ろうとするときには，右側に重心を移し，右肘と少し引き上げた左膝とでからだを支えるようにします（図1-13）。

つまり，片肘支持をしているとき，支持点は後頭側の肘（上腕骨の内側上顆），顔面側の膝（大腿骨の内側上顆），後頭側の骨盤の3点で，この3点を結ぶ支持面から外に出ている頭部と顔面側の上肢は，自由に動かすことができるのです（図1-14）。

また，4ヶ月半には，両肘支持をしている一方の手背にオモチャを触れさせたときに，前腕を外へ回して手のひらを上に向ける動作（前腕の回外）がみられます。これは，肘でしっかり支えられていて，肘から先の分離運動ができるようになったということを意味します（図1-15）。

**⑷　5ヶ月**

5ヶ月は，重心の側方移動がさらに強まって，寝返りのできる時期です。

**仰向け（仰臥位）**

下肢を持ち上げて，下腿やくるぶしのあたりや，陰部に触れたりします。重心はより頭側に移動し，肩甲骨の高さまで到達すると，そこから上肢に沿って側方（肘の方向）に重心を移動できます。オモチャを追って伸ばした手の側の足を胴体に引き寄せて，ついには寝返りができるようになります（図1-16）。赤ちゃんにとって，はじめての移動運動の獲得です。赤ちゃんを見ていると，寝返りも簡単にできるようになるというよりは，何度も試みたうえで，ある時成功

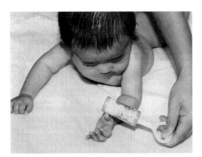

**図1-15　腹臥位　4ヶ月半**
前腕の回外：オモチャを手背に触れさせると，オモチャを取ろうとして手首を外へ回します。

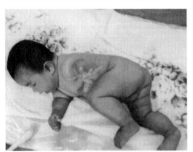

**図1-16　5ヶ月**
オモチャを追いかけて，右肘で支え，左下肢を引き寄せて，寝返っています。

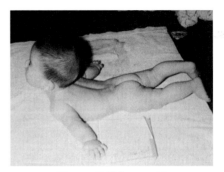

**図1-17　腹臥位　5ヶ月**
支えていた上肢を床から離し，泳ぐような姿勢になります。

手を床から離して泳ぐような姿勢をとることがでてきます（**図1-17**）。この姿勢は，エアプレーン（遊泳運動）と呼ばれることもあります。

## 4　6ヶ月から8ヶ月の発達

　6〜8ヶ月のポイントは，協調運動の完成期であり，腹臥位で手支持，肘支持での移動運動がみられる時期であることです。

　6ヶ月では，肘支持・手支持ができている，両方の寝返りができている，重心の左右移動ができていることが大切です。今まで赤ちゃんが学んだことがここで集約されて，これから立ち上がり，歩けるようになるための基礎となります。お座りが遅い，ハイハイしない，離乳食を食べないということが起こる場合，この時期までに身につけておかないといけないことができていない可能性があります。

　6ヶ月までにうまく発達がみられなかった場合は，できないことをこの時期に確認，調整しておいて，次の段階に進む必要があるといえます。

### （1）　6ヶ月

　6ヶ月は，仰臥位では手で足が持てるようになり，腹臥位では手支持ができるようになる時期です。

するのだということがわかります。寝返りができたとき，赤ちゃんは嬉しそうです。腹臥位から仰臥位に戻れるようになるのは，もう少し後になってからです。寝返るとき，上肢は肘でからだを支える側とオモチャに手を伸ばす側に役割が分かれています。下肢も膝でからだを支える側と屈曲してからだに引き寄せる側に分かれています。つまり，左右の上下肢で分化した運動が出現しているということになります。この時期の寝返りは，オモチャを取りにいくという目的で行われるもので，骨盤の斜位をともなう不安定な姿勢を介したものです。左右両側の寝返りができるようになることで，よりバランスのとれた姿勢が確立しやすいと考えられます。

　また，オモチャから目を離さず，ずっと見続けながら寝返ることで，遠近感を学ぶことにもなります。

### うつ伏せ（腹臥位）

　さらに高くからだを持ち上げようとしつつ，

## 仰向け（仰臥位）

　手で足を持つようになり（手と足の協調），重心はさらに頭側に移動します。（図1-18）。この時，腹筋がしっかりしていないと，股関節を外転して下肢を大きくひろげた状態になってしまいます。頸が側屈せず正中位なら，骨盤がしっかり後傾し，足と足を寄せて触れさせながら手で足を持って安定した姿勢でいられます。オモチャを右手から左手，左手から右手へと，持ちかえることができ，右手，左手それぞれに一つずつオモチャを持つこともできるようになります。この頃になると，オモチャに手を伸ばして持つときは，親指と他の4本の指を対立させ，橈側把握となります。

## うつ伏せ（腹臥位）

　肘で支えていた状態からより高くからだを持ち上げ，手支持ができるようになり（図1-19），その結果，脊柱は胸椎と腰椎の移行部まで伸展し，重心はさらに尾側に移動して臍のあたりとなります。

　この時，手指はしっかり開いて（外転），伸展しています。手支持がしっかりできるようになると，手の把握反射が消失します。この頃，股関節は完全に伸展できるようになります。手支持ができるようになると，胸筋や腹筋が強くなっており，その結果，より大きな声を出したり，いろいろなトーンの声を出したりできるようになり，咀嚼に必要な筋肉も発達して，離乳食が食べやすくなります。

### （2）　7ヶ月

　7ヶ月になると仰臥位で足をなめられるようになり，腹臥位では回旋ができます。

## 仰向け（仰臥位）

　この時期になると，両手で足を持ってなめても，安定姿勢を保っていられるようになります（図1-20）。

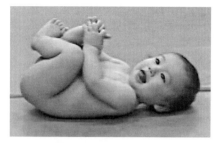

**図1-18　仰臥位　6ヶ月**
手で足を持ちます。

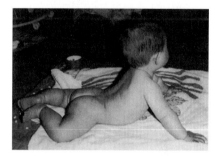

**図1-19　腹臥位　6ヶ月**
肘を伸ばし，手を開いて支えて，上半身を持ち上げます。

## うつ伏せ（腹臥位）

　6ヶ月では両手を広げた位置で支えての手支持でしたが，だんだんと正中に近いところで手支持ができるようになります。そのため左右に向きを変えやすくなり，オモチャを追いながら，おなかを中心にして，右回り，左回りとからだをねじって回旋（ピボット）ができるようになります（図1-21）。また，手支持の状態から，後ろに後退することもできるようになります。

### （3）　8ヶ月

　8ヶ月は，立位化が本格的にはじまる時期です。はじめにみられるハイハイは，おなかを床につけたかたちでのずり這いです（図1-22）。

　なお，ずり這いをしている期間は，通常それほど長くありません。赤ちゃんによっては，ずり這いをせずに次の四つ這いを始める場合もあります。ずり這いのかたちとしては，交互に左右の上肢を出してするもの（交互性のあるずり這い），両上肢を同時に出すもの，片肘で這う

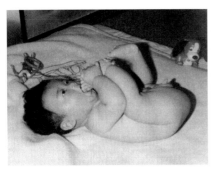

図1-20　仰臥位　7ヶ月
両手で足を持ってなめます。

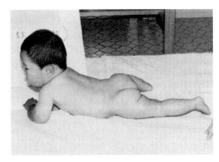

図1-22　腹臥位　8ヶ月
左右の肘を交互に動かしてずり這いしています。

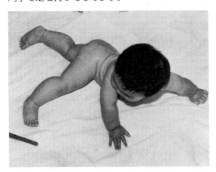

図1-21　腹臥位　7ヶ月
オモチャを赤ちゃんの足のほうへ移動させると，
それを追ってからだをねじって回旋します。

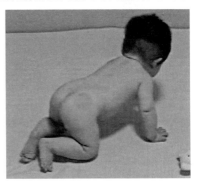

図1-23　腹臥位　8ヶ月
両手と両膝で支えた四点支持。

もの（非対称性のずり這い）と，いろいろなパターンがありえます。はじめは交互性がなかったり非対称だったりしても，そのうち交互になっていく場合もあります。体幹の支持機能がよければ，比較的短期間のうちに四つ這いに移行します。ずり這いが長く続く場合は，立位化が進みにくい何らかの要因があると考えられます。腹臥位を繰り返すうちに抗重力支持が向上し，下肢をおなかの下に引き寄せて，両手のひらと両膝の四点で支えた四つ這い姿勢がとれるようになります（図1-23）。

　ただ，四つ這い姿勢がとれても，すぐにそれで移動できるということではなく，しばらくは，四つ這い姿勢でからだを前後にゆらし（ロッキング），移動するときにはずり這いになるという様子がみられます。

　この頃，側臥位でからだを斜めに持ち上げて，片肘をついているという姿勢もみられます（図

1-24）。斜めのような難しい姿勢もとれるようになってきたということです。さらにバランスがとれてくると，肘で支えた斜め座りから，より難しい手のひらで支えた斜め座りもできるようになってきます（図1-25）。

　なお，7〜8ヶ月の寝返りは，4〜6ヶ月の寝返りとは異なり，安定した側臥位を介した寝返りです。また，その目的も，オモチャを取るためというよりも，座位や四つ這いになるためのものとなってきます。

## 5　9ヶ月以降の発達

### (1)　四つ這いから立位へ

　9ヶ月以降は，四つ這いができるとともに，立位をとる，垂直化の時期です。

　四つ這い姿勢をしてゆらゆらとからだをゆら

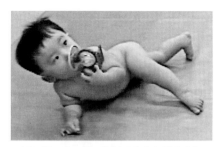

図1-24　8ヶ月　片肘で支えた斜め座り

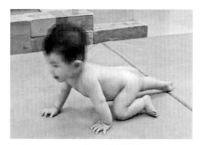

図1-26　9ヶ月　非協調性四つ這い

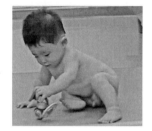

図1-25　8ヶ月　片手で支えた斜め座り

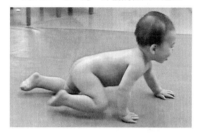

図1-27　10ヶ月　協調性四つ這い

しているうちに，からだの重心が真ん中から少し側方に移動することがきっかけとなり，片手を前に移して，四つ這いでの移動ができるようになります。はじめはゆっくりとした動きですが，繰り返すうちにだんだんと，移動のときの手や足の踏み込みも大きくなり，スピードも速くなり，一気に移動できる距離も長くなっていきます。初期の四つ這いは，上肢に体重がのりきらず，お尻のほうが肩より低いかたちで，股関節が外転ぎみ，膝の踏み込みも少なめで，足部の背屈の残る，未完成なかたち（非協調性四つ這い）です（図1-26）。

　一方，時期を経た完成期の四つ這いは，重心が上肢のほうにより多くのっていて，踏み込みのより大きい，足部の底屈したかたちのもの（協調性四つ這い）になります（図1-27）。

　なお，四つ這いのとき，片方の膝を立てた非対称なかたちでする場合は，それまでの発達のなかで，たとえば寝返りの左右差があったなど，重心移動の左右差が残っている可能性があります。四つ這いができる頃には，からだの側方で手で支えながら，自力で座位になることもできてきます。安定した座位では，両足はからだの

前にゆったりと投げ出す座位（長座位）です（図1-28）。座位のかたちは，このほかにも，両足を後ろに回していたり（正座），片方の足が前，片方の足が後ろといった非対称だったりが混じることもありますが，姿勢の安定が進むほど，長座位で背筋を伸ばして座りやすくなります。

　手をからだの前においてお尻を押しこむようにして座るよりは，からだの側方で支えてから座るほうが，支持としてはより安定していると考えられます。その場合でも，右側と左側のどちら側からでも手で支えて座れるということが，もっとも協調性のある座り方といえます。安定した座位の前提として，体幹と上肢の支持の確立が大切ですので，四つ這いでしっかり支持ができていると安定した自力座位がとりやすいです。赤ちゃんが座るのは，座ることそのもののためというよりは，座って手を自由に使ってオモチャで遊びたいという気持ちからです。両手を床において支えていなくても安定して座れるようになることで，それが可能となります。

　この頃，より高い視点への興味の高まりとともに，手を机について，片足を踏み出してつかまり立ちができるようになります。

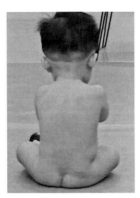

図1-28　9ヶ月以内
背筋を伸ばした投げ出し座り（長座位）。

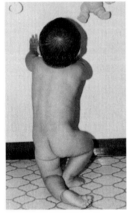

図1-29　9ヶ月以降
片足を踏み出して立ちます。

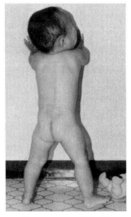

図1-30　9ヶ月以降
しっかり足で支えて左右に伝い歩きします。

としてはより調和がとれていると考えられます。さらには，左右への伝い歩きができるようになります。伝い歩きも，はじめのうちは，自分の足をもう一方の足で踏んでしまうこともありますが，しだいにスムーズに足を運べるようになります。伝い歩きは側方への移動ですが，片足で支えてもう一方の足を移動させるという動きですので，のちの独歩の安定にもつながっていくものです。下肢でしっかり支持することができるようになると，足の把握反射は消失します。はじめは，机に手をついての伝い歩きですが，さらに下肢の支えが強くなると，壁でのつかまり立ち，伝い歩きが可能となります（図1-29，1-30）。

　ここまでくると一人歩きも間近です。四つ這い姿勢からお尻を持ち上げて高這い姿勢になり，そのまま手を離して立ち上がります。このような独り立ちができるということは，つかまり立ちから手を離すこと以上に支持がしっかりしてきているということで，歩く準備が整ったといえます。ついにひとりで一歩を踏み出すときがきました。より広い世界への冒険が待っています。

## (2)　四つ這いの重要性

　四つ這いには，手と膝で支えるという支持機能と，手足を交互に動かす（右手と左膝を出す，次に，左手と右膝を出す）という運動機能が含まれています。四つ這いをすることにより，まずは手の支えの力が強くなり，そのことが手先の細かい操作の上達にも貢献します。膝も使いますので，のちに歩き出したときに，膝を柔軟に使って移動することにもつながります。興味のあるオモチャを取りにいくのが目的だとすると，そのオモチャからずっと目を離さず移動して近づいていくため，物の立体感の把握や，距離感の把握にも役立ちます。自分の力で移動できることで，達成感が得られます。腹筋が鍛えられて体幹がしっかりしてくるので，座っていても

　はじめのうちは，足を机から遠いところに置いたまま立とうとするなど，片足を前へ踏み出すというより，側方に出して，前傾姿勢で立とうとします。また，最初の頃は，ひとりで立っても，うまく膝をついて床に降りられない状態がみられます。しだいにうまくなってくると，前方へ足を踏み出して立てるようになり，ゆっくり床に降りることもできるようになります。四つ這いができていると，体幹の保持がしやすく膝も使いやすいため，つかまり立ちがより安定してしやすいです。なお，向きぐせや，寝返りの左右差が残っている場合，つかまり立ちのとき踏み上がる足が一方だけのことがあります。どちらの足からでも踏み上がれるほうが，姿勢

ぐらつくことなく安定していられます。口周囲の筋肉も鍛えられている状態ですので，食事のときの咀嚼や嚥下の力も強まります。あまり四つ這いをしないで歩き始める場合もありますが，そのようなときは，歩き出した後からでも四つ這い遊びをするとよいと考えられます。

### 6　仰臥位と腹臥位の発達の特徴と機能的な意味

#### (1)　姿勢運動の発達

はじめは，生まれながらに備わっている原始反射が発達のスイッチを入れる役割を担い，赤ちゃんの見たい，なめたい，触りたい，という思いに基づいて姿勢運動が発達していきます。

脊柱の発達については，新生児期には頭が後側屈（真ん中を向けずに，どちらか一方を向いて首が後ろに反っている状態），腰椎が前彎（ぜんわん）した状態（まだ足を上げられない状態）ですが，頸椎から徐々に伸展していき，脊柱全体の伸展が得られることにより，頭や手足を分離して動かして使うことが可能になります。

仰臥位・腹臥位の発達の特徴は，仰臥位では，①目で見る，口でなめる，手で触る，足で触ることで，ものごとを認識・把握すること（把握機能の発達），②手をなめる，手と手を合わせる，手をながめる，足と足を合わせる，手で足を持ってなめるというような，手・口・目・足を協調的に使うこと（協調運動の発達），③オモチャを追って寝返ること，さらにはハイハイすること（移動運動の発達）がみられます。この発達のなかで，からだの重心は頭側に移動し，さらには側方に移動します（図1-31）。

腹臥位では，①上肢，下肢，体幹の支持が強くなり（支持機能の発達），②四つ這い，伝い歩き，一人歩き等ができるようになります（移動運動の確立，垂直化）。この発達のなかで，からだの重心は尾側に移動し，さらには側方に移動

します（図1-32）。

新生児期には非対称な姿勢がみられますが，生後3ヶ月頃からは，左右対称の姿勢（正中位）がとれるようになります。このことは，協調性をもった発達の基盤づくりに関係します。また下記に姿勢運動とかかわる，大切な視点を紹介します。ここまでに紹介した内容も一部含まれますが，大切な点ですので，再度触れながら解説します。

#### (2)　上肢支持と把握機能の発達

上肢の支持機能の発達と把握機能の発達には，密接な関連があります。生後2ヶ月頃は，普段

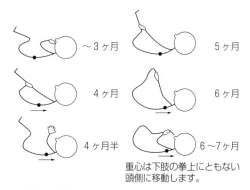

〜3ヶ月　　5ヶ月

4ヶ月　　6ヶ月

4ヶ月半　　6〜7ヶ月

重心は下肢の挙上にともない頭側に移動します。

片手が中央線を越え重心の側方移動が始まる。

**図1-31　仰臥位の重心移動**

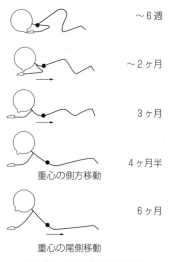

〜6週

〜2ヶ月

3ヶ月

4ヶ月半

重心の側方移動

6ヶ月

重心の尾側移動

**図1-32　腹臥位の重心移動**

は手は握っていて，オモチャを持たせてあげれば持つという状態ですが，生後3ヶ月になり腹臥位で肘支持ができるようになると，オモチャに手を触れさせると自分で手を開いて持つことが可能となります。生後4ヶ月には，手をオモチャに伸ばして小指の側から尺側把握でとれるようになります。生後6ヶ月になり，腹臥位で手支持ができると，把握反射が消えるとともに橈側把握ができるようになります。四つ這いができる頃には，さらに手の指先まで支持が強くなり，ピンセット把握（親指と人差し指でものをはさむようにして持つ）から鉗子つまみ（親指と人差し指を対立させてものをつまむ）へと指先での操作が可能となります（図1-33）。

### (3) 姿勢運動と摂食機能の発達

また姿勢運動の発達は「食べる」こととも関係しています。食べるということは，耳で調理の音やお母さんの声かけを聞く，鼻で匂いを嗅ぐ，目と手と口を使って食べる，といったさまざまな機能を総動員した作業であり，姿勢が安定しているほうがそれらの機能を発揮しやすいといえます。また，一回の食事は，咀嚼嚥下の連続，手の反復動作の連続ですから，筋力を要するものです。このように，摂食機能の発達は，全身の姿勢運動発達と切り離せない関係にあります。摂食・嚥下には，表情筋群，咀嚼筋群，舌骨上筋群，軟口蓋筋群，咽頭筋群，舌骨下筋群と，非常に多くの筋が関与しています。このなかには，肩甲骨に起始する筋も含まれることを考えると，姿勢と食事が切り離せないことがわかります。頸部が反らない状態で顎をある程度引くことができて，また，頸は左右に傾かない状態で正中位をとれるほうが，嚥下しやすいです。手やオモチャをなめることで口唇，舌の動きが発達し，歯ぐきでオモチャを噛む動きによって口腔を形作る口蓋や下顎の骨格が発達します。乳児期は顎のもっとも発達する時期で，特に乳児期前半は口腔の形がもっとも変化する時期といわれています。寝返りや手支持のでき

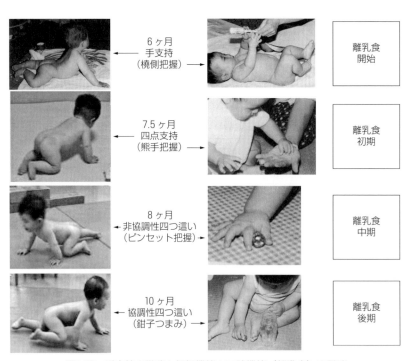

6ヶ月
手支持
（橈側把握）

離乳食
開始

7.5ヶ月
四点支持
（熊手把握）

離乳食
初期

8ヶ月
非協調性四つ這い
（ピンセット把握）

離乳食
中期

10ヶ月
協調性四つ這い
（鉗子つまみ）

離乳食
後期

図1-33　手支持の発達と把握機能と口腔機能（離乳食）の発達

る頃には，頸部の保持も安定し，離乳食を開始しやすくなります。その後，四つ這いができるなどさらに腹臥位での支持がしっかりする頃には，口周囲や頸部の筋もさらに強くなっており，咀嚼の必要なものも摂取できるようになっていきます。また，この頃には手支持の強化とともに指の把握機能が発達したり，手関節の背屈がしやすくなったりしていて，指先でつまむことや，スプーンのような道具を持って操作することにもつながっていきます（図1-33）。

### (4) 姿勢と視機能の発達

新生児でも少しですが注視することができます。追視については，頭を固定すれば少し可能です。生後0〜6週の赤ちゃんは，顔を左右のどちらかに向けて頸を後屈させており，ものを見ようとして目を動かそうとすると，頭も一緒に動いてしまい，モロー反射様全身運動が起きてしまいます。8週以降，正中位がとれ始めてから，滑らかな追視が可能になってきます。生後3ヶ月で正中位がとれると，正中位を保ちながら頭を動かさずに目だけで左右30°追視することができ，その続きで頭も回旋すると90°まで追視することができてきます。正中位がとれて，頸椎が伸展していることで，滑らかかつ完全な追視が可能になるのです。また，生後3ヶ月以降になると，正中位で両手を目の前にもってきて見るようになり，この時に輻輳（両眼を中央によせる）の機能も発達します。4ヶ月には両眼立体視，7〜8ヶ月には，単眼立体視が可能になります。オモチャから目を離さず注視し続けながら，寝返る・腹臥位回旋（ピボット）する・四つ這いする，といった運動を経験することにより，立体の認識，遠近感が発達すると考えられます。向きぐせが長く続くと，追視の左右差を生じたり，たとえ追視ができても滑らかではなかったり，完全に端まで追えなかったり，移動運動や遊びの途中でオモチャから目が

それてしまったりということが生じてきます。たとえば，幼児期・学童期を迎えた際，動くボールを追っていく，黒板や教科書に書かれていることを手元のノートに書き写すなどの動作には，追視や輻輳の機能が大切になりますが，このような活動をスムーズに行ううえでも，乳児期に調和のとれた姿勢がとれていることが，深く関連しているといえます。

＊

以下に出生時からの一年間の姿勢運動発達のポイントをまとめます。

①脊柱が伸展
②仰臥位は把握機能と協調運動が発達
③腹臥位は支持機能が発達
④重心は仰臥位では頭側へ（それから側方へ），腹臥位では尾側へ（それから側方へ）移動
⑤非対称姿勢から対称姿勢へ移行
⑥原始反射のみられる状態から随意運動へ移行
⑦これらを経て移動運動が確立

この乳児期の発達のなかで獲得した機能が，幼児期，学童期の発達にもつながっていきます。

# 第2章　乳幼児健診

赤ちゃんは本来，自分で次の段階へと発達していく力をもっています。しかし，筋緊張のゆるさや反りやすさ，左右差など赤ちゃんがもつ身体面の弱さがあり，順を追った正常の姿勢運動発達を経ていないことがあります。また，まわりの大人たちがよかれと思ってしていることのなかに，発達にとっては逆効果のことが含まれているなど，近年は赤ちゃんの自然の育ちを邪魔してしまうものが増えていると感じています。

乳幼児健診は，赤ちゃんが順調に育っているかなと確認する場です。一次から二次あるいは三次健診まで設けている地域もあります。一次健診は全員が対象となる健診で，市町村の保健センターあるいは市町村からの委託を受けた病院，医院を中心に行われています。そこで，「少し気になるけれども，医療機関に紹介するほどではなく経過をみる必要がある」と判断されたときには，地域により名称はさまざまですが，二次健診という発達等を専門にみている医師の健診につながります。二次健診でアドバイスをもらって経過をみていくお子さんや，医療機関での検査や治療・訓練があったほうがよい，あるいは必要と考えられ，さらなる専門機関へ受診を勧められるお子さんがおられます。

乳幼児健診では，気になる赤ちゃん，お子さんを見逃さず，必要な赤ちゃんには治療的な介入をすることが大事な役割です。しかし，それだけではなく，正常な姿勢運動発達を促すよう

な遊びやかかわりをすることで，赤ちゃんができることが増え，理想的な身体の使い方や発達を促すかかわりにつながることなど，どの親子にも次の発達の段階への見通しを伝えられ，特に4ヶ月までは予防的な介入方法を伝えられる場でもあります。

## 1　新生児訪問，1ヶ月健診から2～3ヶ月頃

出産後自宅に戻り，いよいよ赤ちゃんとの生活がはじまります。

助産院，産科医院や病院などによっては，退院後1～2週間くらいで，授乳の回数，量，げっぷ（排気）の様子，嘔吐の有無，体重の増加，便の回数や性状，睡眠リズム，臍（へそ）の様子などの確認を行っている施設もあります。また近年では，厚生労働省による生後4ヶ月までに自宅を訪問する乳児家庭全戸訪問事業「こんにちは赤ちゃん事業」があります。市町村によって訪ねる時期や訪問する職種が異なるようですが，乳児早期の赤ちゃんの自宅を保健師等が訪問します。

この時期は，正常な発達を促すために，体調や様子を見ながら，どの赤ちゃんにもしてあげてほしいことがあります。ここからはこの時期の赤ちゃんについて気をつけたい点をみていきます。

### (1)　抱っこ

抱っこには，赤ちゃんの姿勢を正しく整える

役割と，抱っこしてくれる人に耳をつけて鼓動や声を聞いたり体温を感じたりして，安心して愛着形成ができるようにするという役割があります。

この時期は，まだ頸がすわっていないので，頭とお尻を支えて，頸が反らないように，またうつむきすぎて呼吸が苦しくならないように気をつけて抱いておられると思います。最近は，早くから縦抱きをされている赤ちゃんがいて，頭がだらりと後ろに落ちていることや，頭とお尻は支えてもらっているけれども背中が丸く不安定な姿勢で，足を突っ張ってバランスをとろうとしている赤ちゃんの姿を目にすることがあります。頸はもちろん背中とお尻もしっかり支えてあげてほしいな，と思っています。

抱っこをする場面はいろいろありますが，顔を見て遊ぶときには，赤ちゃんと向かい合います。片手は赤ちゃんの後頭部から頸，もう片方の手でお尻の辺りを支え，脊柱をまっすぐに整えます。赤ちゃんの足の裏を合わせて，オムツを変えるときのように少しお尻を持ち上げて，大人の胸や座っているときには膝の上で止めます。身体を正中で保てるようになると，両手を胸の前で合わせることができるようになります。

反りやすい赤ちゃんには，優しく心地よいくらいに左右や前後に揺すると，力が抜けて安定しやすくなります。

大人は立ったり，座ったりして赤ちゃんを抱きますが，反りが強くて両手を前にもってくることが難しい赤ちゃんには，大人が三角座りをして大人の膝や手で赤ちゃんの頭を止め，赤ちゃんの足を合わせて大人の胸やおなかで止めると，姿勢が安定し肘を前にもってきやすくなり，両手が使いやすくなります（図2-1, 2-2）。

大人の膝よりも大きくなったら，足を合わせて赤ちゃんの頭を止め，大人の足の間に赤ちゃんを寝かせてあげてください（図2-3）。

参照 →10章4節：膝上遊び①視線あわせ／【コラム3】各月齢の抱き方

### (2) 視線あわせ，追視

頸や腰を支えてまっすぐ安定した抱き方をし，顔を見て微笑みながら優しい声で話しかけると，赤ちゃんと視線が合う瞬間があります。これを繰り返しているとその時間が延びてきます。頸を少し動かすことができるようになると，大人の姿や動きを見やすくなります。視線が合いにくいときには，赤ちゃんの視界に入って視線を合わせやすい距離を探ってみてください。

頭部を正中で止めることや顎を引くことができるようになると，舌や口の使い方が安定し哺乳しやすくなります。さらに姿勢のかたよりが

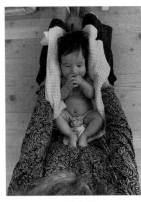

図2-1　膝上抱っこ
　　　　膝上遊び

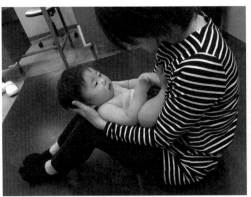

図2-2　膝上抱っこ　座位

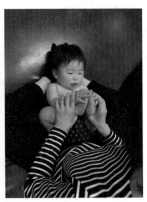

図2-3　足上抱っこ　座位

減り，力が抜けやすくなり，眠りやすくなります。

　視線が合い，笑顔や声かけに赤ちゃんが微笑み返してくれるようになると，愛しさやかわいさが増します。そんなやりとりが，母子の愛着形成を促し，お母さんの産後うつの軽減にもつながっていきます。

　視線を合わせたまま少し左右に傾けると徐々に追視ができるようになってきます。はじめは頭ごと移動しますが，続けていると徐々に眼球だけの動きも可能になり，3ヶ月頃には左右180°まで広がってきます（図2-4）。

　参照　→10章4節：膝上遊び①視線あわせ

### （3）手なめ，舌の動きの誘発

　胎児エコーの写真でもよく目にするように，手をなめることはおなかのなかにいる頃からしています。出生直後から，顔を向けたほうの口元に手が当たるとなめ始めます。向きぐせが強くなると，反対の手をなめる機会が減り，さらに向きぐせや運動の左右差を強めてしまいます。この時期はまだルーティング反射（口元に何かが触れるとその方向に口をもっていく，成長にともないなくなる原始反射の一つ）があるため，苦手なほうの手を口元にもっていき，徐々に外側に手を動かして自分で苦手なほうへ向けるように促してあげてください。

　また赤ちゃんが舌で自分の手をなめる，手なめを促すことで，舌が前後に動くようになります（図2-5，2-6）。

　参照　→10章4節：膝上遊び②哺乳のための反射の誘発

　さらに離乳食がはじまる前に，なめている赤ちゃんの手を左右外側に少しずつ動かしていき，

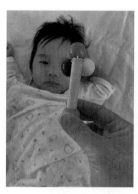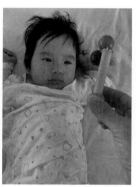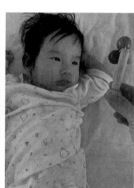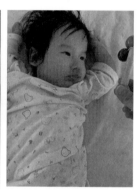

図2-4　追　視

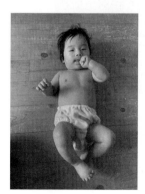

図2-5　手なめ

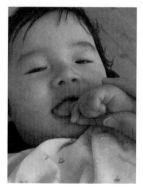

図2-6　手なめ　舌を出す，前後の動き

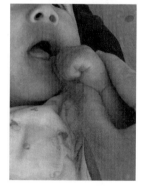

図2-7　手なめ　舌を横に出す，左右の動き

舌の左右の動きができるように促してあげてください（図2-7）。離乳食を口に入れると，まずは上下に押しつぶします。舌が左右に動くと，横に逃げてしまった食べ物を舌で中央に集めてくることができるようになり，離乳食が食べやすくなります。

### (4) 手あわせ，足あわせ（手と手の協調，足と足の協調）

仰向けで，左右ともしっかり手なめをして左右の偏りが減り，正面（正中）で頭を止めることができるようになると，両手を口にもってきたり胸の上で手と手を合わせたりすることができるようになります。

2ヶ月になっても手あわせが難しいときには，「向きぐせ，頭や身体の偏りがないかな？」「左右とも向けているかな？」「どちらの手もなめているかな？」「正面で止まることができているかな？」と，振り返ってみてください。

できていないことがあれば，その前段階の姿勢を整えるところ，身体をまっすぐにして足を合わせるところから身体の使い方を教えてあげます。足を合わせて少しお尻を上げてあげると頸や肩の力が抜けて，肘を前に出しやすくなり，手あわせがしやすくなります（図2-8，2-9）。

### (5) うつ伏せの促し（腹臥位練習）

生まれてすぐの赤ちゃんは，長い時間うつ伏せにすると，頭を上げることができないために呼吸が苦しくなることがあります。「大人の胸の上で呼吸をしているかな？」「顔色は悪くなっていないかな？」と様子を見ながら，うつ伏せをさせた経験のある方もおられると思います。

2ヶ月を過ぎて，顔の向きをかえられるようになる頃から，様子を見ながら挑戦してみてください。最初は，胸が圧迫されて視界も変わるため嫌がる赤ちゃんも多いので，無理せず短時間から徐々に時間を延ばしていってください。未熟な時期は胸元にタオルなどを入れ胸が上りやすい体勢をつくり，徐々に前腕での支持から肘支持へ促します（図2-10）。

### (6) 4ヶ月以降の肘支持に向けて

仰向けで手あわせをして，合わせた手を持ち上げてながめるようになるときに，肘を胸より上に持ち上げることができるようになります。そのままうつ伏せになると，肘が肩よりも前にきて上体を肘で支えて頭を上げることができるようになります。手あわせができるようになり，4ヶ月前になって，手を合わせて持ち上げて眺

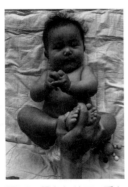

図2-8　足あわせ　　図2-9　足あわせで，手あわせ誘発

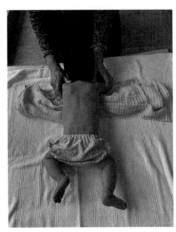

図2-10　うつ伏せの促し

めている姿がみられたら，次の発達の準備が始まっています。

　まだできていなくても，焦って順番を抜かして次の発達段階をめざすのではなく，今できていることから順番にたどっていくことが，とても大事です。

参照　→10章４節：膝上遊び／仰向け体操／【コラム３】各月齢の抱き方

## 2　3～4ヶ月健診から6～7ヶ月の頃

　3～4ヶ月健診は，最初の保健所，保健センターでの集団健診です。身長，体重，睡眠，生活リズム，哺乳や排便の状況，身体所見等の様子をうかがい，視線が合うか，あやし笑いができるか，仰臥位や腹臥位の姿勢，頸のすわりなどを確認していきます。

### (1)　視線あわせ，追視

　視線が合うか，お母さんやオモチャなど見ているものが動いたときに視線で追いかけることができるか（追視），左右とも同じくらいの範囲を見ることができるかを確かめます。

　前述しましたが，難しいときは一つ前段階のことができているかを確認していきます。姿勢の左右差がないか，左右差があるときは正中で足の裏を合わせて，正しい姿勢をとらせてあげるところからはじめます。

　視線が合いにくいときは，視界に入って距離をとりながら視線を合わせます。それでも合いにくいときは，笑顔で話しかけたり歌を歌ったり，息を吹きかけたり触ったりくすぐったりして違う刺激を組み合わせて楽しさを共有したときに，ふと見上げるタイミングで視線を合わせます。

　追視が弱いときや途切れやすいときには，正面で視線を合わせて，視線が続くところまでかなりゆっくり左右に傾いて，途切れる寸前までまたゆっくり戻します。毎日のように続けて少しずつ傾きを広げていくと，追視できる範囲が広がっていきます。

　また，視線を合わせて，笑顔でお話ししてもらうことが増えると，あやし笑いができるようになる赤ちゃんも多くなります。

参照　→10章４節：膝上遊び①視線あわせ

### (2)　仰向け（仰臥位）の姿勢，手あわせ，足あわせ

　生後２ヶ月頃から手あわせができ，床から足を少し浮かせて足あわせができるようになります。

　向きぐせが強いと，体幹や頭部を正中で保てないことがあるので，正中位，左右対称の姿勢がとれるかを確認します。難しいときには，正中で正しい姿勢をとったうえで，向きぐせをとるために，視野を遮り反対に顔を向けるよう誘発します（図2-11）。腹臥位で肘支持ができるようになるまで続けます。また手あわせや自分の手で膝や足を触る経験をさせてあげます。

　両手を合わせて遊んだり，口にもっていった

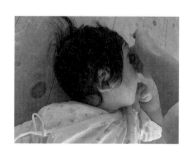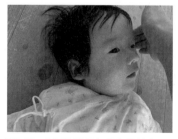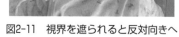

図2-11　視界を遮られると反対向きへ

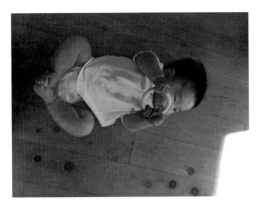

図2-12　手あわせ，足あわせ　3ヶ月

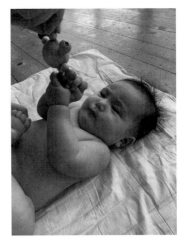

図2-13　仰向け　両手でオモチャに
手を伸ばす

り，合わせた両手をながめたりできるようにな
ります。握っている手に触れると手が少しずつ
開き，ものを渡すと小指側（尺側把握）で短時
間持つことができるようになります。そして，
欲しいもの・触りたいものを見つけ，横や前に
手を伸ばすようになります。

　この時期には，両手で握るようなオモチャや
輪などで遊ぶことで，正中でより長く遊べるよ
うになります（図2-12）。

　仰向けで両手を胸や口元にもってくることが
できていれば，オモチャを取ろうと手を伸ばし
て，肘が胸より上がってきます（図2-13）。

　この仰向けで肘を上げられるようになること
が，うつ伏せのときに肘で身体を支えることが
できるためにとても大切なのです。

### (3)　寝返り（オモチャを取るための寝返り）

　寝返りは，獲得する時期の個人差が大きい粗
大運動の一つです。

　4ヶ月半をこえると，正中線を越えて手を伸
ばせるようになります。見つけたオモチャを取
ろうとして近くに手を伸ばします。それでも届
かないと反対の手を伸ばして，足をあげて腰を
ねじって（骨盤斜位）ひっくり返ります。これが，
この時期のオモチャなど触りたいものが見えた
ときに寝返り，うつ伏せになって終わる，不安
定な寝返りです（四つ這いをする頃の寝返りは，

横向きで身体を止めることができるもので，この
不安定な寝返りとは違います）。

　反りが強い赤ちゃんは，足や腰を使わずに反
りの力で寝返ることがしばしばあります。反っ
て寝返っている赤ちゃんがいたら，手あわせが
できているか，足を上げることができているか
を確認してあげてください。できていなければ，
その前段階からさせてあげてください。

　また，どちらか片方には寝返っているが，反
対側はほとんど寝返らない赤ちゃんが少なから
ずみられます。この先の運動発達のアンバラン
スにつながるので，寝返りができるようになっ
たら，左右両方ともできているか，みてあげて
ください。寝返りが片方しかできていないとき
には，反り返る寝返りになっていることが多い
ので，横向きに寝かせてオモチャを目の前に置
いて取りにいかせるなどの，横向きの経験と寝
返りの誘発をしてください（図2-14）。

　参照　→10章4節：寝返り体操（重心の側方移動）

### (4)　うつ伏せ（腹臥位）

　肘支持がどの程度できているかをみます。具
体的には，肘の位置は肩より前に出ているか，
肘で支えているか，手首を動かせるか，指が小
指から開いてきているか，顔を上げられるか，

—— 22 ——

胸が上がっているか，手元を見ることができているかをみます（図2-15，2-16）。

　肘を肩より前にもってくることができず前腕で支えたり，肘が前に出るようになっても肩が挙上してしまい，肘支持が未完成で，オモチャを持ち上げることができずに口をつけにいったり，左右どちらかに傾いていたりすることがあります。

　そんな時には，まず仰向けに戻って，肘が胸を越えるくらい手を上げて伸ばすことができているかをみます。できていないときには，足を合わせて手あわせを誘発し，そして膝や足を触ったりすることを促して経験させてあげてください。

　次に，肘で身体を支えられるように横向きの経験と寝返りの誘発をして，左右の肘で身体を支えるうつ伏せの練習をしてもらいます。

参照　→10章4節：うつ伏せ練習（重心の尾側移動）／寝返り体操（重心の側方移動）

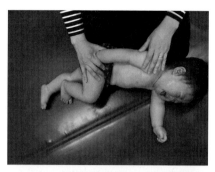
図2-14　寝返り体操（重心の側方移動）

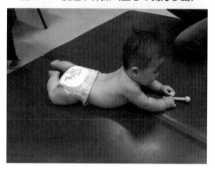
図2-15　肘支持①
手を伸ばしてオモチャを取りにいく，肘支持への過程　肘が床につくと完成。

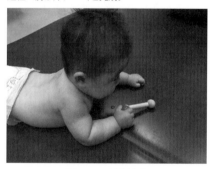
図2-16　肘支持②
肩に力が入り肩が挙上する　もう少しすると完成。

　両肘での支持ができるようになると，より遠くのものを取るために，支えるほうの肘と腰，対側の膝との3点で姿勢を保持して，もう片方の手を遠くに伸ばす，片肘支持ができるようになります。この時に，片方しかできていないと，ずり這いのときに片方が使いにくくなり，そこからつかまり立ちのときに片方の足からばかりで立ち上がる，階段の昇降時に片方の足からばかりで登り降りする，お座りの姿勢が安定しないなどの姿勢や運動の左右差につながることがしばしばあります。そうならないように，片方ができたらもう片方も誘って促してあげてください。

### （5）意　欲

　この時期に気をつけたいことの一つに，「遊びの邪魔をしない」ということがあります。落ちたオモチャを取ろうとするときに，この子は

まだできないからと，親切にまわりの人が拾って渡してしまうと，自分で見つけて取りにいく機会を減らしてしまいます。まだ取りにいくことはできなくても，ほんの少し手を伸ばしたら届くところに持っていってあげると，自分で手を伸ばして，取りにいこうという意欲が出て，次の発達段階につながっていきます。

　この時期の赤ちゃんは，何もできず動けないように見え，大きい成長が目に見えてわかりに

くい時期ですが，「こうしたい」と自分の身体を精一杯使って，試行錯誤しながら，次のことに挑戦しています。じっとしているときこそ，すぐに手伝う，してあげるのではなく，どうしようとしているのかなと，頭と身体がフル稼働している大切な時間を，少し見守ってあげてほしいと思います。

## 3　8～10ヶ月健診から歩行へ

### (1)　仰向け（仰臥位）

6～7ヶ月になると，両手で両足を持ってバランスをとって遊ぶことができます。両手で片足を持って口に運ぶことで，腹筋を使って膝を持ち上げること，手で足を握り保持すること，左右に傾いても中心にバランスをとって戻すことを経験します（図2-17）。

また，この頃になると，腰をひねった寝返りを卒業し，仰向けからハイハイになり，オモチャを取りにいってそのまま座って遊んだりするために，姿勢を変える寝返りになっていきます。

### (2)　うつ伏せ（腹臥位）

・手支持　回旋（ピボット）へ

肘支持や片肘支持を経て，より高いところを見ようとして肘を伸ばして，手支持ができるようになります。さらに横にあるものを取ろうとして，進行方向と反対の後ろの手で床を押して同じ方向に時計回り（右方向）あるいは反時計回り（左方向）に回る，回旋ができるようになります（図2-18）。左右の回旋を経験し，左右の体重の移動やその時の上肢下肢，体幹の支えを経験します。次に，前方にあるものを取りにいこうとしますが，一旦，手で床を押して後方に下がる経験もします。

参照　→10章4節：ピボット練習左右（重心の側方移動）

・ずり這い

その後，大きな左右差がなければ交互に肘に体重をのせながら，対側の膝や足で蹴ってずり這いで前進を始めます。

ずり這いは，左右バランスよく肘支持ができないうちに動きたい意欲で進んでしまうと，片方の肘や足だけで進んでしまったり，足の蹴りは使わずに腕だけで進んでしまったり，左右の肘や手で同時に這ったり，ずり這いそのものをしなかったり，といろいろなバリエーションが変化していきます。

片方しか使わないずり這いが1ヶ月以上続くときには，手前に戻ってできていないこと，とばしてしまったことを経験できるよう，仰臥位で足を持ったり，側臥位の経験から寝返りの誘発を促します。

参照　→10章4節：仰向け体操／寝返り体操（重心の

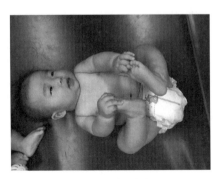

図2-17　手足協調

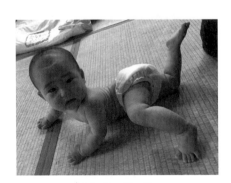

図2-18　回　旋

側方移動）

・四つ這い

　しっかり左右とも寝返りができるようになると，移動ができるようになります。見たい，触りたい，両手で持って遊びたい，大好きな人のところに行きたいという意欲がさらに育ち，興味が広がり，欲しいものを手に入れる達成感を味わいます。床を自由に進めるようになると，次に机の上など高いところのものを見よう，触ろうとして，つかまろうとしたり，よじ登ろうとし始めます。そして，上肢や下肢，体幹の支えが強くなり左右の協調運動が上手になってくると，肘で支えていた身体やお尻を持ち上げて手と膝で支えられるようになります。手と膝の4点で支えられる，四つ這い位が完成します（**図2-19**）（四つ這いの経験の大事さは，第1章を参照）。交互に手足を出して進む四つ這いができるようになると，移動のスピードが速くなります。また，距離感や高さもわかるようになります。

　この時期に，十分に床で四つ這いをさせてあげてください。たとえば，ベビーベッドやサークルのなかなど限られたスペースで過ごす時間が長いと，平面での移動の経験が不十分で手足の支えや使い方が未熟なまま，お座りやつかま

り立ちをするようになってしまいます。そうなると，ころびやすい，ころんでも手が出にくい，安定した姿勢がとりにくいなどの姿につながっていきます。

　四つ這いをしている赤ちゃんが急に止まって音や声を聴いていたり，風を感じていたり，飛んで来た鳥や虫をじっと見ていたり，飛んでいく様子をながめていたりするときは，五感をフルに使っていろいろなことを吸収しています。そんな時は，そっと見守ってあげてください。

　また，赤ちゃんは床や壁をとんとん叩いて音や硬さ，触り心地を感じています。夏などには冷たい床を求めて這っている姿をみられたことがあるのではないでしょうか？　四つ這いでは床を手で押して進みますが，その時にいろいろな感触を経験しています。

　指先にまで体重をのせることで指先の感覚や指先の使い方，手首の使い方の練習をしています。落ちている小さいゴミや髪の毛などをつまんでみせてくれることもあります。それまでは，何でも口に運び，敏感な口で「これは何かな？」と感じて認識していましたが，手や指で触れて認識することができるようになっていきます。

　この経験は，手の使いやすさ，指先の器用さ，目で見たり指で触れて認識できることにつなが

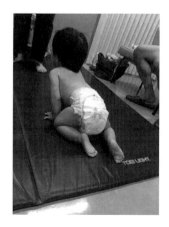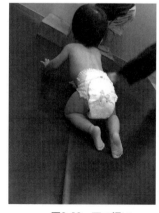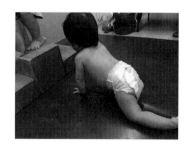

図2-19　四つ這い

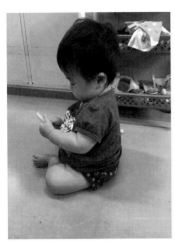 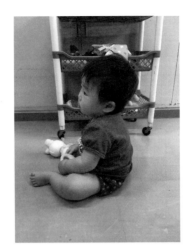

図2-20 座　位
手元を見ようとして，頸椎が伸びると背中が伸び座位が安定します。

図2-21 座位　円背

この頃，離乳食がはじまり座位をとるようになり，着替えのときにちょっと座らせて着替えさせる場面が出てくると思います。赤ちゃんは，仰向けで天井を見上げたり，うつ伏せで顔を上げて遠くを見たり手元を見ていたこれまでの世界から，座位になり数十センチ高い視点から見渡せるようになり，新たな風景に出会います。また，両手でオモチャを持ってながめたり，持ち方を変えて角度を変えてみたり，口で確かめたりと，近い距離でものを見て触って確かめて，目と手で認識するといった操作の過程で，協調する経験がさらに増えていきます。そうすると，座って遊ぶことが楽しくなるため，座位をめざし，両手を使いたい思いも手伝って長い時間座位で過ごすことができるようになっていきます。

ります。

### （3）座　位

お座りはさせてもらうのではなく，自分で左右への寝返りや四つ這いをするなかで，前後左右への体重移動，斜め座りなどいろいろな身のこなしを経験して獲得します。十分に這うことを経験して座位がとれると，左右のバランスもとれ，骨盤も倒れることなく姿勢が安定しやすく，まっすぐ座ることができます。床に手をついて姿勢を保持したりバランスをとらなくてもよいので，両手が自由になり両手を使ってオモチャで遊ぶことや，四つ這いなどの次の動きへ移行しやすくなります。

逆に，自分で座れるようになる前に座らせてしまうと，上肢体幹の支えが弱いうちに座ることになり，背中や足に力をいれて支えてしまい，足や背中の反りがなかなかとれずに困ることになります。そのような時には，なかなか安定して座れるようにならなかったり，手足や身体を一緒に使うような協調運動が身につきにくく運動が苦手になったり，できるようになるまでに時間がかかったりすることがしばしばみられます。

座位の獲得の時期は，母子健康手帳では6ヶ月頃から確認の記載があることや，乳児期後期健診でお座りができないと指摘され，経過観察や高次健診につながることがあります。そのため早い時期から，上肢体幹等の支えが弱い状態で座位をとらせようとすることがありますが，かえって背中が丸くなり伸びにくいことや，頸を反らせて顎を突き出して上のほうばかりを見て手元が見えにくい姿勢を長くとらせることになります。

座位がうまくとれない赤ちゃんがいたら，その前の段階の左右の寝返りや斜め座りができているかを確認します（図2-20，2-21）。

参照　→10章4節：寝返り体操（重心の側方移動）／斜め座り練習左右

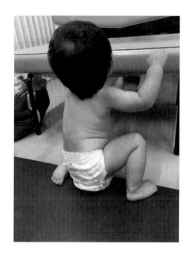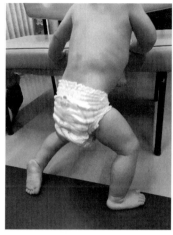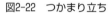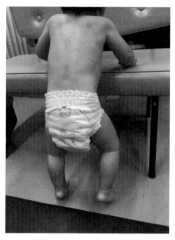

図2-22 つかまり立ち 踵はまだ少し浮いている。

## (4) つかまり立ち

四つ這いを経験すると，ちょっとした坂道や段差，階段も這って登れるようになります。四つ這いよりも高い世界を知ってしまうと，さらに高いところへの興味が広がります。

手で身体を支えて，段差をよじ登れるようになると，テーブルなどの程よい高さの台を見つけて，手を伸ばし片方の膝で支えて他方の足で立ち上がります（図2-22）。四つ這いの延長につかまり立ちがあり，左右どちらの足でもできるようになることが大切です。

左右のいずれの足からも，つかまり立ちができるようになると，安定して歩けるようになります。

ずり這いができるようになり，四つ這いはまだしていなくても，つかまり立ちを始める赤ちゃんもいます。つかまり立ちを繰り返しながらだんだん上手になっていきますが，いつまでも上達しないときには，もう少し手前の力をつけるために，床での四つ這いの遊びを促します。

ただ，一生懸命立った赤ちゃんを後ろから抱いて下ろしてしまうと，とても嫌がります。そのような時は引きずり下ろすのではなく，楽しい遊びで床に下りることを誘ってあげてくださ

い。椅子や机の下をくぐったり，段ボールを上下とも開けて横向けにおいてトンネルにしたり，四つ這いでかくれんぼや追いかけっこ，気になるオモチャで誘うなど，前向きに床で遊びたいという環境をつくってあげてください。

## (5) 伝い歩き

つかまり立ちをして欲しいものを見つけると取りにいきたくて，立位での移動が始まります。はじめは進行方向に手を伸ばしますが，足を交差させてしまい進めないこともあります。体重移動が上手になると，手を横に出し，進行方向の後ろの足に体重をのせてもう片方の足を横に出し，そちらの足に体重をのせてまた反対の足を横にずらして体重を移動していきます。

身体にも環境にも大きな左右差がないと，伝いながら左右両方向に進むことができ，その後は角でも足や手のつき方を工夫して曲がれるようになります。おなかがつかまっているものから離れ，足は足底が床につき踵までしっかり体重を乗せることができるようになってくると，片手の支えでも移動可能になります。

やがて，壁でもつかまり立ち，伝い歩きができるようになり，少し離れたところでも，片手がついていれば向こうに渡れるようになります。

そして一瞬手を離しても進めるようになります。

この頃には，床からの立ち上がりもできるようになり，いよいよ歩行に向かいます。

### (6) 人とのやりとりのはじまり

・人の認識，人見知り，後追い，模倣

4〜7ヶ月になり，ものや人をしっかり見始める頃には，まずお母さんや一番近い人とそうでない人との区別ができるようになります。そして家族など大好きな人には笑顔を向けたり声を出したり，姿が見えないと呼んだり，馴染みのない人には，じっと見て泣き出すような「人見知り」が出てきます。また移動を始めると，親や安心できる人をトイレなどどこまでも追いかける「後追い」がでてきます。

よく見ることができるようになり，バイバイ，ちょちちょち，じょうずじょうずなど，大好きな人のまね，「模倣」をするようになります。

・指差し，発声，喃語，音声模倣

手全体で握る，離すというかたちで使っていた時期から，四つ這いをしっかり経験すると指先も器用になり，小さいものをつまんだり，徐々にそれぞれの指を動かせるようになります。9ヶ月頃になると指差しの形ができるようになり，指を穴に入れてみる姿がみられます。

これ以降，欲しいものを自分で取りにいく姿も増えますが，届かないものへの思いなどを，「あー」という「発声」とともに「指差し」で伝えます。「これほしい」「あっちいく」と要求することや，知っているものを見て「これ知っているよね？　みて」と共感を求めることや，言葉がわかるようになると「これなに？」と言葉を求めることや，「わんわんどれ？」と聞かれて指差しで答えることなどがでてきます。まだ言葉で伝えることは難しくても，指差しや視線，「わんわん」に近い「喃語」や「音声模倣」で，思いを伝える姿が出てきます。

そうして言葉ではなくても，自分の思いを伝える，聴いてもらう経験をして，わかってもらえた，気持ちを受け入れてもらえた，見守られていると実感し，また伝えたい，わかってほしいと，人との関係をつくっていく意欲につながります。

## 4　1歳6ヶ月健診の頃

### (1) 歩　行

四つ這いの移動からつかまり立ちになり，左右，角，また少し離れたところでも，片手を一瞬離したりして伝い歩きができるようになります。床から立ち上がれるようになると，ようやく最初の一歩につながります。

はじめは数歩で手をついたり，お尻をついたり，止まれずに勢いで大人のほうへ向かって来る子もいます。両手を身体の横で開いてバランスをとって歩くことが多いですが，慣れてくるとだんだん手の位置が下がってきます。歩幅も歩き始めは大きいことが多いですが，徐々に安定する幅を見つけていきます。ころぶことも減ってきて，だんだん小走りができるようになり，階段も手を引いてもらうと登れるようになったり，ジャンプのまねをして踵が浮いてきたり，できることがどんどん増えて，大人はますます目が離せなくなります。

### (2) 言　葉

見たり，触ったり，口に入れたりしながら，大人の言葉かけにより身のまわりのものの名前を知っていきます。また，オモチャを入れたり出したり，追いかけたり，積み木をのせたり壊したり，紙をちぎったり，ボールを投げたり取りにいったりしながら遊び，手づかみで食べたり，床の小さなゴミを見つけてつまんだり，コップを持ってお茶を飲んだりオムツを替えても

らったり，着替えたりするなかで簡単な動作の言葉，動詞も知っていきます。

　たくさん見て遊んで生活していくなかで，身近なものやことから知っている言葉を蓄えていきます。言われていることはだいぶわかっているけど，発する言葉はまだ少ない・出ないという時期はこの時期です。

　そうして言葉を吸収して，「まま（みて，きて）」「まんま（ほしい）」や「ぶーぶー（あった）」「わんわん（いたね）」など，大好きな人に伝えたいことと言葉が一致して，出てきた言葉を，「そうね」と受け止めてもらうと，『言葉で伝えることができた』という経験をします。そうすると，「もう1回（遊んで！）」「（美味しいものやオモチャ）ちょーだい！」「抱っこ」「あっち（行きたい！）」という思いを伝えることができるようになり，言葉が広がってきます。

　この時期に，思いが出てきてもその思いを相手にうまく伝えることができないと，ぐずぐず泣く，怒る，手が出るなど困った姿にみえることがあります。

### (3)　自我 "自分でやりたい"

　乳児期に，見たい，触りたい，遊びたい，大好きな人のところに行きたい，食べたいなどの思いを汲んでもらい，安全を確保された環境で，自分のしたいことを見守ってもらってきた赤ちゃんは，どんどんやりたいことを見つけて遊びます。

　その時期になると，まだ自分でできないけれども「自分で！」「○○がやる！」と主張し，でもうまくいかず「ぎゃー！」と大泣きする，怒りだす，ひっくりかえる，そんな姿が出てきます。

　親にとっては，とてもやりにくい時期に突入していきます。外でひっくり返られたらどうしよう，「ほかの人にどう思われるかな？」など，気をもむ経験をされた方も少なくないのではな

いでしょうか。

　そんな時は，ひっくり返る前の子どもの姿を思い出してみてください。やりたいことがあったけどうまくいかなかった，ということはないでしょうか。

　赤ちゃんはうまくいかなかったことで十分傷ついています。さらに，その傷ついた気持ちに自分で対応できずに混乱しています。親としては，その場で助けてあげたい一心ですが，大人にあれやこれや難しいことを言われてしまうと，赤ちゃんはさらに混乱の渦に巻き込まれます。

　また，一番わかってほしい人に思いが伝わらず "わかってよ！" と手や足が出たり，ものを投げたり，困った行動をとって表現する子もいます。

　子どもが困っているそんな姿を見たら，「うるさいよ，迷惑でしょ」ではなく，「なんか困っているのだな」「助けてあげたいけど，あれこれ言うとよけいに困ってしまうな」と，つかず離れずの距離で，用事（洗濯物をたたんだり，食事の下ごしらえを本人の近くでしたり）をしながら見守ってあげてください。

　泣いていても，ふっと泣き声が途切れることや，ちがうものに興味が移る瞬間がやってきます。そんな時に視線をとらえて，お菓子やオモチャなど特別なことではなく，「お茶飲もうか？」「ご飯食べようか？」「お風呂いこうか？」「お散歩いこうか？」など，生活のなかで切り替える練習をさせてあげてほしいのです。そのタイミングがピタッとあえばよいですが，うまく切り替えられず再び泣き出すこともしばしばあります。その時には「まだ声かけが早かったな」と，再度見守ります。

### (4)　遊び方

　この時期，オモチャや自分のからだを認識し，見たい，触りたい，遊びたいと，ものや人への興味が増し，お気に入りができ，知らないオモ

チャへの興味も広がります。

　遊ぶ意欲やまわりへの興味関心が弱いときに，乳児期の姿勢運動が安定することで，遊びたくてもできなかった赤ちゃんは，思いをかなえることができ，笑顔や発声が増し，意欲や興味関心が増します。

　また人への興味も広がってきます。1〜2ヶ月から母親や一番身近にいてくれる人を認識し，微笑みに微笑みで答えるようになり，手を伸ばし触りたいという思いが育ってきます。おなかがすいたよ，おしっこが出たよ，眠たいよ，などの不快感を泣くことで表現し，遊んで，抱っこしてと身近な人を呼んで，思いを受け止めてもらいます。おなかが満たされ，オムツを替えて気持ちよくしてもらう，遊んでもらうことで，不快から快に変えてもらう経験を積み重ね，身近な人との関係をつくっていきます。

　わざわざ遊ぼうと思わなくても，乳児期にはかかわる機会がたくさんあります。その度に笑顔で話しかけ，赤ちゃんからのサインを受け取ってほしいものです。

　また，赤ちゃんにかかわる人が，デジタル機器を触りながら，赤ちゃんの視線や表情を見ることなく，またこちらもみせることなくお世話をすると，その赤ちゃんとの大事な時間を逃してしまうことになると思います。どうか，赤ちゃんのお世話をするときは，顔を見て，視線や表情でのやりとりをしながら一緒に楽しんでいただけたら，と思います。

## ⑸　食　事

　3〜4ヶ月頃より頸がすわり，いろいろな種類のオモチャを両手で持って見てなめることで，顎を突き出して頸を後屈することが減ります。顎が引けると舌が使いやすくなり，手で持って見て口に持っていってなめてみるという目と手と口の協調運動が可能になり，離乳食を食べることにつながっていきます。

　頸がすわって舌が使いやすくなったら，重湯やお出汁などから離乳食を始め，粘度をあげていきます。固形物は歯茎で押しつぶせる硬さから始め，もぐもぐできる程度へと，硬さや形態も幼児食に近づいていきます。口を閉じる力，もぐもぐ噛む力，飲み込む力のほか，口腔内で左右から真ん中に食べ物を寄せてくる舌の力など咀嚼，嚥下に必要な力は，頸の支えができ顎が引けていることや，肘や手で支持ができていることと大きな関連があります。もぐもぐしにくい子どもさんがおられたら，顎の引けや手の支えを確認してあげてください。

　周囲を汚さないようにするため赤ちゃんの意欲を止めてしまっていませんか。

　私たち大人はこれまでの経験から，ものを見るときにこれはこれくらいの大きさで，こんな触り心地で，どれくらいの重さかを予測したり，理解することができます。赤ちゃんはこの経験を見て，触って，口に入れて確かめています。この時期，特に四つ這いを始めて，手を床につき，指を分離して使うようになる8ヶ月頃以降には，いっぱい触り口に入れ確かめさせることが今後の理解力に大きく影響します。

　離乳食を食べ始める5〜6ヶ月頃，自分で食べ物に手を伸ばして感触を確かめ，やがて口に運びます。まだ上手につまむことや，口のなかに入るように手を離すことが難しいため，手も口元も，お皿もテーブルも床もドロドロにしてしまいます。コップのお茶を飲もうとしてこぼしてしまったときに，テーブルでぴちゃぴちゃと水遊びにしてしまうこともあります。だんだん，身体の使い方が上手になり，手の使い方も変化してくると食べ方も上達するのですが，この時期汚されることが苦手な大人が，赤ちゃんの食べる，触るものを制限してしまうと，赤ちゃんの自分で食べる，欲しいものに手を伸ばす意欲を弱めてしまうことがあります。

　もちろん，際限なく食べ物で遊ぶことはよい

ことではありません。月齢や離乳食の程度によりかわってきますが，手で持って食べられるもの，たとえば6ヶ月頃からであれば，まだ嚙み切られない硬さで口に入れることができる握りやすい野菜や，少しかじりとってもぐもぐできる10ヶ月頃には，カボチャや芋をゆでたり蒸したりして一旦つぶし，赤ちゃんが握りやすい大きさにラップで握りなおしたり，というふうに食材も用意しておいていただくと食べる意欲，そこから遊びの意欲や興味の広がりにもつながります。

### (6)　手の発達　道具との出会い

　子どもの手の使い方の発達も，運動発達と関係しており，手の発達と使える道具とも深い関係があります。

　仰向けでオモチャに手を伸ばす頃には，小指側から手のひらで握ります。思うように離せるようになるのはもう少ししてからです。四つ這いをするようになると指でつまんだり，離したいときに離してものに入れたり，指差しをしたり，自分でパンツやズボンを穿けるようになり指で引っ張ったり，ものを持って運んだり，出したり入れたりして遊びます。その過程で，手全体で握っていた状態から，指先を使えるようになり，手首を返せるようになり，指先は力を入れたり手のひらは抜いたりといった加減ができるようになります。

　雑巾がけやのし体操など，体幹や手の支えがしっかりして，優しく握ったり形を保持できるようになり，泥団子が上手につくることができるようになると，スプーンを下から持って手首を使ってすくえるようになります。さらに指先をいっぱい使い，手遊びで「3」や「きつね」をつくるなど，指ごとに力のコントロールができるようになると，お箸を上手に使えるようになります。

　お箸を使ってみたかったけどうまく使えずイ

ライラしたり，間違った使い方を続けてしまい，正しい使い方になおすのに非常に時間がかかったりすることもあります。人と比べるようになると，自分はできないと自信をなくすことにもつながりかねません。

　まだスプーンやお箸を使えないのに欲しがる子には片手でスプーンを握らせてあげて，もう片方ではしっかり手づかみで食べてもらうのも一つの方法です。

　食事で練習するのではなく，遊びのなかで体，手足，指先をしっかり使って力をつけ，食事は，その子のもっている力や機能に応じて，楽しく食べてほしいと思っています。

## 5　健診で気になること

### (1)　1ヶ月健診の困りごと

#### ・反りが強く向きぐせのある赤ちゃん

　「反りが強い」「向きぐせがある」，さらに「哺乳が上手ではなく，片方のおっぱいは上手に飲めるが反対は苦手，むせやすい，空気をいっぱい吸って嘔吐しやすい」「おなかが張りやすい，便が出にくい」「安定して眠りにくい」という姿もみられます。

　頸から頭とお尻の辺りを支えて抱っこしても，安定せずに反り返ってしまう赤ちゃんや，頭の上のほうや後ろを見ようとして反ってしまう赤ちゃんも少なからずいます。

　また，頸がすわる前から縦抱きをされている赤ちゃんは，頭がだらりと後ろに落ちて背中が反ってしまうことや，頭とお尻は支えてもらっているけれども背中が丸く不安定な姿勢や，足を突っ張ってバランスをとろうとしている赤ちゃんもいます。

　そんな時には，胸や顔の前で手を合わせて遊ぶ，両手でオモチャを持ってながめたり，口に運ぶ，その後，膝をおなかに引きつけて足を持

って遊ぶという，仰向けでの発達の筋道を促す抱っこや遊びをしていきます。

　生まれてから3ヶ月くらいまでの赤ちゃんは，まだ頸がすわっておらず姿勢も安定していませんが，仰向けでは，明るいほう，声のするほう，見たいものがあるほう，口元に手やおっぱいが触れたほうに向きを変えることができるようになっていきます。

　その時期に，赤ちゃんが寝ている位置がいつも同じ向きで，声をかけるときに同じ方向から呼びかけるような環境や，抱っこする人が得意な向きばかりで抱いているなど，かかわる人のくせなどでも得意な向きが出てきます。

　また，股関節脱臼や，レントゲン等で股関節の異常はみられないが向きぐせが強いとき，向きぐせと反対の股関節の開排制限（開きが悪い）がみられることがあります。

・視線を遮り反対へ顔を向ける

　赤ちゃんは視界を遮ると，明るいほうを見ようとします。仰向けの姿勢で片方を向いているときに，大人の手のひらで赤ちゃんが向いているほうの視界を遮りながらゆっくり逆方向へ誘導します。はじめはゆっくり，繰り返していくと徐々に上手に，頭の向きを変えることができるようになります（図2-11）。

　生後2ヶ月を過ぎうつ伏せで少し頭を上げられるようになった頃，仰向けで左右に顔を向けられるようになれば，うつ伏せでも同様に視界を遮って顔の向きを変えられるように誘導してあげてください。左右どちらも見られるようになると，向きぐせの左右差が軽減します。

　赤ちゃんが何かを見ようと頑張っているときは，集中している邪魔をしないであげてください。何かに気づいて見ようとする，手を伸ばそうとする，近づこうとすることが，赤ちゃんの発達の原動力なのです。

　向きぐせは，寝返り等この後の運動発達の左右差につながっていきます。どちらにも向けてこちらが好きという程度ならよいのですが，片方しか向けないというときは反対も向けるようにすることで，正常な発達を促していただきたいと思います。

　参照 →10章4節：膝上遊び／うつ伏せ練習（重心の尾側移動）／仰向け体操／【コラム3】各月齢の抱き方

・眠りにくい

　床に寝かせると起きてしまう，寝つきが悪い，続けて寝てくれないといったお話をうかがうことがあります。

　おなかがすいているときや，排便やげっぷがうまくいかず，おなかが張って不快なこともあります。手足が冷えていると感じて，着せすぎて暑かったり，反対に暑いだろうと思って掛け物をとったために寒かったりということもあります。

　反りや向きぐせが強く安定した姿勢が保持しにくく，すぐに横向きやうつ伏せになって姿勢を変えてしまい続けて眠れないことや，眠りが浅くなることがあります。

　左右差がある姿勢で寝ているときには，肩や頸に力が入って肩や腰などが浮いていることがあります。片方に傾いていないかに気をつけて，寝ている姿勢をみてあげてください。

　反りや左右差がありそうなときは，前述のように，横向き抱っこで両方の肘が前にくるようにして肩の反りをとり，頸をまっすぐにして，仰向きで足あわせをして重心を安定させたり，左右のバランスをとったり調整をしてみてあげてください。

　参照 →10章4節：【コラム3】各月齢の抱き方

・飲まない，飲みにくい

　吸いにくさや飲み込みにくさがあったり，腹筋が弱かったり，排便やげっぷがうまくいかないとおなかが張って母乳やミルクが飲みにくく

なることがあります。また睡眠が安定せず眠くて不機嫌な状態が長くなり，飲む力も弱く，休み休み小分けで飲む赤ちゃんもいます。

　頸が反って顎が上がるような姿勢や，左右差があるため左右で得意不得意ができ，十分な量を哺乳できないこともあります。この時も，頸の反りをとって顎を少し引き気味にして，身体と頸が直線に近くなるように抱いて，飲みやすくなる位置を探ってみてください。横抱きでも正面でも，視線を合わせ，笑顔で声をかけながら飲ませてあげてください。

・嘔気，嘔吐

　吐く原因はさまざまで，哺乳時に空気も一緒に飲み込んでしまい，腸内にガスが溜まり吐くこともあります。何度も繰り返し吐くときや，吐き方がひどい場合は，消化管の病気が隠れていることもあります。

　それ以外にも，やはり頸や肩の反りや左右差，腹筋の弱さなどの姿勢運動にかかわる原因の場合もあり，消化や排便，げっぷがうまくいかないことがあります。げっぷがうまくいかないときは，飲んだ後に顎を引き気味にして背中をすっと伸ばしてあげるとげっぷしやすくなります。

・便　秘

　腹筋が弱くうまくはたらかずに押し出す力が弱いということが多いと思います。

　肛門や腸のはたらき自体が弱いこともあり，便秘が長く続きいつまでも浣腸などの排便時のサポートが必要なときや，授乳後だけでなく時間がたってからみられることもあるので，勢いのある嘔吐をともなうことが続くときは，よく調べてもらう必要があります。

　また飲む量が少ないときにも便の回数や量が減ります。母乳，ミルクを飲む量も確認してみてください。

　おなかが張っていたり，腹筋のはたらきが弱

いときには，頸の反りをとり，肘を前にして抱っこして姿勢を整えたり，うつ伏せの時間を増やし腹筋を使うことでげっぷ，排便を促したり，オムツ替えのときに足を合わせて少しお尻を持ち上げて腹筋を使う経験をしてもらいます。

⑵　4ヶ月健診の困りごと

　筆者が訪れる保健所の保健師さんのお話では，この時期は，保護者の皆さんから発達面の困りごとを聞くことはほぼなく，保健師さんから質問されることで初めて気づかれることが多いとのことでした。保護者の方からは，湿疹や授乳，嘔吐，便秘，体重増加など表面上の心配を訴えられるとのことでした。

　ここでは，「頸がまだすわらない」「反りが強い」「向きぐせや手なめ，寝返りなどの左右差がある」等の運動発達のことを中心にみていきます。

・頸のすわりが不安定

　4ヶ月健診時に頸がまだすわっていない，縦抱きにすると頸がぐらぐらと安定しない赤ちゃんは，珍しくありません。

　腹臥位の様子を見ると，肘で体を支える力も弱かったり，向きぐせや左右差がある，反りが強く，仰臥位での手あわせが未熟な赤ちゃんもいます。

　乳児訪問のときに，向きぐせや反りを指摘されて，まだ課題が残る赤ちゃんも少なからずみられると思います。

　頸の支えだけでなく，筋肉の張りが緩い低緊張という状態で，肘や手の支えや腹筋なども人より力がつきにくく，意識して練習させてあげる必要があることがあります。

　本来赤ちゃんは，3ヶ月頃になると自動的に仰臥位で足を合わせたり，手が合わせやすくなり，向きぐせ，左右差が修正されるようにプログラムされています。しかし，そのプログラム

がはたらかないくらいの向きぐせや左右差が残ることがしばしばあります。

片方の手を口にもっていってなめたり見たりはできるけれども，反対は向きにくく，手なめがしにくい，見にくいことがあります。

繰り返しになりますが，その時には横抱きで肘を前にして抱きまっすぐの姿勢にします。仰向けで足あわせを促すことで，正中でバランスがとりやすく，反対方向を見ることや手なめがしやすくなります。また左右差が軽減され，手あわせもしやすくなります。手あわせができると顎を引くことができるようになり，また，うつ伏せで遊ぶことや，左右を向くように促すことで，頸のすわりを促すことにつながります。

参照 →10章4節：膝上遊び／うつ伏せ練習（重心の尾側移動）／仰向け体操／【コラム3】各月齢の抱き方

・うつ伏せ（腹臥位）で，頸の反りが強い

「反りの強い赤ちゃん」は腹臥位では，反りで頭を持ち上げて，頸がすわっているように見えますが，よくみていくと肘や手での支えが不十分なことがあります。寝返りをしていても，肘で身体を支えて寝返るのではなく，反り返って寝返りをしていることもしばしばあります。

肘や手での支えが弱いと，ずり這いや四つ這いなどの移動や，座位やつかまり立ちなどの立位化が進みにくく，時間がかかることがあります。逆に，足の力が強いときには，手の力がなくても足の力で進めてしまいますが，姿勢のバランスがとりにくく，立ち止まったり，ころんだときに手をつくことが苦手になる場合もあります。

仰臥位では足や膝の引きつけが弱く，ずり這いや四つ這いをするときに足や膝が使いにくい，という姿につながることがあります。

まず，仰臥位で足の裏を合わせることから始めます。左右の中心のバランスがうまくとれる

と，手も正中に寄せやすくなり，手あわせができるようになり，前に寄せてくる力がつき，頸の反りが弱まり前後面の力のバランスもとれるようになります。

・背這い

反りが強くうつ伏せが安定していないときや，うつ伏せが嫌いだけれども動きたい意欲があるときに，背中で這う赤ちゃんがいます。反りの力を使って仰向きで足で蹴って進みます。動けることが嬉しくて，反りを強めてしまい，姿勢を保つときにバランスがとりにくくなります。じっとしていられなかったり，長く座っていると疲れやすくごろごろしてしまったりするなど，姿勢の保持の難しさにつながります。

前述のように，反りをとる姿勢を多く経験してもらい，前後面の筋力のバランスを整え，安定した姿勢をとれるように力をつけます。こうした安定した姿勢の保持が，見る力につながり理解力や言葉の力にもつながっていきます。

参照 →10章4節：うつ伏せ練習（重心の尾側移動）／仰向け体操

・左右差

3～4ヶ月で，寝返りを始める赤ちゃんも出てきますが，「寝返りができた」だけでなく，反った寝返りをしていないか，左右ともできているかということも大事な確認項目です。

片方のみで寝返りを始めた赤ちゃんに対しては，身体を反らさずに下になる肘に体重を乗せて回れているかを確認します。できていれば，大きな左右差が出ないように，反対の寝返りも練習します。反っているようであれば，左右とも横向きの練習をします。

参照 →10章4節：寝返り体操（重心の側方移動）

姿勢が整い，反りが軽減してくると，眠りやすくなり，顎が引けるようになり哺乳が安定し，

空気と一緒に飲んでしまうことや嘔吐も減ります。また，うつ伏せになることで腹筋を使いおなかの動きもよくなり，順調な排便，げっぷにつながっていきます。

### (3)　8〜10ヶ月健診の困りごと

この時期は，「四つ這いをしない」「お座りができない」「シャフリングをしている」などの心配の声を伺います。

できていないことがあるときは，これまでの運動発達が順調であったか，飛ばしていることはないか，と振り返ってみてください。

・四つ這いをしない

「左右とも寝返りをしていたかな？」

「左右それぞれの手を伸ばしてオモチャを取りにいこうとしたりしていたかな？」

「横にあるものを取りたくて，手を伸ばしてどんどん同じ方向に時計回り（右方向）あるいは反時計回り（左方向）に回る，うつ伏せ（腹臥位）での回旋（ピボット）ができていたかな？」

「手をぐっと突っ張って身体を支えることができていたかな？」

7ヶ月以降でうつ伏せ（腹臥位）の回旋や斜め座りを飛ばしているようであれば練習していきます。さらに，肘支持はできるが，手支持ができていないときは，手の支えをつけるためにパラシュート反射（両脇を支えて急に頭を前方に傾けると赤ちゃんの手が前に出る反射）（図2-23）を利用した体操，8ヶ月からはゆさゆさ体操（手で支えているときにさらに前後にゆらすことで，手の支えに負荷をかける体操）（図2-24），手の支えが安定したら，12ヶ月頃以降はのしのし体操（手押し車のように片手で支え，片手を前に出してすすむ体操）（図2-25）などで上肢の支持性を高めます。

参照　→10章4節：ピボット練習左右（重心の側方移動）／斜め座り練習左右／両手支持練習

四つ這いは，運動面だけでなく，精神発達においても重要な姿勢や運動です。見たい，触りたいと意欲が育ち，欲しいものを手に入れる達成感を味わいます。この時期に，十分に床で四つ這いをさせてあげてください。

・お座りができない

座位がうまくとれない赤ちゃんがいたら，そ

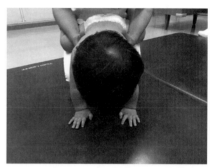

図2-23　パラシュート反射を利用した手の支え体操

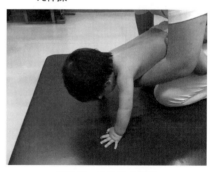

図2-24　ゆさゆさ体操
肩の下に手をついて，両上肢に体重をのせることができたら体を前後にゆらします。

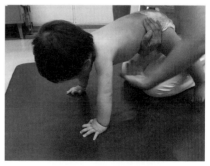

図2-25　のしのし体操
片手で体重を支えられるようになったら，左右1手1手交互に体重をのせて，前進します。

の前段階の運動や姿勢の保持ができているかを確認します。

　ずり這いや四つ這いをして，体重移動，斜め座りなどの姿勢運動を身につけると安定した姿勢で座ることができます。安定した座位がとれると両手が自由になり，両手を使ってオモチャで遊んだり，立ち上がりなど立位化へ向かいます。

・シャフリングベビー
　自分で移動する力を身につける前に，お座りをさせてもらうようになると，座ったまま足で漕いで移動することがあります。

　四つ這いをしないまま立ち上がる赤ちゃんも多く，手足の協調運動を身につけるのに時間がかかることがあります。

　まず，左右ともに寝返りができているかを確認し，できていなければ寝返り誘発から始めます。左右ともに寝返りができているようなら，手の支えをつけて四つ這いの獲得をめざすために，「ゆさゆさ体操」「のしのし体操」をします。

　四つ這いをしていないとき，手の支えを使う機会を補う手支持の練習をすると，四つ這いをするようになることもあります。

　参照 →10章４節：ピボット練習左右（重心の側方移動）／斜め座り練習左右／両手支持練習

・生活リズムが整いにくい，睡眠が不安定
　昼間にしっかり食べて遊べるとまとめて眠れるようになり，睡眠のリズムが安定してきます。

　夜は眠り続けることができる赤ちゃんもいますが，数時間だけ眠り，夜中に何度か目覚める赤ちゃんも少なくありません。22時から２時の間は，眠ることで成長ホルモンが分泌される時間帯です。この時間帯にぐっすり眠れるように，意識していきます。朝は，カーテンや窓を開けて外の光や風を感じて，しっかり目を覚まして起きられるようにしていきます。

・離乳食を食べない
　赤ちゃんが離乳食を食べてくれないとき，お母さんは「具合が悪いのかな？」「好みじゃないのかな？」「どうしたら食べてくれるかな？」ととても心が痛みます。

　これまで食べていた赤ちゃんが急に食べなくなった場合，原因を考えていく必要があります。ご家族で理由がわからないときは，かかりつけのお医者さんに相談してください。

　ここでは，普段からあまり食べない赤ちゃんを考えていきます。

　まず，おっぱいはしっかり飲んでいたかを確認します。もともと食が細く，少ない量でも元気に過ごし発達も順調な子どもさんもおられます。

　体重が減っていないかな，身長は伸びているかということと，元気さ，発達の具合をあわせて，かかりつけの小児科や保健所の乳児相談などで診てもらうと安心です。

　食べにくい子どもさんのなかには，口を閉じる，噛む，飲み込むなど，口唇や舌の使い方，もぐもぐ噛む咀嚼や飲み込む嚥下の力の弱い子どもさんもいます。このような力の弱さは，肘支持や手の支持が弱いときにみられることがしばしばあります。その時は，手の力をつける「のしのし体操」や，スロープや段差の這いのぼりが有効なことがあります。

　また，舌の使い方が未熟な子には，手やオモチャを舌の前後の動きでなめるだけでなく，手やオモチャを口の端に持っていって，左右に舌を動かす経験をさせてあげてから食べると，食べやすくなることもあります。離乳食のはじめの時期には，口に入ったものを上下に押しつぶし左右に逃げてしまった食べ物をまた真ん中に運んできて飲み込む，という過程があり，舌が左右に動かしやすくなると食べ物をまとめやすくなります。

　また，おっぱいやミルクを飲んでいた口から

離乳食に変わり，味や食感などの変化に慣れるのに時間がかかることや，味が好みではないので口に入れたくない，飲み込みたくないということのほかにスプーンの感触や冷たさが苦手な赤ちゃんもいます。気長に繰り返すことで慣れてきたり，何かのきっかけで食べられるようになることもありますし，やはり時間がかかったり，受けつけてくれないこともあります。

その時に，「この子はこれは食べない」「これなら食べる」と決めてしまって，大人がこだわりを作り上げてしまわないようにしていただきたいと思います。大好きな家族や友達がおいしそうに食べる姿を見たり，とてもおなかがすいているときに目の前にあったら食べられることもあるかもしれません。

・食べすぎる

腹筋の抵抗が弱いときにいくら食べても，おなかが腹筋に押されないため，胃がどんどん膨らんでしまい満腹感を感じにくく，際限なく食べることがあります。

そんな赤ちゃんは，噛むことが苦手で丸呑みをしていることもありますので，適切な量の一口を，噛んで食べられているか，飲み込みも上手か，食べている様子をあわせて見ていただくと，気づかれることがあるかもしれません。丸呑みで量を食べすぎてしまうのであれば，しっかり噛める一品を加えたり体重の増加の様子を見ながら，一定の量で調整する必要がでてくるでしょう。

腹筋が弱いと感じるときには，頸の引きつけや手の支えができているかということや，座り方も確認します。お尻がずれて前にいってしまうと腹筋の抵抗が弱くなります。足の裏が床についているか，膝や足首がだいたい直角になって，踏んばれる体勢か，また，自分で選んで食べたいものに手を伸ばせる状況かという点をみてあげてください。

上肢の支えが上手になってくると，口腔機能が向上し，噛むことや飲み込みも上手になり，少し大きめの芋やカボチャなどをかじりとり，もぐもぐ噛んで飲み込むことができるようになります。

歩きだすと道が悪いところを歩いたり，坂道や階段を登ったり，立ったり座ったり踏ん張ったりすることで腹筋をつけ，おさまっていくこともあります。

・卒乳に向けて　親子の愛着

日々成長し運動量も増えていく赤ちゃんには，やがて母乳だけでは栄養として足りなくなってきます。授乳，卒乳に関しては，いろいろな意見があると思います。離乳食の後期食を1日3回，量もしっかり食べられるようになってくると，食後の母乳や足しミルクの量が減ってきます。

母乳をあげる回数や量が減ってくると母乳も出にくくなり，自然と卒乳に向かうこともあります。

スキンシップや親子関係をよくするため，安心の場をつくるために授乳を続ける方もおられます。おっぱいが赤ちゃんの安心の場になるのではなく，親やまわりの大人自身が安心の場になってほしいと思います。「おっぱい」で落ち着くのではなく，おっぱいがなくても「抱っこ」で落ち着ける，気持ちを切り替えられる関係づくりをめざしてほしいと考えます。

⑷　1歳6ヶ月健診の困りごと

この時期になると，保護者から育児面の悩みだけでなく，発達面に関する訴えが聞かれるようになります。「まだ歩かない」「歩くようになったけど，まだ不安定」「よくころぶ」「言葉がゆっくり」「子ども同士のけんか」などのお話をうかがいます。

・まだ歩かない

　まだ歩き出さないときは，これまでの発達を振り返り，どこまでたどれているか，どこから進みにくいのか，抜けていることはないかなどを考えます。原因がわからないときや，どう対処したらいいかわからないときは，保護者の方は保健師さんへ，保健師さんは医療機関に相談してみてください。

　順番に発達をたどっていくことを基本に考えましょう。

　参照 →10章4節，5節

・ころびやすい

　歩き始めはどの赤ちゃんもふらふらして，ころびそうになったり，実際にころんでしまうこともありますが，通常はだんだん安定して歩けるようになっていきます。

　そんななかでも「やっぱりころびやすいか？」というとき，ちょっとした段差で躓くのか？　何もないところでもころぶのか？　いつも同じところをぶつけてないか？　ころびやすいパターンがあるか？　ころんだときに手が支えているか頭や顔を打っていないか？　何か気になることがあるときにころびやすいか？などと，ころぶときの様子を詳しくチェックすると対応しやすくなります。

　たとえば，何もないところで躓いてころぶときは，膝や足がしっかり持ち上がっていない可能性があります。体幹の支えや膝や足の引きつけが弱いようであれば，四つ這いを楽しく，少し負荷をかけてできるように，スロープ登りや段差をよじ登ったり降りたりという遊びを取り入れることで力がつきます。

　いつも同じところをぶつけているときは，歩き方のくせ，身体や足の使い方の左右差があるかもしれません。赤ちゃんは，本来生後2～3ヶ月で手あわせをして，正中で止めることができるようになり，向きぐせなども修正されてい

きます。しかし，向きぐせが強いときや，反りがとりきれない，刺激の入り方の偏りや育児グッズの使用などの環境の影響が強く，左右差が残る子も少なからずいます。

　赤ちゃんは，身体の使いにくさが残る非理想的な状態でも，自分の精一杯の力で動くことや歩くことをめざしていきます。そのため，歩行を開始していても，身体の使いにくさを残していることがあります。手前の段階で左右差はなくなっていたか？　使いにくさはなかったか？と振り返り，まだ残っているようならば左右の苦手なほうを使うことを促してあげてください。

　つかまり立ちを片方しかしないときには，反対の足からのつかまり立ちを促します。

　ころぶときに手が前に出ない，ついても支えられないときには，手の支える力を強くします。「のしのし体操」や，雑巾がけも力がつきます。

　参照 →10章4節【コラム8，9】／5節

　気が散りやすいときには，注意を保てる距離で目的がはっきりしている場面から始め，徐々に距離を広げていくことも一つです。

・言葉の遅れ

　この時期に身体機能が発達していないと，言葉の発達もゆっくり進むことがあります。言葉がゆっくりの子どもさんには，運動の発達，人とのやりとりの発達の段階を確認します。

　運動面では，手の支えが安定すると手づかみで食べられるようになり，口腔機能が発達し，舌が上手に使えるようになります。また，鼻呼吸ができるようになります。座位や立位が安定すると，しばらくの間座ったり立ち止まって見たいほうを見続けたり，見渡したりと見る力がついてきます。

　言葉を獲得していくなかで，実物を見ることができる物の名前は理解しやすいのですが，動詞は目に見えにくく，伝えにくいこともあります。そんな時は，二人羽織で赤ちゃんの手を介

して着替えなどを手伝いながら，「ここを持ってね」「手を入れるよ」「手を伸ばしてね」と動作を見せながら説明することで，伝えることができます。

やりとりの面では，よく知っている人と知らない人との区別がついて，人見知りがでてきます。親の姿が見えないと不安になり，親やお世話してくれる人の後追いを始めます。大好きな親やきょうだい，先生や友達の姿をよく見て，同じことがしたくて，まね（模倣）をするようになります。

そして，大好きな人をしっかり見て，欲しいものを指差しながら「ほしい」「あっちいきたい」と思いを伝えてくれるようになります。大人から少し離れて遊びにいっても，振り返って大人が見てくれているかを確認し，「みててね」という視線を送ることができるようになります。

このように見守られているか振り返って確かめたり，困ったときに安心できる大人に助けを求めたり，泣いて訴えたり思いを伝えたりできているかを確認します。

こうして，赤ちゃんが伝えてくれていることを大人が受け止める，ということがとても大切です。顔も見ないで受け流してしまうと，赤ちゃんの「この人に伝えたい」という思いの芽を摘んでしまうことになりかねません。そうした思いが育たなかった場合，大きくなっても，子どもは楽しかった話も，困ったことも大人に話してくれなくなります。

やりとりや言葉の遅れが気になるときには，この赤ちゃんからのサインを意識して，遊びながら力をつけてあげてほしいと思います。

・友達関係

オモチャの取り合いはどこで止めたらいいのか悩まれる方も多いことでしょう。

この時期は，自分がオモチャで遊んでいても，ほかの子がしていることをしたくなり，持って

いるものが欲しくなります。それを取りにいこうとすること，大事なものを取られそうになり，怒ることはとても自然な反応です。こうして取り合いになったとき，あるいは，言葉では表現できず手が出てしまったときに，大人はどうかかわるとよいのでしょうか。

まず，大人が「いい／わるい」と決めるのではなく，双方の思いを聴いてあげてください。言葉で「欲しかった」と言えればよいのですが，言えない子には「遊びたかったんだよね」「貸してほしかったんだよね」という言葉を添えながら，「そうだったんだね」と双方の思いを受け止めてあげてください。

言葉で思いをうまく伝えられず，手が出ることもあります。そんな時は，思いはしっかり出させてあげたいので，「欲しい，貸して」の思いは止めることなく，手が出る寸前に止めてほしいと思います。

といっても，うまくいくときばかりではなく，事後になってしまうこともあります。そんな時は，「いたい，やめて」と伝え，言葉を獲得している時期であれば，「貸して，と言うといいよ」と言葉で伝える方法を教えてあげましょう。まだ，自分が悪いことをしたと自覚して謝ることは難しい時期です。謝らせようとするのではなく，こんな時はこうしたらいいよ，と教えてあげる時期なので，大人がモデルとして謝る姿をみせてあげてください。

(5) 保健所の乳児健診

二次健診を担当していると，あることがまだ「できない」という場面でお会いすることが多くあります。身体の理想的な使い方が身についていないこともありますが，やったことがなくてできることに気づいていないということもあります。そんな時は，これまでにお話したような，その子がもつ弱さや，弱さに対する今後のかかわり方の工夫，遊び方など，こんなサポー

トがあれば赤ちゃんの次の発達につながる，や
りやすくなるなと感じることをお伝えしていま
す。そのような発達や生活のヒントをご家族に
伝えることで，ご家族も安心され，お家でのか
かわり方がかわると，次の経過健診では赤ちゃ
んの姿が，運動発達だけでなく認識や意欲まで
大きくかわっていることも経験します。

　保健所でのかかわりは，病院とは違い心配な
ことを相談する敷居が低く，早い時期から困り
ごとにかかわることができます。自宅近くの身
近な場所で行われるため，家族にも負担が少な
く，地域の資源を使って，きめ細やかに何らか
の対応ができるという大きな利点があると思っ
ています。

　問題の多様化や，マンパワーの不足などもあ
るとは思いますが，医療や福祉ともそれぞれの
場所での特性を活かして，連携しながら，地域
での子育てに携わっていただきたいと願ってい
ます。

# 第3章　保育園の赤ちゃんたち

　お母さんのおなかから，いろいろな試練を経て生まれてきた赤ちゃん。乳児期を家で過ごす赤ちゃんも多いのですが，お母さんの産休あけまもなくから保育園で過ごす赤ちゃんもいます。筆者がかかわっている保育園で，赤ちゃんの姿をみせてもらいました。

## 1　近頃の赤ちゃんたち

　保健所で受ける乳幼児健診とは別に，筆者が乳児期の運動発達をみせてもらっている保育園があります。そこで，医師の立場から，赤ちゃんの姿勢，動作や遊びの様子，哺乳，食事，睡眠，排泄などの生活での困りごとから，その子のもつ弱さ（気になる点，問題点）を考え，日々の子育てや保育のなかでどのような力を，どのようにつけてあげたらよいかを，保育士さんやお母さんにお話ししています。

　姿勢・運動面の主な気になる点には，「身体が柔らかい」「手の支えが弱い」「座位が不安定」「座位で背中が伸びない」「寝返りやずり這いの左右差がある」「頸や肩，背中の反りが強い」「手足を突っ張りやすい」「四つ這いをほとんどせず，立ち上がる」「足元を見ない，足元を気にしないで床にものがあっても避けずに歩く」「ころびやすい」「立ち止まれない」などがありました。

　発達性協調運動障害（症）（第7章参照）や脳性麻痺（第6章参照）などを含む姿勢や運動に

かかわる何らかの弱さが赤ちゃんにある場合や，デメリットを知らずに使用される一見便利な育児アイテムを含む近年の環境の影響により，第1章で述べられたような，赤ちゃんが本来の姿勢運動発達をたどることができない状況があるのではないかと考えられます。

　環境による影響の一つに，大人がよかれと思って選ぶ道具や衣類があります。ベビーラックや抱っこ紐などの道具を長時間使うことによって，寝返りをする機会が減り，赤ちゃんが自分で動く経験が少なくなります。歩行器などにより自分の身体を支える力がつかないまま移動が可能となったり，頸や腰がすわっていない赤ちゃんを，頸や腰を十分に支えずに抱っこ紐などで早い時期から縦抱きにすることで反りやすくなることや手足が突っ張りやすくなることがあります。また，無意識にしている抱っこも大人の得意な方向で抱くくせにより，赤ちゃんの向きぐせがひどくなり修正しにくくなることもあります。

　服装では，着せすぎることで気温の変化を感じにくくなり体温調整がしにくくなることや，身体を使って遊ぶときに股関節，膝，足首，足指や肩，肘，手が服に覆われて使いにくくなることがあります。

　参照　→10章4節【コラム10】

　また寝返りができるような時期になってからも上下がつながった服を着ていることで，寝返

りや足持ち，うつ伏せ（腹臥位）での移動が難しくなることがあります。赤ちゃんのオムツをはずすと，股関節や足が自由になって，それまでよりお尻を持ち上げて足を触ったりつかんだりする姿をみられた方も多いのではないでしょうか？

もう少し大きくなって，自分でしたいという意欲が出てくる時期に，窮屈な服やボタンなど操作が多く脱いだり着たりしにくい服，自分では履きにくい靴，歩いたり走ったりしにくい靴といった格好をさせていると，遊びたい，自分でやりたいという意欲を損なうことがあります。

また，本来の段階を経た姿勢運動発達をしてこなかった赤ちゃんたちも，意欲があればなんとか自分が使える機能を駆使し，移動したり手を伸ばしたり思いを遂げようとします。

そんな赤ちゃんには，育児体操（第10章参照）を通じて，本来通るべき飛び越してしまった姿勢や運動の経験をしてもらいます。具体的には第10章でも紹介されている，視線を合わせた丸め抱っこ，寝返り体操，うつ伏せ練習，うつ伏せでのピボット練習，両手支持練習のほか，ずり這いや四つ這いでのスロープ登り，階段の這いのぼり，重たいものを押す，立ったりしゃがんだりする遊びなどで，本来の段階をたどっていきます。

本来の姿勢運動発達をたどり，身体の使い方を経験することで，仰向けで欲しいものに手を伸ばす，左右両方ともで寝返る，うつ伏せでは両肘支持で遊ぶ，片手を伸ばす，回旋する，ずり這いで左右交互に進む，四つ這い姿勢が安定する，座位や立位の姿勢が安定する，などが可能になります。こうして姿勢が安定することで，しっかり人やものを見る，人とのやりとりを楽しむ，大好きな人のそばで安心する，欲しいものに手を伸ばして遊ぶ，達成感を得る，しっかり噛んで食べる，すっきり排泄する，よく寝るといった遊び・生活・精神発達・情緒の安定に

つながっていきます。

本章では保育園で出会った3人の赤ちゃんを取りあげ，姿勢発達の様子や育児体操の様子をみていきましょう。

### 2　反りやすさがある赤ちゃん——肩の引き込みと足の突っ張りが強いすみれちゃん

すみれちゃんは，妊娠や出産時に大きな問題はなく，在胎40週目に2852gで元気に生まれました。生後2ヶ月から保育園に通っています。

#### (1)　生後2ヶ月

顔を中心に，乳児湿疹がでていました。

〈姿勢運動発達の様子〉

仰向け（仰臥位）では，左向きぐせがありますが視線は合い，応笑もあります。追視はできますが，視線が正中で途切れます。体幹が左に突き出ており，肩の引き込みと肩の挙上があります（図3-1）。左手をなめる（左手-口協調）ことは可能ですが，手あわせ（手-手協調）は，まだみられません。

うつ伏せ（腹臥位）では，肘は肩より後ろに位置し，左右とも肩の引き込みがあり，前腕での支えで肘支持はまだできていません。通常，生後2ヶ月では肘支持は未完成ですので，月齢相当です（図3-2）。

強い反りと左右差があり，姿勢が安定しにくいこと，仰向けで手あわせが獲得しにくいのではないかということが気になりました。また，気になる様子にあわせて保育園を中心に，下記に示した育児体操をしてもらいました。

〈気になる様子〉
・向きぐせ
・肩の引き込み
・手あわせ

〈育児体操の様子〉
・視線あわせ
・哺乳のための反射の誘発

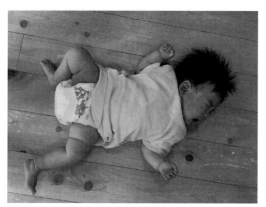

**図3-1　2ヶ月　仰臥位**
左向きぐせ，体幹左が突き出ており，肩の引き込みあり。

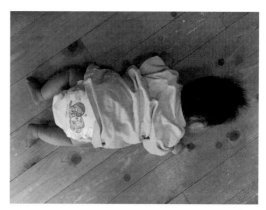

**図3-2　2ヶ月　腹臥位**
両肩の引き込みあり，前腕支持。

参照　→10章4節：膝上遊び①視線あわせ，②哺乳のための反射の誘発

　視線あわせでは，具体的には，オムツを変えた後など，機嫌よく遊べるときに，身体の軸をまっすぐに整え，お尻を上げて頸や体幹を反らないようにして抱きます。大人が三角座りをして，大人の膝の間に赤ちゃんの頭を軽くはさむと，頭部をまっすぐに保持しやすくなります（図2-2参照）。

　まずは，正面で視線を合わせます。頸が伸びてくると回旋できるようになり，顔を左右に向けることができます。視線を合わせたまま，大人がゆっくり左右に傾くと追視を促すことができます。また，哺乳のための反射の誘発として手を左の口角にもっていくと左を向き，右の口角にもっていくと右を向いて，舌を出して手をなめることができます（図2-5～2-7参照）。

　そして，肩の引き込みがとれると肩や肘を寄せることができ，手あわせができるようになります。大人の支えがなくても，自分で左右とも手をなめて，手あわせができるようになるまで続けます。

### (2)　生後3ヶ月

　前回からこの間2週間くらい，大人と一対一

で楽しく遊べたそうです。その後，自分で反っての移動，いわゆる背這いを開始しました。

〈姿勢運動発達の様子〉

　仰向け（仰臥位）は，まだ左向きになりやすく，頸が右に倒れやすいですが，正中位もとれるようになりました。右肩は引き込みがあり挙上しやすさが残ります。下肢は床から浮かせることが可能になり，足同士を合わせる（足-足協調）ことができるようになりました（**図3-3**）。

　うつ伏せ（腹臥位）は，肘を引いてしまい肘支持ができず，反って頭部を挙上させていました。寝返りは肘で支えて寝返るのではなく，反ったかたちで左方向のみ可能でした。

　右の股関節は力が入りやすいですが，向きぐせを修正すると緩み，右の足関節は力を抜きにくく足指の屈曲も強い状態でした。

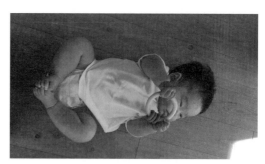

**図3-3　3ヶ月　仰臥位**
両手でオモチャを持ち，足あわせが可能。

気になったのは，右肩の引き込みの強さが残ること，背這いを始めたこと，本来の肘支持ではなく反って寝返りを始めたことでした。子どもの発達の原動力である動きたいという“意欲”はしっかりあるため，好ましくない方法ではありますが，本人が使える「反り」による移動手段を身につけ始めていました。

〈気になる様子〉

- 肩の引き込みが残る
- 反って寝返り
- 背這いを始めた

〈育児体操の様子〉

- 足の把握反射の誘発
- うつ伏せ練習（重心の尾側移動）

　参照 →10章4節：膝上遊び③足の把握反射の誘発／うつ伏せ練習（重心の尾側移動）②うつ伏せ練習B

　足の把握反射では，具体的には，本来の正しい姿勢に戻すように，足の裏をすり合わせて正中で体幹を安定させるように促します。下肢や体幹が安定すると，背中や肩の反りや引き込みも緩み，両手も正中で合わせやすくなり，姿勢が安定します。

　反りや左右差があると，うつ伏せ姿勢になった際に，体重が左右どちらかに傾いたり，頸や背中が反って肘が床につかないことや，肘を引き込んで前腕で支えたりすることがあります。うつ伏せの状態で左右の肘を肩幅に開き，肩より少し前に出して，オモチャを手元でしばらく遊べるようにセットします。大きすぎないタオルを丸めて胸の下に入れ，肘を肩より前に出して床につけ，身体が傾かないようにサポートします。それでも不安定なときには，大人が正面から向かい合ってうつ伏せになり，赤ちゃんの肩を持って，肘に重みをのせ前後に軽く揺らすと，肩の力が抜けて肘で支えやすくなります。

### (3)　生後5ヶ月

　乳児湿疹がひどくなったため，母乳から人工乳に移行し，湿疹は軽くなってきました。

〈姿勢運動発達の様子〉

　仰向け（仰臥位）では，左向きぐせは残りますが，姿勢が安定すると追視は可能になりました。手あわせ（手-手協調），合わせた手を見る（手-手-目協調），足あわせ（足-足協調）ができるようになりました（図3-4）。

　うつ伏せ（腹臥位）では，両肘支持は未完成でした。両肘支持を促しても反りや左右差が強く右肩は引きこみ，左肩は挙上して左片肘支持様になって，骨盤を片方に傾け他方を浮かせていました（図3-5）。

　浮遊運動様の姿勢も出てきていますが，上肢を引き込んで，身体が右に傾き，下肢は伸展したり屈曲したりと，不安定な姿勢でした（図3-6）。

　気になる点としては，強い頸と背中の反りが残ること，上肢の支持の弱さがありました。

　この時期に，腹臥位で肘支持が安定しない状態は，運動発達が少しゆっくりと考え，発達を

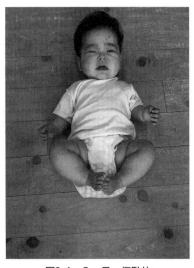

図3-4　5ヶ月　仰臥位
足あわせ可能。

促す体操を積極的にしてもらうようにしました。

〈気になる様子〉

• 4ヶ月頃完成する両肘支持が未完成

• 背中の反り，肩の引き込みが残る

〈育児体操の様子〉

• 仰臥位の体操

• 側臥位体験→寝返り（片肘支持誘発）

> 参照 →10章4節：仰向け体操／寝返り体操（重心の側方移動）

　具体的には，仰向けで手足を身体の前面に寄せて使えるように足を持つ（手–足協調）仰向け（仰臥位）の体操，肩を引き込まずに肘で支えができるように横向き（側臥位）の姿勢や，寝返りの誘発，うつ伏せで肘での支えの練習をしてもらいました。

　3ヶ月を過ぎるとまわりを見たくなります。まわりを見ようとするときに横抱きでは，反ったりねじれたり，左右差のある姿勢をとるよう

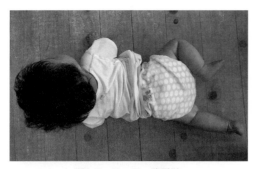

**図3-5　5ヶ月　腹臥位**
両肘支持が未完成，右肩を引き込み，左肩を挙上した左片肘支持様。

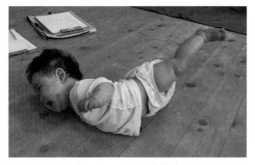

**図3-6　5ヶ月　腹臥位**
浮遊運動様　上肢引き込み，身体は右に傾き，不安定。

になってしまいます。そうならないように，正面を向ける，前向き抱っこであれば，反らずに安定してまわりを見渡すことができます。

　前向き抱っこでは赤ちゃんの両脇に片方の手を通し，肘が前にくるようにします。もう片方の手で体幹と頭部が正中で安定するようにお尻の下，大腿のあたりから支えます。この時に赤ちゃんの股関節がしっかり開くように意識します。頸，肩，背中の反りがとれると，気になるものに手を伸ばしやすくなります。

> 参照 →10章4節：【コラム3】各月齢の抱き方

### ⑷　生後6ヶ月

〈姿勢運動発達の様子〉

　仰向け（仰臥位）では，左向きぐせと右肩の引き込みが残り，機嫌がよいと手あわせ（手–手協調）をします（図3-7）。

　うつ伏せ（腹臥位）では，機嫌がよいと前腕支持をしますが，機嫌が悪いと右上肢や左上肢を後方に引き込み，背中を反らせて下肢が浮いていました（図3-8，3-9）。うつ伏せ（腹臥位）で少し安定することもあり，股関節の硬さも減少してきました。また，片方の寝返りを始めま

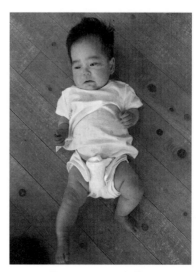

**図3-7　6ヶ月　仰臥位**
手あわせもするが，肩の引き込みが残ります。

した。

気になる点は，依然として頸や背中の反りが強く出ることがあり，反ると姿勢が不安定になること，安定した左右への体重移動が難しいことがあげられました。

〈気になる様子〉

5ヶ月時よりは進歩がありますが，

- 前腕支持で，肘支持が未完成
- 背中の反り，肩の引き込みが残る

〈育児体操の様子〉

- うつ伏せ練習（重心の尾側移動）
- 仰臥位の体操
- 側臥位体験→寝返り（片肘支持誘発）

参照 →10章4節：うつ伏せ練習（重心の尾側移動）
②うつ伏せ練習B／仰向け体操／寝返り体操
（重心の側方移動）

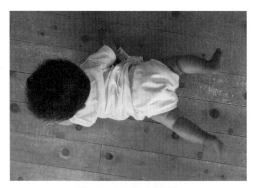

図3-8　6ヶ月　腹臥位
右肩の引き込み，背中の反りあり。

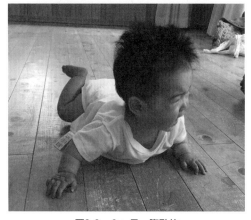

図3-9　6ヶ月　腹臥位
前腕支持で肘支持が不十分，下肢が浮いています。

仰臥位の体操では，具体的には，仰向け（仰臥位）で足あわせをすることで背中の反りをとり，肩の力を緩めて正中で保持できるようにします。苦手なほうを中心に横向き（側臥位）の練習，またうつ伏せ（腹臥位）で両肘支持の練習を続けてもらいました。

### (5) 生後7ヶ月

人見知りが出てきて，診察時は大泣きでした。

〈姿勢運動発達の様子〉

仰向け（仰臥位）では，体幹が右に突き出た姿勢をとりやすく，目の前のオモチャに手を伸ばし（リーチ）始めていました。6ヶ月頃からできることが多い足持ち（手-足協調）はまだできませんでした（図3-10）。

うつ伏せ（腹臥位）でも反りが軽減してきましたが，左右差は残り，左に体重がのりやすく右肘は床につきにくい様子でした。肩幅程度に開いて肘が肩より前にくるようにセットすれば，肘が床につき，下肢も床につくようになりまし

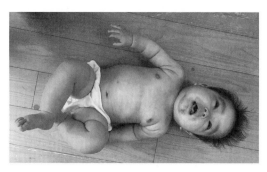

図3-10　7ヶ月　仰臥位
体幹が右に突き出て，足持ちは未完成。

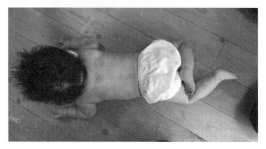

図3-11　7ヶ月　腹臥位
左に体重がのりますが，セットすると両肘支持が可能に。

た（図3-11）。左の前腕から肘に体重をのせ，右手を浮かし少し伸ばすことができるようになりました（図3-12）。

気になる点は，背中の反りは軽減してきたものの右肩の引き込みや体幹，肘支持の左右差が残り，両肘支持ができるまでもう一息でした。

〈気になる様子〉

• 6ヶ月頃完成する仰臥位での足持ちが未完成

• 4ヶ月頃完成する両肘支持も未完成（セットすれば可能）

• 左右差が残る

〈育児体操の様子〉

• うつ伏せ練習（重心の尾側移動）

• 仰臥位の体操

• 側臥位体験→寝返り（片肘支持誘発）

参照 →10章 4 節：うつ伏せ練習（重心の尾側移動）／仰向け体操／寝返り体操（重心の側方移動）

前回に引き続き仰臥位の体操では，仰向け（仰臥位）で足を合わせて脊柱をまっすぐ伸ばし，足持ちを促します。うつ伏せ（腹臥位）で両肘支持の練習，苦手なほうを中心に横向き（側臥位）の練習を続けてもらいました。

## (6) 生後 8 ヶ月

人見知りが続き，仰向け（仰臥位）では大泣きでした。父母との愛着形成は良好で，父母を求めて泣き，抱っこしてもらうとぴたっと泣き止みます。おなかを大人のおなかに，胸を大人の胸に，隙間をつくることなくぴったりくっつけることができます。

〈姿勢運動発達の様子〉

仰向け（仰臥位）では，右肩を引き込みやすいですが左右ともリーチが可能となり，お尻を持ち上げる動作は弱いですが，足を持つことが可能（右＞左）となりました。抱っこしてもらうと両手で両足を持ちます（図3-13）。

寝返りは，左右可能ですが左が得意で，肘で支持するより反ってしまうことが多いようです。

うつ伏せ（腹臥位）では，左に続き右肘での支持も可能となりました。幅は広いですが両手を伸展させて手支持が可能となりました（図3-14，3-15）。

また，回旋（ピボット）が可能となり，右肘支持＋左足伸展して蹴ります。右足の蹴りは出にくいようです。

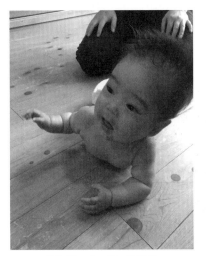

図3-12　7ヶ月　腹臥位
右手を浮かす。

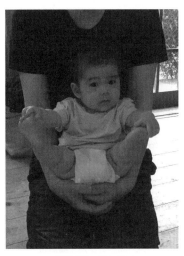

図3-13　8ヶ月
抱っこで足持ち。床でも可能に。

気になる点は，体幹，上下肢の左右差が残っ
ており，反る方向への力が入りやすいようすで
した。

〈気になる様子〉

- 左右差が残る

- 脊柱の進展が不十分

- 反りがとれてきたが，腹筋と背筋がアンバラ
  ンス，体幹の支持性の緩さあり

〈育児体操の様子〉

- 仰臥位の体操

- 側臥位体験→寝返り（片肘支持誘発）

  参照 →10章4節：仰向け体操／寝返り体操（重心の
  側方移動）

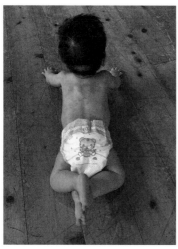

**図3-14　8ヶ月　腹臥位**
手の位置は前方だが手支持開始。

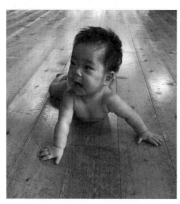

**図3-15　8ヶ月　腹臥位**
両手支持可能も肩の引き込み残り，脊椎
進展不十分。

具体的には，仰臥位の体操を続けます。

### ⑺　生後9ヶ月

寝返りの誘発は継続して行われていました。

〈姿勢運動発達の様子〉

仰向け（仰臥位）では，体幹は正中位で安定

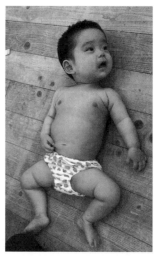

**図3-16　9ヶ月　仰臥位**
体幹，下肢正中位で安定した姿勢。

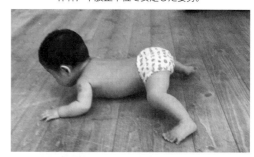

**図3-17　9ヶ月　腹臥位**
両上下肢同時に屈曲。

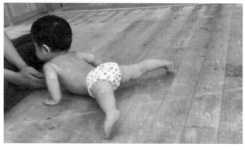

**図3-18　9ヶ月　腹臥位**
両上下肢同時に伸展。

し，脱力して（**図3-16**），手-足協調可能となりました。

うつ伏せ（腹臥位）では，8ヶ月半ばより，両手足とも同時に，屈曲と伸展を繰り返して，足指で蹴って前進するずり這いを始めました。交互性，左右への体重移動はみられませんでした（**図3-17，3-18**）。

左右への体重移動ができないため，左右の上下肢の分離した運動が難しいこと，膝を曲げて支えとして使うことが難しい様子でした。

〈気になる様子〉

• 左右への体重移動が難しい

• 上下肢を交互に使う経験ができていない

〈育児体操の様子〉

• 側臥位体験→寝返り（片肘支持誘発）

• 回旋（ピボット）練習

　**参照** →10章4節：寝返り体操（重心の側方移動）／ピ

ボット練習左右（重心の側方移動）

育児体操では，肘支持での寝返り体操の頻度を増やして継続し，左右ともで回旋（ピボット）を誘ってもらいました。

### ⑧　生後11ヶ月

〈姿勢運動発達の様子〉

横向き（側臥位）の寝返り誘発では，左右とも肘支持をしたときに背屈した手が開くようになりました。

仰向け（仰臥位）では，身体を正中で保持して足持ちが可能になりました（**図3-19**）。

うつ伏せ（腹臥位）での移動はずり這いが主で，急ぐときは膝を突っ張って移動し，段差では膝を曲げて這いのぼりをします。手は内旋し肘は屈曲，股関節が開きすぎで（過開脚），膝での支持は不十分で足先も外を向いていますが，四つ這いもできるようになってきました（**図3-20**）。

お座りは膝を投げ出しますが，下肢は突っ張って膝に手を置き上肢で身体を支えてバランスをとっているか（**図3-21**），手の支えがないと頸の反り（後屈）と背中の丸さ（円背）が残ります（**図3-22**）。

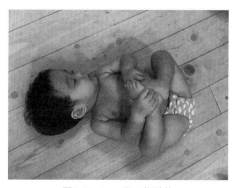

**図3-19　11ヶ月　仰臥位**
身体を正中位で保持して足持ち。

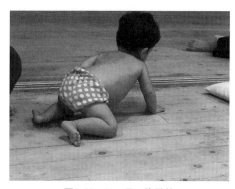

**図3-20　11ヶ月　腹臥位**
四つ這い　股関節，膝開き，足先が外向き。

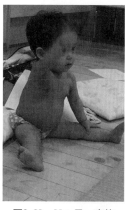

**図3-21　11ヶ月　座位**
下肢を伸展して支えている。

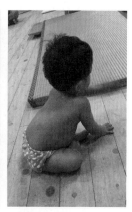

**図3-22　11ヶ月　座位**
下肢が緩むと頸や脊柱の支持も緩む。

つかまり立ちは，少し右膝に体重をのせ左膝を前に進め，右足を出して体重をのせて立ち上がります（図3-23，3-24）。

母親の膝までたどり着いて抱っこしてもらう

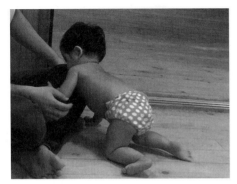

**図3-23　11ヶ月　つかまり立ち**
距離を測る。

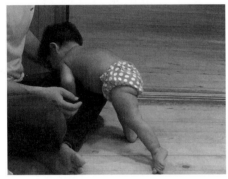

**図3-24　11ヶ月　つかまり立ち**
右足に体重をのせて立ち上がる。

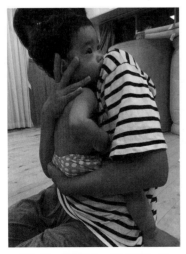

**図3-25　母親にくっついて抱っこ**

と，身体を母親にゆだねて力が抜けています（図3-25）。このあとは手を母親の身体に回して，自分からも抱きつきます。

手の内旋，肘の屈曲，頸の後屈が残り，手支持が不十分です。また，斜め座りを経験していないため，骨盤で支えるのではなく，下肢を伸展して支えており，頸や背中の脊柱の伸展が未熟です。

〈気になる様子〉

• 上肢支持の弱さ

• 脊柱の支持の弱さ

• 斜め座りの経験不足

〈育児体操の様子〉

• 両手支持練習

　　パラシュート反応

　　ゆさゆさ体操

　　のしのし体操

• 斜め座り練習

　参照　→10章４節：ピボット練習左右（重心の側方移動）／斜め座り練習左右／両手支持練習

具体的には，遊ぶときに，パラシュート反応やゆさゆさ体操，のしのし体操を，歌などのリズムに合わせて遊びとして取り入れます。また，子どもの力に合わせた高さのスロープや階段を這いあがるようにしてもらいました。

## (9)　その後

すみれちゃんは，育児体操を続け，また保育園では芝生のお山を四つ這いや高這いでのぼり，階段の這いあがりやスロープの上り下りをたくさんして遊び，１歳２ヶ月で歩行を開始しました。２歳前から床からの両足ジャンプが可能になり，２歳で階段を交互に足を出して昇降できるようになりました。

人見知りや，母親や父親，大好きな先生の後追いを経て，指差しでまわりの人に思いを伝えたり，言葉も獲得していきました。

## 3　筋緊張が低い赤ちゃん──身体の支えが弱いかえでくん

　かえでくんは，在胎39週目に3156gで元気に出生し，生後2ヶ月で保育園に入園しました。

### (1)　生後2ヶ月

〈姿勢運動発達の様子〉

　仰向け（仰臥位）では，顔はやや右向きでオモチャを眺めることや，顎を引いて身体を触ってくれる保育士と視線を合わせることもできます。心地よくゆすってもらい，ほどよく力が抜けています。体幹はほぼ正中で保持しています（図3-26，3-27）。

　生後2ヶ月の段階的な発達がみられますが，手あわせはまだのようなので促していきます。

〈気になる様子〉

- 手あわせ（手−手協調）が未完成
- 足あわせ（足−足協調）が未完成

〈育児体操の様子〉

- 視線あわせ
- 哺乳のための反射誘発
- 足の把握反射の誘発
- 仰臥位の体操

　参照　→10章4節：膝上遊び①視線あわせ，②哺乳のための反射の誘発，③足の把握反射の誘発／仰向け体操

　育児体操では具体的には，足の裏をすり合わせて足を合わせ，正中で体幹を安定させるように促します。合わせた足を頭のほうへ持ち上げると，重心が頭のほうに移動します。そうすると，背中や肩の反りや引き込みが緩み，手を伸ばしやすくなり，両手を正中で合わせることができるようになります。

### (2)　生後5ヶ月

〈姿勢運動発達の様子〉

　うつ伏せ（腹臥位）では，両肘で身体を支え

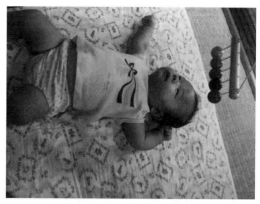

図3-26　2ヶ月　仰臥位
オモチャをしっかり見ています。

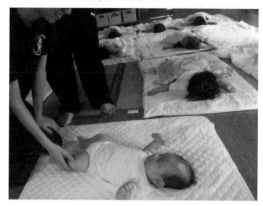

図3-27　2ヶ月　仰臥位
顎を引いて正中で保持することができます。

て頭を上げることができるようになってきています。前で手を合わせたり，オモチャで遊んだりできますが，肘から先が床についたままで，オモチャを口元に持ち上げることは難しいようです。胸も多くの部分が床についており，おなかやお臍あたりまで持ち上げる姿がみられるのはこれからのようです（図3-28，3-29）。上肢で支えて体幹を持ち上げる力が弱い様子がみられました。

〈気になる様子〉

- 上肢の支えの弱さ
- 4ヶ月頃に完成する肘支持が未熟
- 腹臥位で胸が床についており，体幹を持ち上げる力が弱い

〈育児体操の様子〉

• 側臥位体験→寝返り（片肘支持誘発）
をしてもらいました。

参照 →10章4節：寝返り体操（重心の側方移動）

具体的には，肘支持を促すため，横向き（側
臥位）の経験と横向き（側臥位）からの寝返り
誘発をしてもらいました。

### （3） 生後7ヶ月

〈姿勢運動発達の様子〉

仰向け（仰臥位）では，体幹はほぼ正中で保
持，指なめ（手-口協調），手あわせ（手-手協調），
床から足をあげて足あわせ（足-足協調）がみら
れます（図3-30）。

うつ伏せ（腹臥位）では，やや弱いですが両
肘での支えが可能となり，オモチャを持ち上げ
て口まで運べるようになりました（図3-31）。お
なかやお尻はまだ上がらず，ずり這いで移動し
始めました。

少しずつ成長はみられるものの，上肢で身体
を支える力の弱さはかわらずみられました。

〈気になる様子〉

• 成長はみられるが，上肢の支え，体幹の支え
  の緩さが残る。

〈育児体操の様子〉

• 側臥位体験→寝返り（片肘支持誘発）

参照 →10章4節：寝返り体操（重心の側方移動）

具体的には，肘支持を促すため，横向き（側

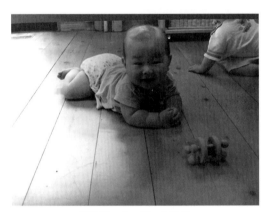

図3-28　5ヶ月　腹臥位
前腕支持　肘支持は未完成。

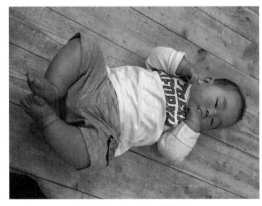

図3-30　7ヶ月　仰臥位
体幹ほぼ正中で足あわせ可能。

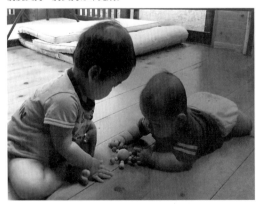

図3-29　5ヶ月　腹臥位
（右側）前腕支持　体幹の支えの弱さあり。

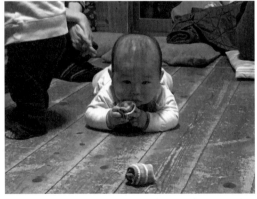

図3-31　7ヶ月　腹臥位
オモチャを口に持ってきます。

臥位）から寝返り誘発を継続してもらいました。

　また，保育園での遊びでは，ずり這いで坂（戸板を斜めにしてつくった坂道や，机の足の2本だけを折りたたんでつくったスロープ）や，お布団やマットの山を登ったり，寝ころんだ大人の上を乗り越えていくなど，ちょっとした段差を登ったり降りたりする遊びをたくさんしてもらいました。

### （4）　生後10ヶ月

　人見知りがみられ，さらに担任との愛着形成もでき，後追いもしていました。運動発達はゆっくりですが，まわりの様子をしっかり見ていました。

〈姿勢運動発達の様子〉

　うつ伏せ（腹臥位）で，手支持をし始めました。移動は主に四つ這いでしたが，股関節が開きやすく，右膝を立てることもありました。つかまり立ちは，右足から立ち上がることが多いようでした。伝い歩きはまだでしたが，座位では背中を伸ばすことができていました。上肢や体幹の支えの緩さが残っていました。

〈気になる様子〉

・上肢，体幹の支えの緩さが残る

・10ヶ月頃に安定してくる四つ這いが未熟

〈育児体操の様子〉

・パラシュート反応

・ゆさゆさ体操

　参照　→10章4節：両手支持練習①両手支持練習A，②両手支持練習B

　具体的には，四つ這い姿勢で手と体幹に力が入るように両手支持の体操と，遊びのなかでスロープや段差，階段の這い登りを促してもらいました。

### （5）　1歳3ヶ月

〈姿勢運動発達の様子〉

　移動は，安定した四つ這いに向かう過程で，手が内側に向き，肘が曲がり，手指の屈曲が残り，股関節が過開脚した緩い四つ這い（「非協調性四つ這い」第1章第4節参照）が中心でした（図3-32）。

　膝立ちが可能となり，つかまり立ちでは右足で支えて立ち上がり，机におなかをつけて支えます（図3-33，3-34）。手の支えの弱さが残ります。

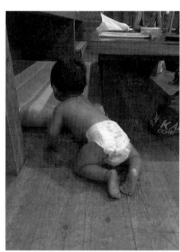

図3-32　1歳3ヶ月　四つ這い
手，肘，股関節に緩さが残ります。

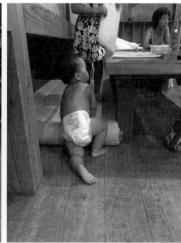

図3-33　1歳3ヶ月　つかまり立ち
右足に体重をのせて立ちます。

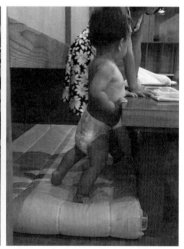

図3-34　1歳3ヶ月　つかまり立ち
おなかをつけて支えます。

〈気になる様子〉

• 手の支え，体幹の支えの緩さが残る

〈育児体操の様子〉

• ゆさゆさ体操

• のしのし体操

　**参照** →10章4節：両手支持練習②両手支持練習B，③両手支持練習C

　具体的には，ふれあい遊びのなかで，手の支えをつける体操を継続してもらい，保育園では，階段，段差の這いのぼり，よじのぼり，乾いた雑巾での雑巾がけといった運動をしてもらいました。

### (6) その後

　独り立ちが可能となり，1歳4ヶ月で歩行を開始しました。

### 4 左右差がある赤ちゃん──向きぐせがあるさくらちゃん

　さくらちゃんは，在胎38週目に，2424gで元気に出生しました。生後2ヶ月で保育園に入園しました。

### (1) 生後3ヶ月

〈運動発達の様子〉

　仰向け（仰臥位）では，視線が合い追視ができ，笑いかけると笑い返してくれました。右向きぐせあり，右肩の引き込みが少しありました。右の手なめ（右手-口協調）は可能で，左の手なめは促すと可能ですが，両手を正中で合わせる手あわせ（手-手協調）は未完成でした。

　向きぐせと肩の引き込みと，非対称姿勢が気になりました。

〈気になる様子〉

• 2ヶ月頃に完成する手あわせが未完成

• 向きぐせと肩の引き込みがある

〈育児体操の様子〉

• 視線あわせ

• 哺乳のための反射の誘発

• 足の把握反射の誘発

• 手の把握反射の誘発

　**参照** →10章4節：膝上遊び

　具体的には，赤ちゃんの頭とお尻を大人が手や膝の上で支えて，赤ちゃんの頸をしっかり伸ばすと顎が引けます。大人と赤ちゃんが正面で向き合い視線を合わせ，肩を落として肘を寄せ，手あわせを促し，左右の指なめを促してもらいました。

### (2) 生後6ヶ月

　見たい，遊びたいという意欲がみられ，また，大好きな人とそうでない人のちがいがわかるようになり，人見知りが出てきました。

〈姿勢運動発達の様子〉

　仰向け（仰臥位）では，足持ち（手-足協調）は未完成で，両手を伸ばして足に触れることはできますが，持ち続けること（保持）は弱い様子でした（**図3-35**）。

　うつ伏せ（腹臥位）では，左右に回旋（ピボット）が可能となり，ずり這いを始めた頃は片方

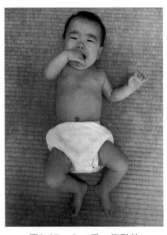

**図3-35　6ヶ月　仰臥位**
ほぼ正中で頭部体幹保持。

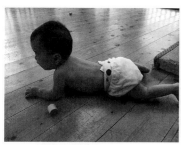

図3-36　6ヶ月　腹臥位①
ずり這いでは左肘支持可能。

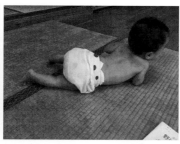

図3-37　6ヶ月　腹臥位②
右肘支持のずり這いは右肘を引き込み体幹
支持未熟。

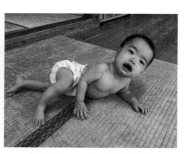

図3-38　6ヶ月　側臥位③

だけで進んでいましたが，左右差はありますが上下肢が交互に出るようになっていました（図3-36，3-37）。手での支持は不十分でした。

うつ伏せからの横向き（側臥位）への姿勢は，左肘支持方向のみ可能でした（図3-38）。

〈気になる様子〉

- 頸の反りや肩の引けが残ること
- 手の支え，体幹の支持が弱いこと
- 身体の使い方に左右差があること

〈育児体操の様子〉

- 仰臥位の体操
- 寝返り体操（重心の側方移動）

　参照　→10章4節：仰向け体操／寝返り体操（重心の側方移動）

具体的には，仰向けで足を合わせて体幹を正中で保持した状態で手で足を持つことを促したり，右肘での支えを促すために横向き（側臥位）体験から寝返りの誘発をしてもらいました。さらに，手で支える力をつけるために，見守りのなかで膝の上や段差などにうつ伏せで寝かせて，手を床に伸ばして支えるように促すなど，遊ぶ環境の工夫をしてもらいました。

## (3)　生後9ヶ月

〈姿勢運動発達の様子〉

仰向け（仰臥位）では，頭部や体幹をほぼ正中で保持できるようになり，足持ちも可能になりました。

うつ伏せ（腹臥位）では，四つ這いが主な移動手段となり（図3-39），高這い（図3-40）もみられ，片足を軸にしたつかまり立ちが可能となりました（図3-41）。

担任につかまりながら一歩一歩登って，胸に

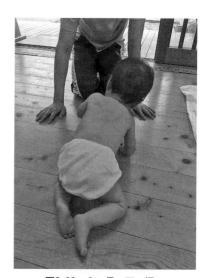

図3-39　9ヶ月　四つ這い

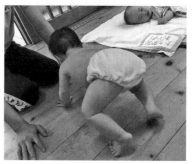

図3-40　9ヶ月　高這い

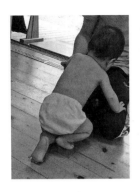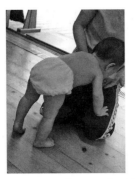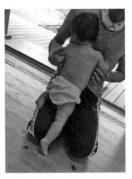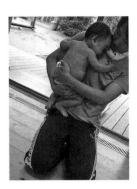

図3-41　9ヶ月　つかまり立ち

抱っこしてもらい，自分でも寄り添いしがみつく姿がみられます。

〈気になる様子〉

• 手の支えの弱さ
• つかまり立ちの左右差

〈育児体操の様子〉

• ゆさゆさ体操
• のしのし体操

参照 →10章4節：両手支持練習②両手支持練習Ｂ，③両手支持練習Ｃ

　具体的には，ゆさゆさ体操，のしのし体操に加え反対側からのつかまり立ちを促しました。1歳のお誕生日が過ぎた頃，歩行を開始しました。

## 5　子どもの意欲と大人の見守り ——子どもと大人との距離感

　保育園の赤ちゃんの姿勢運動の段階から，発達の筋道をたどることの大切さ，そして左右どちらも使えるようにはたらきかけて，正中で身体を保持することの大切さをみてきました。そのうえで，姿勢の安定を得られるようになり，認識・まね（模倣）・理解・やりとり・情緒の安定へとつながっていきます。

### (1)　意　欲

　もう一つ，赤ちゃんだけでなく子どもの発達に欠かせないものに，「意欲」があります。快や不快の表現に加え，見たい，触りたい，遊びたい，大好きな人のところに行きたいという意欲が子どもの発達を促します。

　「はじめに」でも触れたように，オモチャを落とした赤ちゃんに，まわりの人がよかれと思ってオモチャを拾ってあげてしまうと，どうなるでしょう。

　赤ちゃんが，自分でオモチャを探し，見つけたら手を伸ばして触ろうとする，届かなければ移動しようとするなど，次の発達段階へ進む機会を奪うことになりかねません。

　そうならないように，「取ってあげよう」ではなく，「どうやって取ろうとするのかな？」と赤ちゃんがどうしようとするかを見守ってください。

　その子がもっている力では見つけることや取りにいくことが難しいときには，直接拾って渡すのではなく，見えるところや手を伸ばして届くところにオモチャを動かすなど，自分でできるようにする手助けをしてあげてください。思いやサインの発信が弱い子もおり，それを見逃さないよう見守ることは，時には忍耐を要することもありますが，子どもの発達に大切なかかわりの要素の一つだと考えています。

### (2)　自　我

　少し大きくなって，まね（模倣）や自我ができてきて，自分ではできないけど何でもしたくな

る時期の子どもの例をあげてみます。子どもが自分でパンツを履こうとするとき，座って両手でパンツを持って，片足を上げて穴にいれようとします。けれども足が入らないときに，そっと穴を広げて見やすくしたり，パンツをひきあげにくそうなときは，こっそり後ろを少し引っ張るなど，大人が全部やってあげるのではなく少しだけ手助けをしてあげてください。「できた」と満足そうな笑顔に出会えます。

「お世話をしてあげる」のではなく，「自分でできるようになる手助け」をしてあげてほしいと思います。

### (3) 抱っこ

大人は子どもの世話をする，子どもは世話をしてもらうという関係だけでは，意欲が育ちにくくなります。自分で動く力をもっている赤ちゃんでも，ちょっと不快な声を出したときに，まわりの人がすぐにとんでいって抱っこしたり，おっぱいをあげていたら，どんな赤ちゃんになるでしょう。困ったとき，不安なときに安心を求めて「抱きしめてもらう」こととは別の「抱っこ」のお話です。まだ自分で移動ができない赤ちゃんや，安心を求めてきた子にはしっかり抱きしめてあげてください。その子の思いを受け止めてあげてください。

声を出して人を呼んでアピールすることは，コミュニケーションの大きな一歩です。まだ動けない赤ちゃんにとっては大きな成長ですが，歩けるようになりジャンプできるくらいの子ではどうでしょうか？　自分で移動できるようになってきても，動きたいときには「あー」と大人を呼び，手を広げて「抱っこして」とアピールし，抱っこで移動させてもらうことが習慣になっている赤ちゃんは，すぐに抱っこしてもらえないと，抱っこしてもらえるまで泣き続けることもあります。

また，大人が今は抱っこしないと決めていて

も，泣いてアピールされて根負けしてしまうと，泣いたら抱っこしてもらえるという間違った認識が育ち，してもらえるまで泣き続けるようになることもあります。ちょっとぐずると，「おっぱい？」「オムツ？」「オモチャ？」と欲しいものを用意してもらっていると，自分で思いを伝える必要も，自分で移動する必要もなくなってしまいます。

また，大人が何でもしてあげる関係になってしまうと，やってもらって当たり前になってしまい，自分でせずにまわりのお世話をしてくれる人に依存するようになります。したいことやしてほしいことを言葉で伝えなくてもわかってもらえる状況では，場合によっては，言葉やコミュニケーションの育ちを遅らせてしまうこともあるかもしれません。うまくいかないときには，「○○がしてくれなかったから」と，お世話をしてくれている人のせいにすることもあるかもしれません。

### (4) 見守りと手助け

まわりの大人は子育てをしているときに，「これはまだ難しいだろう，できないだろう」と思って接してしまいがちですが，「この子はここまでできる」という見方をしてみてください。赤ちゃんが挑戦しているときには邪魔をしないで，「今日はどこまでできるのかな？」と見守ります。そして，やっぱり難しそうだとあきらめてしまう，心が折れる，気持ちが途切れる少し前に，ちょっとした手助けをすることで，「自分でできた」という成功体験をすることができます。

また，普段意識することは少ないのですが，赤ちゃんの見つける，手を伸ばすといったスピードは，大人のスピードよりゆっくりです。見守ろうとしていても，赤ちゃんがゆっくりであることを忘れてしまって，「この子はまだできない」と早々に判断してしまうこともあります。

そんな時に，ここまでできたことがある，ということがわかっていると，赤ちゃんがどうしようとしているのか，手助けが必要なのか，見極めやすくなると思います。保育園などに通っている方は，先生たちに園での様子も聞いてみてください。

## (5) 環　境

大好きな大人が見守ってくれている環境は，赤ちゃんが安心して心地よく過ごすことができるので，飲んだり食べたり寝たり遊んだりする生活のリズムが安定し，遊びのなかで挑戦してみようという意欲を育てます。そんな赤ちゃんの過ごし方を保障する近すぎず遠すぎない距離感は，乳児期や幼児期の保育や子育てのなかで大切なことだと思っています。

子どもはまわりを見ることができるようになると，大好きな人や友達のまね（模倣）をしたくなります。うまくいかないと，自分の手元を見て工夫し，またモデルを見て比べたり教えてもらったりして，再び挑戦します。ここで，やりたいという思いが弱いと，失敗したときに心が折れてあきらめてしまうこともあります。繰り返し挑戦することで，できたときには達成感を感じ，応援してくれた人と喜びあいます。

こうして，一つひとつできることが増え，できるようになると，やってみたいという思いがさらに大きくなります。

## (6) 子どもの力に応じた挑戦

子どもの力に応じた「挑戦の機会」があることも大切です。発達のなかでもみてきたように，早くできたらいいというものではなく，その子の年齢やもっている力，次に身につけていく力に合わせた挑戦の機会です。子どもが最近，よく怒ったり，ちょっとしたことで大泣きしていたり，泣き出すと止まらないというときには，何か困っているというサインを出していること

があります。子どもができること，したいことをまわりの人がしてしまってはいないか，子どもが見たい・触りたい・やってみたいと思っていることを，大人の経験から「ダメ」「やめて」と大人の価値観を押しつけていないか，子どもの理解を超えるようなことを求めていないか，指示ばかり，禁止ばかりしていないかなど，原因が1つではないこともありますが，かかわり方を見直す，立ち止まるきっかけにしてみてください。

意欲を育てるには，手出し，口出しをやめ，子どもが何を考えて次のことをしようとしているかを見守り，歩けるようになったら自分で歩かせて，衣食住にかかわる自分の身のまわりのことや家族やみんなの役に立つことをできるようにていねいに教えて，できるようになったらまかせてあげてください。挑戦してできるようになることや役に立つ喜びを感じさせてあげてください。

でもまだまだ子どもなので，一度できたからいつもできるとは限りません。できる日もできない日もあります。「できるから，自分でやりなさい」ではなく，「この間はできたね，今日もやってみる？」「これは，できるかな？」「手伝ってくれる？　助けてくれる？」とやりたくなるような声かけをしてあげてください。うまくいかないときは，「なんでできないの」ではなく「こうしたらいいよ」，お手伝いをしてくれるときには「助かるわ，ありがとう」と伝えてください。大人ができるように教えてくれて，自分でできた経験を積み重ねていくと，役に立つ，感謝される，褒められることが嬉しくなっていき，どんどん挑戦してみたくなり，ますます意欲が育ちます。

## (7) 歩くことで得られること

さらに「歩く」ようになると得られることが

たくさんあります。足腰を使うことで支持性を獲得し，安定して立つ，座ることができるようになります。さらに，近所をゆっくり散歩すると，昨日はなかった花が咲いていることを見つけたり，虫が飛んでくることに気づいたり，日差しや風の変化を感じたりできます。それらを言葉で表現したり，知っているものを見つけて指差しや言葉で伝えたり，共感したりすることで，見る力や捉える力がつき，物事の理解が深まり，伝えたいという思いが育ち，言葉が増え，言葉で伝えようとすることにつながります。赤ちゃんが歩き始めたら，一緒に歩いてみてください。

### ⑻　生活リズムの安定

　また，この意欲を育てるうえで，遊ぶ・寝る・食べるという生活リズムを安定させることも大切です。反りが強く，身体の力が抜けないと安定して寝ころぶことができず，眠りが浅くなることや，続けて眠ることが難しくなることがあります。睡眠がしっかりとれないとぐずってしまい，食べたり遊んだりできず，遊んでからだを動かさないと寝られない，という悪循環に陥ります。食べることから意欲を引き出しやすい子もいますが，まずは寝ること，それから遊べるようになると，食べることにつながります。

　このように，この時期の赤ちゃんや子どもたちにとって，姿勢運動の発達を順にたどることはとても大切です。そのためには，意欲を育てること，そして生活リズムを整えることが重要です。大人の生活のペースや大人とのかかわりの時間を確保するために，子どもを付き合わせてしまっていないか，子どもの睡眠，生活リズムを大人が崩してしまっていないかを今一度見直していただけるとよいと思います。

　初めて子育てをされるお父さんお母さんは，知らないこと，わからないことがいっぱいです。保育士さんは，お父さんお母さんに寄り添って，子どもの思いを代弁したり，保育園でできていることを伝えたり，お家で困った姿がみられたときのかかわり方のアドバイスなどを，伝えていただけたらと思います。

# 第4章 発達診断に用いられる姿勢反応と反射検査

第4章では，赤ちゃんの発達診断に用いられる姿勢反応と反射検査の意義，そして実際の手技や評価方法について解説します。第3章で述べた赤ちゃんの姿勢運動発達とも深く関係しており，これらを照らし合わせながら総合的に診ることで，より多くの情報を得ることができます。

## 1 姿勢反応について

### (1) 姿勢反応を診る意義

第3章でみてきたように，赤ちゃんが誰に教えられることもなく，生後約1年で立って歩き出すのは本当に不思議ですね。

赤ちゃんは本来，生まれながらにして，理想的な姿勢運動発達の道筋をたどるように組まれた脳神経系のプログラムを備えています。そこに何らかの問題が生じた場合，より早く気づいて介入・治療を行い，より良い発達や機能向上につなげたい，それが子どもの発達支援やリハビリテーションに携わる人たちの願いでしょう。

しかし，障害の程度が一定以上重ければ生後早期に気づかれやすいですが，そうでない場合は気づかれないまま赤ちゃんの発達が進み，半年〜1年以上経過してから診断されることも少なくありません。早期の介入・治療につなぐ早期診断のために，鍵となるのが姿勢反応です。

たとえば，生後早期で運動発達がまだ未熟な時期や，診察時に機嫌が悪くて動いてくれないなど，得られる情報が不十分な場合でも，姿勢反応の検査を行うことで，自発運動では観察できない情報を引き出すことが可能です。また後で述べるように，姿勢反応の異常の有無だけでなく，その程度やバランス，経過による変化を診ることで，問題の質，つまり変化しうる問題か，しにくい問題かも把握できます。

このように，姿勢反応は障害の早期診断だけでなく治療方針の決定，さらには介入・治療効果の評価にも役立ちます。特に，診断が難しい反面，治療効果がより期待できる新生児〜乳児早期の診断・治療にとっては，なくてはならない評価方法です。

### (2) 姿勢反応とは？

姿勢反応の検査では，赤ちゃんの姿勢を他動的に急に変化させることで，赤ちゃんがバランスを保とうと反射的に変化させる姿勢を診ます。この時，赤ちゃんの身体のなかではどのようなことが起こっているのでしょう？

図4-1に示すように，他動的に姿勢に変える刺激は，赤ちゃんの視覚・平衡（前庭）感覚・皮膚感覚・固有受容覚（関節・筋肉・腱・骨膜への刺激による感覚）への刺激として感覚神経路（＝求心路）を介して脳に伝えられ，脳内の中枢神経系での情報処理を経て形成された運動指令として，運動神経路（＝遠心路）から各筋肉（効果器）に伝達されて運動として発現します。

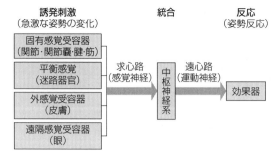

**図4-1 姿勢反応のしくみ**

このように，赤ちゃんの身体に特定の刺激を加えることで，その時点で中枢神経系（脳と脊髄の神経ネットワーク）が備えている最高レベルの能力を引き出し，姿勢・運動の発達段階を可視化する検査法が姿勢反応です。

発達診断学の歴史のなかでも，検査が難しい新生児や乳児の脳神経を，より早期に正確に評価するため，さまざまな研究・検証が行われてきました。ボイタ博士（Václav Vojta; 1917-2000，神経内科医・小児神経科医）は早期診断のために7つの姿勢反応を選び，その発達による変化を明らかにしました（下表）。本章でご紹介するのは，ボイタ博士が提唱した「ボイタ法」の発達診断における姿勢反応で，以下の7つの反応を組み合わせて診断を行います。

① 引き起こし反応（Tractions Reaktion; Tr）
② ランドー反応（Landau Reaktion; L）
③ 腋下懸垂反応（Axiller Hangereaktion; Ax）
④ ボイタ反応（Vojta Reaktion; Vo）
⑤ コリス水平反応（Collis Horizontal Reaktion; Ch）
⑥ パイパー反応（Kopfabhangversuch nach Peiper und Isbert; P）
⑦ コリス垂直反応（Collis Vertikale Reaktion; Cv）

これらのうち，④ボイタ反応以外は，ボイタ博士が提唱する以前からあった方法ですが，ボイタ博士が数多くの赤ちゃんに実施しながら緻密に観察し，生後12ヶ月までの変化を分析して，発達診断に必要な組み合わせとして，ボイタ法が考案されました。実はこの7種類は，後述す

る誘発法を比較すると，出発肢位（初めの姿勢）から頭部に加わる変化の方向がすべて違っていて，脳神経系への異なる刺激に対する反応を調べるための絶妙な組み合わせになっているのです。

より専門的な情報を知りたい方は，ボイタ博士の原著や教科書を参考にしてください（『乳児の脳性運動障害』富 雅男（訳）医歯薬出版など）。

### (3) 自発運動と姿勢反応の関係

"Kinesiologie ist Neurologie ——運動学は神経学である

著書に書かれたこの言葉はボイタ博士の信念を表す言葉でしょう。運動を正確に観察・分析することで，神経機能を理解することが可能であることを意味しています（*Die zerebralen Bewegungsstörungen im Säuglingsalter*, 1974, p72）。

姿勢運動発達に理想的な道筋があるように，姿勢反応にも理想的な道筋があります。ボイタ博士が分析した，生後1年間の理想的な運動発達と姿勢反応の変化を，**付図「運動発達と姿勢反応」**に示していますので，どのように関連しているか確認してみてください。

ボイタ博士は姿勢運動発達を分析した結果，生後1年間を3ヶ月ごとに第1～4期に分け，そして，出生直後の生理的筋緊張がゆるんでいく第一屈曲期から伸展期，さらに，支持機能と移動運動が発達して立位化に向かっていく第二屈曲期から伸展期，に分類しています。各姿勢反応の1年間の変化も，上記に合わせて各相に分類され，自発運動との相関を示しています。

このように，理想的な発達においては，自発運動も姿勢反応も生後の月齢（早産児の場合は出産予定日による修正月齢）のとおりで，同じ発達段階にあり，"調和がとれている"のです。

反対に，以下の発達段階の間にバラつき，つまり"不調和（dysharmonie）"がある場合は，何らかの問題が示唆されます。

① 仰臥位（仰向け）と腹臥位（うつ伏せ）
② 左右
③ 自発運動と姿勢反応
④ 各姿勢反応間
⑤ １つの姿勢反応での身体部位による相

　発達診断においては，自発運動全体のバランスや，自発運動と姿勢反応とのバランス，そして各姿勢反応の間でのバランスなどを総合的に見比べて評価することが必要になります。

**(4) 姿勢反応を用いた評価の実際**

　姿勢反応を評価する際には，まずその反応が正常か異常かを見極め，正常反応なら，どの相か（何ヶ月相当の反応か），により発達月齢を評価します。身体の部位によって相に違いがある場合は，それも評価します。

　一方，**図4-2**に示すような脳性麻痺でみられる反応は「異常反応」で，月齢や脳性麻痺の病型，運動の発達段階にかかわらず，ステレオタイプな反応がみられます（これはドイツ語では Schablone ＝鋳型と呼ばれます）。このほか，本来は正常な反応であっても，生活年齢（暦年齢）から３ヶ月以上遅れた反応や，左右差が大きい場合も異常と評価します。

　７つの姿勢反応の１つ以上で異常を認める状態を「中枢性協調障害（Zentrale Koordinations Störung; ZKS）」と仮診断し，その数に応じて微軽症から重症の４段階に重症度を分類して運動発達の予後を予測し，障害が明らかになり固定化する前にボイタ法の治療によって介入し，予防や軽減を図ります（第５章参照）。ボイタ法というと治療法のほうが知られていますが，ボイタ博士が構築したのは治療の技術だけでなく，早期に治療につなげるための診断方法まで含めたもので，この診断―治療体系こそが「ボイタ法」なのです（第９章参照）。

1. 脳性麻痺にみられる典型的な異常反応
　　① 頸椎の伸展がない
　　② 肩が後方に引かれる
　　③ 脊柱の伸展が月齢相当にない
　　④ 上肢の伸展，あるいは肘の強い屈曲と手拳
　　⑤ 股関節の異常伸展，あるいは過外転
　　⑥ 膝関節の異常伸展
　　⑦ 尖足あるいは足指の過外転
2. ３ヶ月以上遅れた正常反応
3. 明かな左右差

注：異常の数により，中枢性協調障害（ZKS）の程度を判定する。

**図4-2　姿勢反応にみられる異常所見**

**(5) 異常反応の解釈と経時的評価**

　正常発達に幅があるように，姿勢反応でも異常反応を認めたからといって，すぐに脳性麻痺など脳性運動障害の診断につながるわけではありません。運動にかかわる神経ネットワークの一部に損傷や異常があっても，他の正常な神経ネットワークにより補足・修飾され（＝可塑性と呼ばれます），機能としては正常化してゆく可能性もあります。実際に，健康な赤ちゃんでも乳児期初期に異常反応を示すことがありますが，ほとんどは後に消失するため，経過を見て診断することが必要です。

　神経ネットワークが発達途上の生後早期であるほど，育児体操などの介入（第10章参照）や，ボイタ法治療による正常運動パターンの促通により姿勢反応も変化します。そのため，７つの姿勢反応のうちの異常反応の内容と程度を経時的に評価することで，機能障害の変化も捉えることができ，症状に応じて治療方針をたてることが可能になります。介入により速やかに軽減または消失する異常であれば，器質的な問題よりも機能的な問題が主因と判断されます。

　また，**図4-1**からもわかるように，姿勢反応で異常反応が誘発された場合，原因は脳障害だけでなく，感覚受容器から求心路，および遠心路から筋肉の障害（視聴覚障害，末梢神経障害，

筋疾患，骨・関節の骨格系異常など）の可能性も考えられます。他の診察や検査所見も合わせて原因の究明が必要になります。

　それでは，7種類の姿勢反応を実際に行う手技や，評価の方法について解説しましょう。

## 1. 引き起こし反応（Tr）

**手　技**

　赤ちゃんを仰臥位でまっすぐ寝かせ，顔が正面を向くようにあやしながら，**図4-3**①のように検者の両親指を赤ちゃんの両手掌に尺側（小指側）から置き，手背側には触れずに把握反射を促し，他の4指で赤ちゃんの両手首を挟んで持ちます。赤ちゃんが両腕で体を引き寄せるのを感じながら，②のように体幹が床から45°になるまでゆっくり，かつスムーズに引き起こします。体幹に対する頭の位置と股関節から両下肢の姿勢を観察します。

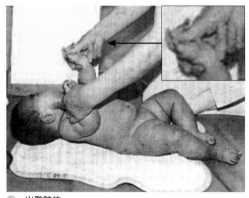

① 出発肢位
② 45°まで引き起こして評価
図4-3　引き起こし反応（Tr）の手技（1）

**正常反応**

　**図4-3**③〜⑦のように発達段階に応じて4相に分けます。

**異常反応**

　以下の所見は異常反応と判断します（**図4-4**参照）。

| | |
|---|---|
| (a)　頸(くび)の後屈 | (f)　体幹の後弓反張（後方に強く反った姿勢） |
| (b)　股関節を過度に開いた下肢の屈曲 | (g)　9ヶ月以降の下肢の過剰な挙上・伸展 |
| (c)　一側または両側下肢の尖足（つま先まで突っ張った状態）をともなう伸展・内転・内旋・交叉 | (h)　第3期以降に赤ちゃんの手を握る力が反応中に著しく変動する場合 |
| (d)　生活年齢に比べ3ヶ月以上遅れた反応 | |
| (e)　頭頸部と下肢の反応の相の不一致 | |

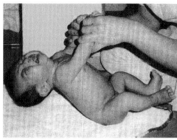

③Ｉ相
頭部は後方に倒れ，下肢は緩やかな屈曲・外転位のままです。

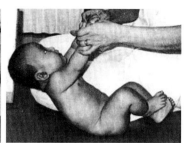

④Ⅱa相（7週〜3ヶ月）
頭部は体幹の延長線近くまで挙上し，下肢も腹部へ引き寄せます。

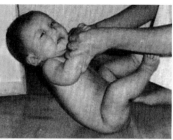

⑤Ⅱb相（4〜6ヶ月）
顎を引き上肢を屈曲させて体を起こし，下肢も深く屈曲して腹部に引き寄せます。

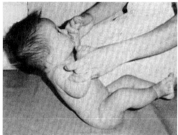

⑥Ⅲ相（7〜8ヶ月）
頭部の前屈と下肢の屈曲がゆるみ，膝がやや伸びます。

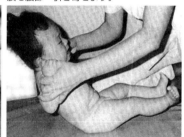

⑦Ⅳ相（9，10〜14ヶ月）
頭部が体幹の延長線上にあり，下肢は膝が伸びて足が背屈します。

**図4-3　引き起こし反応（Tr）の相の変化（2）**

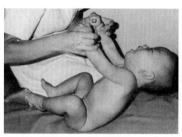
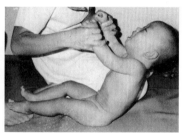

①一見，下肢はⅡ相様に屈曲していますが，両足は左右に離れており，股関節が外転しすぎています(b)。頭部の挙上がなく，頭と下肢の相の不一致がみられます(e)。
②45°以上に引き起こしてゆくと，頭部は挙上してきますが，下肢は尖足を伴って内旋・伸展してきます(c)。

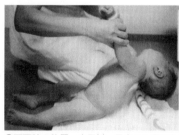
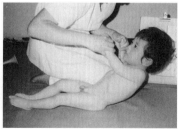

③両下肢の伸展・尖足(c)。月令5ヶ月にもかかわらず，頭部の挙上はみられず(a)，6週以前の発達レベルで著しく遅れています(d)。
④両下肢の内転・尖足位での固い伸展(c)。

**図4-4　引き起こし反応（Tr）の異常反応**

# ２．ランドー反応（L）

## 手　技

　　図4-5①②のように赤ちゃんを腹臥位でまっすぐ正面を向いて寝かせ，手背を撫でて両手をなるべく開かせておき，検者の両手で赤ちゃんの体幹側面を包むように（ただし母指＝親指で僧帽筋（背中の表層筋）を刺激しないように）支え，水平位のまますっと持ち上げ，頭・体幹（脊柱）・四肢を観察します。

## 正常反応

　　図4-5⑤〜⑦のように発達段階に応じて３相に分けます。

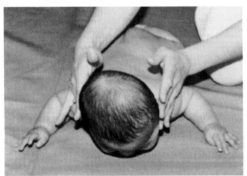

① 　出発肢位（腹臥位）

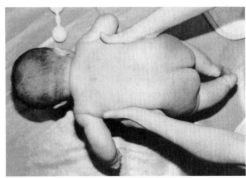

② 　水平で持ち上げて評価

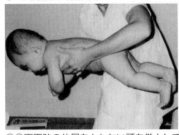

③④両下肢の伸展をともない頭を挙上している際に検者の手で頭を前屈させることで背中の筋緊張がゆるみ，下肢が緩やかに屈曲すれば正常反応。

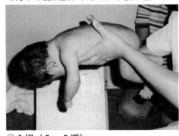

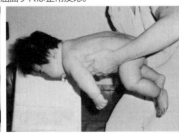

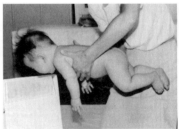

⑤Ⅰ相（０〜６週）
頭は緩やかに下垂して体幹は全体に丸く，四肢も緩やかに屈曲します。

⑥Ⅱ相（７週〜３，４ヶ月）
頸が両肩の高さになるまで頭を挙上していますが，体幹・四肢ともまだ緩やかな屈曲位です。

⑦Ⅲ相（６ヶ月で完成）
頭部から体幹を水平に保つことができます。

図4-5　ランドー反応（L）の手技と相の変化

### 異常反応

　　以下の所見は異常反応と判断します（**図4-6**参照）。

| | |
|---|---|
| (a)　頭部の一側への回旋・側屈・後屈・著しい下垂・頸部の伸展の欠如 | (c)　上肢の屈曲をともなう後方への引き込み・手拳をともなう内旋・伸展・制限されたモロー反応 |
| (b)　体幹の側屈・後弓反張・著しい低緊張 | (d)　下肢の伸展・内転・内旋・尖足 |

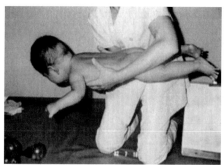 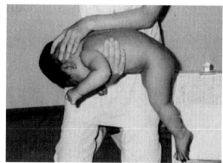

①手拳をともなう両上肢の硬い屈曲・引き込み(c)と両下肢の進伸・尖足(d)。
②頭部を検者の手で前屈させても膝は伸展したままで，正常なランドー反応での下肢伸展とは区別することができます。

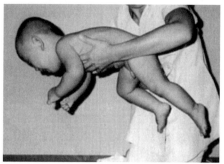 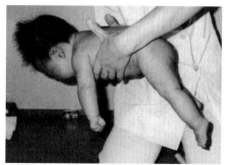

③手拳を伴って屈曲した両上肢の引き込み(c)と下肢伸展（左の方が強い）(d)。月齢は8ヶ月ですが，脊柱の伸展がまだ不十分で後彎を示しています。

④手拳を伴う上肢の硬い伸展・内旋(c)。下肢の固い伸展・尖足(d)。

**図4-6　ランドー反応（L）の異常反応**

# 3．腋下懸垂反応（Ax）

## 手　技

　　ランドー反応と同様に，赤ちゃんを腹臥位でまっすぐ正面を向いて寝かせ，なるべく手を開かせて，検者の両手を赤ちゃんの体幹側面を包むように支えて，垂直にすっと抱き上げ，両下肢を観察します。腋窩でなく腋(わき)の下にくるよう差し入れ、この時検者の母指で僧帽筋を刺激しないよう注意します。

## 正常反応

　　図4-7①〜③のように発達段階に応じて3相に分けます。

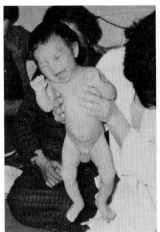 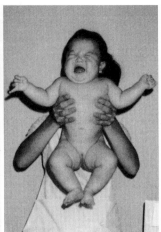 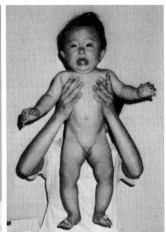

①Ⅰa相（0〜3ヶ月）
下肢は膝で緩やかに少し屈曲します。

②Ⅰb相（4〜7ヶ月）
下肢を屈曲・外転・外旋して腹部に引き寄せます。

③Ⅱ相（8ヶ月以降）
下肢は緩やかに伸び，床に立たせると立位を保ちます。

図4-7　腋下懸垂反応（Ax）の手技と相の変化

## 異常反応

　　以下の所見は異常反応と判断します（図4-8参照）。

---
(a)　内旋や尖足をともなう両下肢の平行または交叉した固い伸展。

(b)　一側下肢の伸展
---

　　これに引き続き，必要に応じて振り子試行や，第4節で述べる昇降反応，下肢の伸展突張（陽性支持反応），自動歩行の検査も行います。

---
※振り子試行
腋下懸垂反応を観察後，Ⅱ相に達している赤ちゃんでは，その姿勢のまま前後に30〜40°揺らします。正常反応では下肢が緩やかに屈曲しますが，固い伸展が増強したり，揺れ方が著しい場合は異常反応です。
---

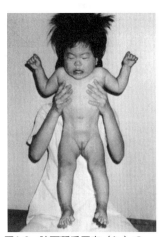

図4-8　腋下懸垂反応（Ax）の
　　　　異常反応
尖足を伴う下肢の平行な固い伸展(a)。

# ４．ボイタ反応（Vo）

<u>手　技</u>

　　ランドー反応と同様に，赤ちゃんを腹臥位でまっすぐ正面を向いて寝かせ，必ず両手を開かせて，検者の両手を赤ちゃんの脇の下で体幹側面を包むように（ただし母指で僧帽筋を刺激しないように）支えて，垂直にすっと抱き上げながら側方に傾け水平位できちっと止めて，その瞬間上側に来ている上下肢と体幹を観察します。

　　腹臥位から始めるほうが手は開きやすいですが，腋下懸垂反応の後に両手が開いていれば，続きで実施することも可能です。

　　※ボイタ博士が考案した方法で，７つの反応のうちもっとも不安定な姿勢のため，反応も鋭敏に検出されます。

<u>正常反応</u>

　　図4-9①〜⑤のように発達段階に応じて５相に分けます。

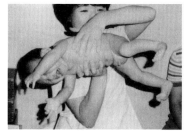
①Ⅰ相（0〜10週）
両上肢はモロー反射様の抱きかかえ運動で手は開き，上側の下肢はやや屈曲，足指は扇形に開きます。

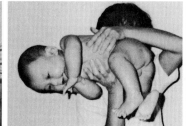
②Ⅰ相移行相（11〜20週）
モロー様の抱きかかえ運動は減り，上肢は緩やかに屈曲して手は開き，両下肢も屈曲位に移行して足指の開きはなくなります。

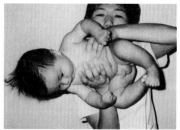
③Ⅱ相（4.5〜7ヶ月）
四肢は緩やかに屈曲し，手は開くか柔らかく閉じ，足は背屈・回外，足指は中間位から屈曲します。

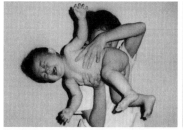
④Ⅱ相移行相（7ヶ月頃〜9ヶ月）
上肢は屈曲から前・外側への緩やかな伸展に移行し，股関節は屈曲して膝は伸展に移行して下肢も前方に伸展します。

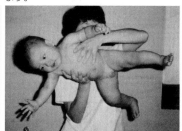
⑤Ⅲ相（9，10ヶ月〜14ヶ月）
上側の上下肢は外転位となり，足は背屈します。

図4-9　ボイタ反応（Vo）の手技と相の変化

## 異常反応

　以下の所見は異常反応と判断します（**図4-10**参照）。

(a)　上側上肢の肘の固い伸展・内旋や肘を屈曲した引き込み

(b)　上側下肢の内旋をともなう伸展・屈曲の遅延

(c)　体幹の低緊張

(d)　生活年齢からの3ヶ月以上の遅れ

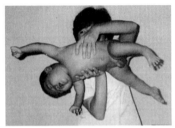

①上肢手拳を伴う伸展(a)。下肢伸展傾向。趾も開扇して硬く伸展しています(b)。

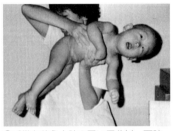

②手拳を伴う上肢の固い屈曲(a)，下肢伸展(b)。

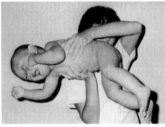

③手拳を伴う上肢の固い屈曲(a)，下肢伸展(b)。

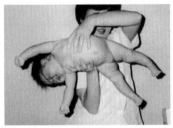

④手拳を伴う上肢の内旋した固い伸展(a)。下肢の内旋をともなう伸展(b)。

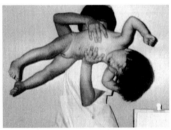

⑤肩を後方へ引き込んだ，手拳を伴う上肢の固い屈曲(a)。下肢は伸展内旋(b)。

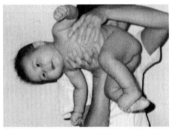

⑥肩の引き込みと手拳を伴う上肢の固い屈曲(a)。体幹は低緊張の傾向を示している(c)。下肢はⅡ相に近い屈曲位をとっています。

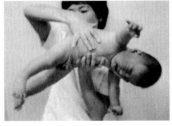

⑦手はモロー反応様に開き，上肢は肘で固い伸展(a)。下肢伸展内旋(b)。モロー反応様の手から6週以前の発達レベルと判断できます。

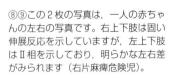

⑧⑨この2枚の写真は，一人の赤ちゃんの左右の写真です。右上下肢は固い伸展反応を示していますが，左上下肢はⅡ相を示しており，明らかな左右差がみられます（右片麻痺危険児）。

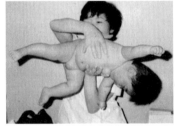

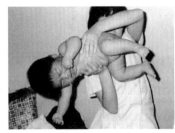

**図4-10　ボイタ反応（Vo）の異常反応**

## 5. コリス水平反応 (Ch)

手　技

　　赤ちゃんを検者に背を向けた側臥位にして，下側の手を開かせてから，**図4-11**①②のように上側の上腕と大腿を包み込むように持ち，側臥位のまま引き上げて下側の上下肢と手足を観察します。手を開かない場合は，側臥位のまま検者のほうに赤ちゃんを傾けてモロー反応を誘発し，手を開いたときに引き上げる方法もあります。急に引き上げると肩や股関節を傷めることがあるため，つかんだ手で赤ちゃんの筋収縮を感じ取ってから引き上げてください。

　　4ヶ月以降の赤ちゃんでは反応を観察後に，下側の手足を床に触れさせて支持が誘発されるか観察します。

正常反応

　　図4-11③〜⑧のように発達段階に応じて3相に分けます。

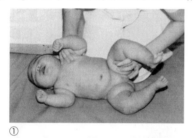
①

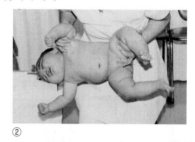
②

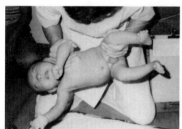
③Ⅰa相（0〜6週）
上肢はモロー反応様の運動です。

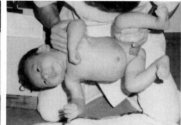
④Ⅰb相（7週〜3，4ヶ月）
手はゆるやかに開いています。この時期にはモロー反応様の運動はみられません。

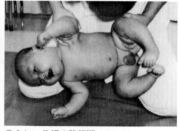
⑤Ⅰb〜Ⅱ相の移行期
上下肢は緩やかに屈曲，前腕を回内，小指が伸び，手で支え始めます。

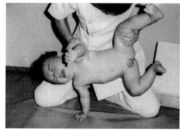
⑥Ⅱ相（3，4〜6ヶ月）
下肢は屈曲のままですが上肢での支えは6ヶ月で完成します。

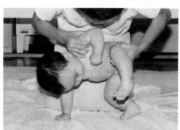
⑦Ⅲ相（8，9ヶ月〜）
股関節が外転，足の小指が床について下肢でも支え始めます。

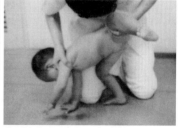
⑧Ⅲ相（10ヶ月〜）
足全体が床につき，下肢での支えも完成します。

**図4-11　コリス水平反応（Ch）の手技と相の変化**

#### 異常反応

以下の所見は異常反応と判断します（**図4-12**参照）。

(a) 下側上肢の固い伸展・内旋・肘を固く屈曲した，引き込み・制限されたモロー反応

(b) 下側下肢の伸展・内旋・内転・尖足

(c) 5～6ヶ月以降に手足に不規則な運動があれば誘発されたアテトーゼと考えられます。

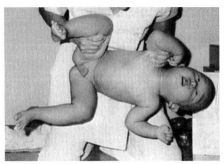

①手掌を伴う上肢の固い屈曲(a)。下肢は尖足を伴う伸展傾向(b)。

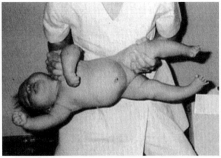

②上肢の手掌を伴う伸展(a)。下肢は伸展尖足(b)。

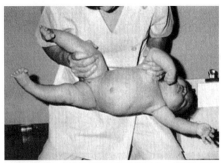

③2ヶ月児　上肢はモロー反応様でⅠa相であるが，下肢は尖足を伴う伸展(b)。

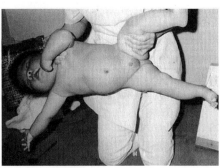

④8ヶ月（修正5ヶ月）児　上肢がモロー反応様に伸展してⅠa相レベルと遅れており(a)，下肢も伸展して異常反応(b)（右片麻痺）。

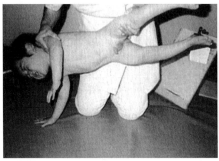

⑤2歳児　上肢の反応からⅡ相（6ヶ月レベル）の発達段階。下肢は尖足を伴う伸展の異常反応(b)。

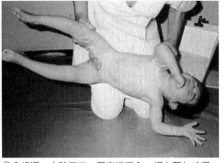

⑥2歳児　上肢モロー反応様でⅠa相と著しく遅れており(a)，下肢は尖足を伴う伸展で異常反応(b)。

**図4-12　コリス水平反応（Ch）の異常反応**

## 6．パイパー反応（P）

<u>手　技</u>

　　股関節屈曲が残っている生後4，5ヶ月頃までは仰臥位で頭を検者側に，それ以降は腹臥位で頭を検者から離れた側にしてまっすぐ寝かせ，顔は正面に向け，両手は**図4-13①**のようにしっかり開かせて，検者の右手で赤ちゃんの右膝，左手で左膝をそれぞれつかんで筋緊張を促しながら，**図4-13②〜⑥**のように素早く引き上げ，持ち上げた瞬間の頭部・体幹・両上肢を観察します。両上肢の左右差を最も評価しやすい反応です。

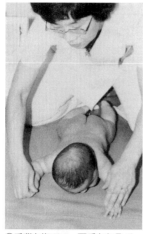

①手背を撫でて，両手をなるべく開かせます。

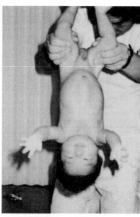

②Ⅰa相（0〜6週）
モロー反応様に両上肢を抱きかかえる運動がみられます。

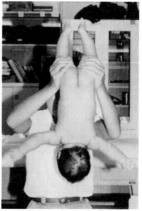

③Ⅰb相（7週〜3ヶ月）
頸椎は対称的に伸展していますが骨盤はまだ屈曲し，手は緩やかに開き両上肢が側方に外転・伸展します。

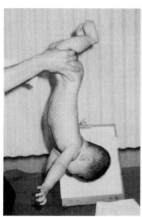

④Ⅱ相（4〜6ヶ月）
体幹は胸腰椎以降部まで対称的に伸展し，骨盤の屈曲は消失，手は開き両上肢は半挙上・伸展します。

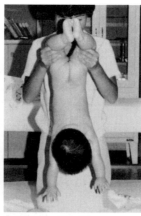

⑤Ⅲ相（7〜12ヶ月）
体幹は腰仙椎以降部まで伸展し，手は開いて両上肢は高く挙上・伸展します。

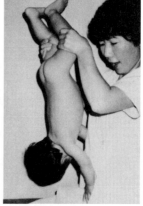

⑥Ⅳ相（9ヶ月以降）
検者をつかんで起き上がろうとします。

**図4-13　パイパー反応（P）の手技と相の変化**

正常反応

図4-13②〜⑥のように発達段階に応じて4相に分けます。

異常反応

以下の所見は異常反応と判断します（図4-14参照）。

| | |
|---|---|
| (a) 頭部の一方への回旋・側屈・後屈・頸部の伸展の欠如 | 応 |
| (b) 前方や上方への上肢の固い伸展・内旋，手拳を伴う固い屈曲，制限されたモロー反 | (c) 体幹の後弓反張・捻れ・側屈<br>(d) 生活年齢からの明らかな遅れ |

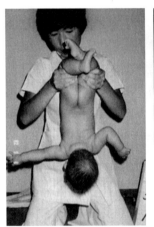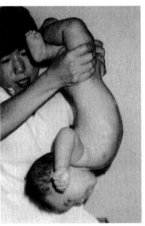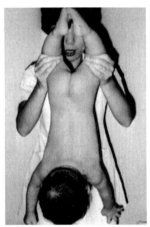

①左上肢の引き込んだ固い屈曲(a)。右上肢はⅠb相を示しています。
②側面からみると体幹の後弓反張がよくわかります(c)。

③右上肢は手拳を伴って固く上方へ伸展。左上肢も伸展していますが，手に制限されたモロー反応がみられます(b)。

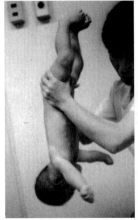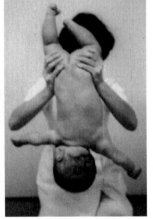

④⑤頸部体幹の非対称を伴う，上肢の手拳・前方伸展(a)(b)(c)。

**図4-14　ハイパー反応（P）の異常反応**

## 7．コリス垂直反応（Cv）

<u>手　技</u>

　　図4-15①〜②のように，検者から見て水平方向になるよう，赤ちゃんを仰臥位で寝かせ，検者から遠い側の手を開かせながら，近い側の膝を包むように片手で（右膝は右手で，左膝は左手で）持ち，筋緊張を促してからすっと逆さに吊り下げ，自由な側の下肢を観察し，他方の手ですぐに体を受け止めて起こします。

　　左右の所見が混乱しないよう，初めに検者から向かって右に赤ちゃんの頭がくるように寝かせ，左手で赤ちゃんの左膝を持ち上げて右下肢を観察し，次に反対にして左下肢を観察するなど，手順を一定にしておくとよいでしょう。

<u>正常反応</u>

　　図4-15③〜⑤のように発達段階に応じて2相に分けます。

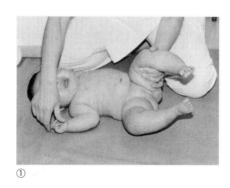
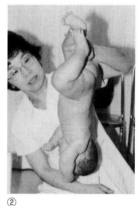

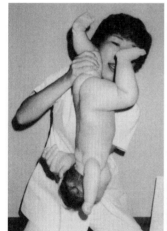
③Ⅰ相（0〜6ヶ月）
自由な側の下肢は股・膝・足関節で屈曲します。

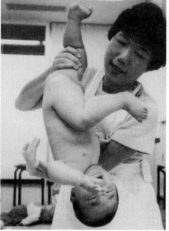
④Ⅱ相への移行期（6〜7ヶ月頃）
股関節は屈曲位ですが，膝・足関節は少し伸展傾向になります。

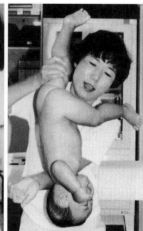
⑤Ⅱ相（7ヶ月以降）
股関節は屈曲したままで，膝・足関節は緩やかに伸展します。

**図4-15　コリス垂直反応（Cv）の手技と相の変化**

異常反応

　以下の所見は異常反応と判断します（図4-16参照）。

> 尖足を伴う固い伸展または伸展傾向
> （持ち上げた瞬間に一瞬伸展してすぐに屈曲位に移行するのは正常です）。

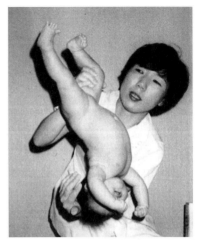

**図4-16　コリス垂直反応（Cv）の異常反応**
尖足を伴う固い伸展。

### (1)　姿勢反応を行う際の配慮

　赤ちゃんが眠っていたり，泣いて力が入っていると正確な反応が出にくくなるため，なるべく覚醒して機嫌が良い状態で行います。できれば哺乳直後は避けましょう。

　驚いて泣いてしまいそうな検査はなるべく後にしますが，強く泣き出した場合は一度お母さんに抱いてもらうと，上手に抱かれて安心してすぐに泣きやめるかなど，母子の愛着状態も観察できます。検者が手技に熟達しており，スムーズに実施できれば，人見知りなどがなければ泣かさずに行うことも可能です。楽しく安心できる雰囲気のなかで，自発運動の観察もしながら，出発肢位に合わせて種々の検査を適宜折り混ぜて実施できるとよいでしょう。

　いずれの反応も，赤ちゃんが不安にならないよう，検者の姿勢を安定させ，抱き上げる際には脇を締めて行うよう配慮してください（検者が腰を痛めないための姿勢をとることも大切です）。

　姿勢反応の検査の前には必ず股関節をチェックし，開排制限や開排過剰がある場合や，すでに股関節脱臼の診断・治療を受けていて股関節への負担を避けたい赤ちゃんでは，コリス水平反応，パイパー反応，コリス垂直反応については実施する必要性が低ければ省略することも可能であり，確認を要する場合でも，下肢ではなく骨盤を持って行う方法もあります。

　また，保護者が心配されないよう，検査を行う目的や安全性，得られた結果など，事前・事後に図表などを示しながら，わかりやすい説明をすることが望まれます。

### (2)　正確で安定した手技の必要性

　先に述べたように，入力刺激が異なれば出力される反応も異なってしまいます。7つの姿勢反応はそれぞれ異なる刺激としての役割をもっているため，正しい評価のためには，規定に沿った正確な手技で実施することが重要です。また一瞬の反応を見逃さず，必要な部位の観察を行うためにも，練習と経験が必要です。

　各反応の出発肢位，誘発法，注意事項，観察点については，**表4-1**にまとめています。また，赤ちゃんとの位置関係や検者の動作のイメージを，**図4-17**にイラストでも示したので参考にしてください。

表4-1　姿勢反応実施の要点

| | 出発肢位 | 誘発法 | 注意事項 | 観察点 |
|---|---|---|---|---|
| ①引き起こし反応 (Tr) | 仰臥位 頭正中位 | 検者の母指を赤ちゃんの手の尺側から手掌に入れ、検者の中指と薬指で赤ちゃんの手首を挟むようにして持つ。赤ちゃんの体幹が床から45度になるまで、ゆっくり、かつスムーズに引き起こす。 | ・赤ちゃんの手背に触れない。<br>・手を引っ張りさせない。<br>・赤ちゃんの体幹と床の角度が45度以上になったときの反応は無視する。 | 頭の位置 下肢（股関節・膝関節など） |
| ②ランドー反応 (L) | 腹臥位 頭正中位のまま 両手は開く | 両手で赤ちゃんの体幹側面を持ち、水平位のまま、赤ちゃんを持ち上げる。 | ・検者の母指で赤ちゃんの僧帽筋に触れない。<br>・体幹を正確に水平位に保つ。<br>・検者の母指を大きく開かず、赤ちゃんの体側から前胸部にかけて助骨弓下を手で包み込むように持つと、不安にさせず安定した反応を出せる。 | 頭 体幹（脊柱） 上肢・下肢 |
| ③腋下懸垂反応 (Ax) | 腹臥位（頭は検者から遠い方）頭正中位 | 両手で赤ちゃんの体幹側面を持ち、ゆっくり垂直位に持ち上げる。 | ・肩甲骨で支えない（腋窩でなく腋下で支える）。<br>・検者の母指で赤ちゃんの僧帽筋に触れない（体幹の支え方はランドー反応と同様）。 | 下肢 |
| ④ボイタ反応 (Vo) | 赤ちゃんの背を検者に向けて赤ちゃんの体幹側面を持ち 両手は開く | 両手で赤ちゃんの体幹側面を持ち、側方に急に倒し、水平位に止めて反応をみる。両側とも行う。 | ・必ず赤ちゃんの手を開かせてから行う。<br>・検者の母指で赤ちゃんの僧帽筋に触れない（体幹の支え方はランドー反応と同様）。<br>・確実に水平位に倒す。 | 上側の肩 上肢・手 体幹・下肢 |
| ⑤コリス水平反応 (Ch) | 側臥位 検者は赤ちゃんの背側 下側の手は開く | 赤ちゃんの上側の上腕と大腿を検者の手で包み込むように持ち、赤ちゃんを持ち上げる。4ヶ月以後は下側の上下肢が支えるかどうかも観察する。 | ・必ず赤ちゃんの手を開かせてから行う。<br>・検者の体を赤ちゃんに近づけるようにして下肢を持ち、赤ちゃんを床に近づけてから検者の体を起こすように持ち上げてもよい。<br>・一瞬の反応で判定する。 | 下側の上下肢 手足 |
| ⑥パイパー反応 (P) | 生後4〜5ヶ月までは仰臥位から それ以降は腹臥位から 頭正中位。両手は開く | 赤ちゃんの両側の膝から大腿を持ち、垂直位まで引き上げた直後の反応をみる。 | ・必ず赤ちゃんの手を開かせてから行う。<br>・赤ちゃんの大腿の筋緊張を確認してから引き上げる。<br>・確実に垂直位にまで引き上げ、垂直位での反応を見る。<br>・余り高くは引き上げず、一瞬の反応で判定する。 | 頭 体幹（脊柱） 肩・上肢・手 |
| ⑦コリス垂直反応 (Cv) | 仰臥位 | 赤ちゃんの一側の膝から大腿を持ち、垂直位まで引き上げた直後の反応をみる。 | ・赤ちゃんの大腿の筋緊張を確認してから引き上げる。<br>・一瞬で判定し、すぐ抱き止める。<br>・股関節に衝撃を与えない。 | 自由な側の下肢 |

注：股関節脱臼と診断されている場合や、もしくは股関節脱臼を避けるべき場合には、⑤⑥⑦を省いたり、⑤⑥⑦については骨盤を持って行うなど配慮する。

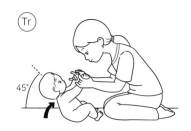

Tr 赤ちゃんの全身を観察しながら
床から45°まで引き起こします。

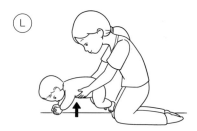

L 水平を保ったまま抱き上げます。

Ax 手掌を赤ちゃんの
肋骨弓下に当て脇
下で支えます。

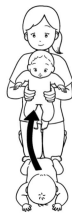

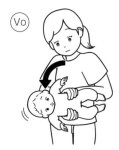

Vo 一旦垂直に抱き上げながら
側方へ回転して水平位で確
実に止めます。

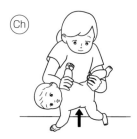

Ch 肩と大腿の付け根を包み込むように
持ち，赤ちゃんの筋緊張を軽く促し
てから持ち上げます。

P 生後4,5ヶ月未満は
仰臥位から

生後4,5ヶ月以降は
腹臥位から

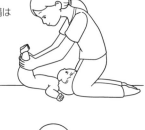

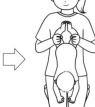

両方の膝から大腿を持ち
垂直位まで引き上げます。

Cv 一方の膝から大腿を持ち
垂直位まで引き上げます。

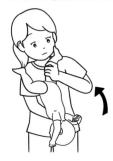

**図4-17　姿勢反応実施のイメージ**

## 3　反射について

### (1)　反射とは？

反射とは，外部から与えられた刺激を感覚受容器がとらえ，大脳皮質より低いレベルの中枢にその感覚が伝えられ，その結果，受容された感覚に応じた筋肉や分泌腺の活動が自動的に起こる現象をいいます。

たとえば，**図4-18**に示す膝蓋腱反射では，膝蓋骨のすぐ下にある大腿四頭筋の腱（膝蓋腱）を打腱器（反射検査で用いるゴム製ハンマー）で叩くと，その感覚が脊髄の反射中枢に伝わり，そこからの刺激を受けた運動神経によって大腿四頭筋が収縮して，膝がピョンと伸びる運動が誘発されます。

このように，反射が起こるためには，感覚受容器→求心路（感覚神経）→反射中枢→遠心路（運動神経）→効果器（反応を発現する臓器）といった一連の神経回路（反射弓と呼びます）の働きが必要で，さらに，その反射弓の状態は脳からの命令でコントロールされています。

つまり，反射に異常がある場合，その反射弓，および反射弓をコントロールしている大脳皮質から反射中枢までの神経回路，もしくは効果器のどこかに異常があることが推測されます。

この原理を利用し，複数の反射を組み合わせて調べることで，神経回路のどこに異常があるかを見極めることが反射検査の目的です。

### (2)　反射の分類

反射の分類には，反射中枢（中枢神経系における情報処理の部位），反射誘発部位（刺激が入る受容器の部位），効果器（反応が生じる部位），介在するシナプスの数など，さまざまな観点からの分類があります。

反射のなかでも，その経路に大脳もかかわり，より複雑な情報処理の結果生じるものは「反応」と呼ばれ，区別されています。

発達診断において特に重要な反射は，生理的反射，病的反射，原始反射の3種類です。それぞれにおける異常所見を**表4-2**に示します。これらの検査を状況に応じて組み合わせて診断を行います。

### (3)　生理的反射（深部反射，表在反射）について

生理的反射とは，名前のとおり，通常の生理機能として存在する反射です。反射の誘発部位が皮膚・粘膜など表在に位置する表在反射と，腱・筋膜・骨膜など深部に位置する深部反射に分けられます。それぞれ，反射経路および関連する中枢神経系の異変により弱まったり（減弱～消失），強まったり（亢進）します。

**表4-3**に示すように，所見を組み合わせて診ることで，障害がある部位を推測することが可能です。たとえば，深部反射に亢進があれば，

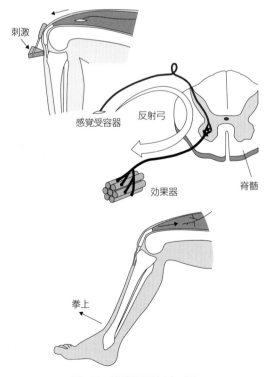

刺激

感覚受容器

反射弓

効果器

脊髄

挙上

**図4-18　膝蓋腱反射のしくみ**

表4-2　発達診断に用いる反射とその異常

| 反射の種類 | 反射の異常 |
|---|---|
| 深部反射，表在反射；<br>生理的に存在する反射 | 減弱↓〜消失<br>反射の亢進↑ |
| 病的反射；大脳皮質の運動<br>領域や皮質脊髄路の障害<br>にともない出現する反射 | 出現すれば異常<br>（正常では存在しない） |
| 原始反射；中枢神経の発達<br>にともない消失する反射 | 早期消失<br>長期残存 |

表4-3　生理的反射による部位診断

| | 深部反射 | 表在反射 |
|---|---|---|
| 障害部位 | 膝蓋腱反射，アキレス腱反射，<br>上腕二頭筋反射，上腕三頭筋<br>反射，内転筋反射など | 腹壁反射，<br>拳睾筋反射，<br>肛門反射など |
| 脊髄前角〜<br>末梢神経・筋 | 減弱↓〜消失 | 減弱↓〜消失 |
| 皮質脊髄路<br>（錐体路） | 亢進↑ | 減弱↓〜消失 |
| 大脳基底格 | 不変→<br>（しばしば軽度減弱や亢進す<br>ることも） | 不変→<br>〜軽度亢進↑ |
| 小脳 | 減弱↓，又は振り子運動 | 不変→ |

皮質脊髄路（大脳皮質の運動領域から脊髄前角細胞までの運動指令を伝える神経路で，錐体路とも呼ばれる），振り子運動（反射による運動が反復持続する現象）を認めれば小脳，表在反射とともに減弱〜消失していれば脊髄前角細胞（脊髄にある運動神経の細胞）から筋肉までの病変が疑われます。

### ⑷　病的反射について

病的反射も名前のとおり，生理的には存在せず，大脳皮質の運動領域や皮質脊髄路の異変にともなって出現する反射です。出現すれば異常所見として判定します。

### ⑸　原始反射について

原始反射は，胎児期から存在しており，生後，大脳皮質の成熟に伴い徐々に抑制されて減弱，消失してゆく反射で，姿勢運動発達において重要な役割を担っています。

お母さんの胎内で羊水に守られ，その浮力の

なかで身体を動かす準備をしていた赤ちゃんも，出生後は，重力のある世界で自らの身体を支え動かす筋力を獲得し，運動を調整するための感覚を学習していかねばなりません。そのためには，まず身体を動かし，その結果として起こる皮膚の触覚や筋肉の固有受容覚，頭の向きの変化によって起こる視覚や前庭感覚の変化など，運動と感覚を結びつけてゆく経験が必要です。まだ思うように身体を動かせない赤ちゃんたちに，そのような経験を与え，繰り返し練習させてくれるのが原始反射なのです。

たとえば，生下時よりみられる探索反射や吸啜（てつ）反射により偶然触れた自分の手指をなめて手と口の関係がわかったり，手の把握反射により掌（てのひら）に触れた物をつかみ，口に近づけてなめたり，左右の手足を把握し合うことで四肢の関係もわかるようになります。そして，両手で上体を支えて頭を持ち上げる頃には手の把握反射は消え，つかまり立ちを始めるときには足の趾（ゆび）で床をつかむように支えていても，歩行が安定する頃には足の把握反射も消えてゆきます。

このように，原始反射は随意的な運動の基礎となり，その成熟にともない消える巧妙なしくみといえます。そのため，存在するべき時期にみられない場合も，消えるべき時期に残っている場合も，運動発達の妨げとなるため，異常と判定します。

**表4-4**に，発達診断で用いる主要な原始反射と，その出現時期による異常の有無をまとめました。身体の部位ごとのまとまりや，出現〜消失時期を考慮して並べていますので参考にしてください。

表4-4　原始反射の出現時期と異常時期

| 反射 | 出現時期（月齢） | | | | | | | |
|---|---|---|---|---|---|---|---|---|
| | 0 | 1 | 2 | 3 | 4 | 5 | 6 | 7〜 |

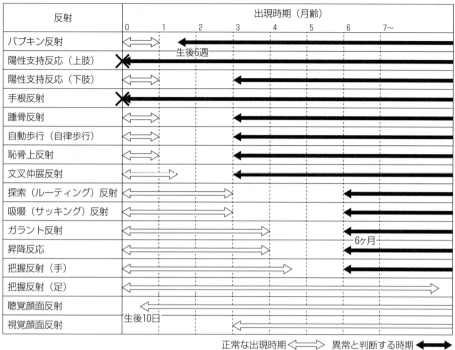

正常な出現時期 ⟷　異常と判断する時期 ◀━▶

★昇降反応

手の把握反射
★ 手根反射 ◆
　陽性支持反応(上肢) ◆

★視覚顔面反射

★聴覚顔面反射

ルーティング反射
★ 吸啜反射
　バブキン反射

★ガラント反射

●内転筋反射

★ 恥骨上反射
　交叉伸展反射

●膝蓋腱反射

●アキレス腱反射

ロッソリーモ反射
◆ 足クローヌス
　バビンスキー反射

★踵骨反射

足の把握反射
★ 自動歩行
　陽性支持反応(下肢)

●深部反射
◆病的反射
★原始反射

※打腱器は小児用を
使用するほうが良い

図4-19　発達診断に用いる反射検査

出典：家森ほか，1985より改変

## 4　発達診断に用いる反射検査
### ──手技と反応の診方(みかた)

　発達診断に用いる主な反射検査については，**図4-19**にまとめて図示します。

　それぞれ●深部反射，◆病的反射，★原始反射のどれに該当するのかも記号で示していますが，このうち上肢の陽性支持反応と手根反射は，原始反射であると同時に，出生時に存在すればその時点で異常となるため，病的反射でもあります。以下に，反射検査の実施の手技や評価方法について説明します。

### (1)　発達診断に用いる原始反射

---

#### 探索（ルーティング）反射

　検者はまず手を洗い，湿らせた指で**図4-20**のように，赤ちゃんの左右口角や唇の上下に触れたときに，舌で指を追いかけてくれば陽性です。出生直後より，授乳のたびにこの反射が誘発されることで，頸を左右に回旋したり，舌を動かす練習ができます。
出現時期：生後3ヶ月まで
異常所見：生後6ヶ月以降も残存

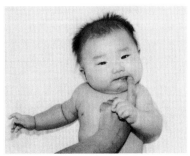

図4-20　探索反射

---

#### 吸啜(きゅうてつ)（サッキング）反射

　①の探索反射に続いて，検者の小指を赤ちゃんの舌の上にのせて，**図4-21**のように反射的に吸えば陽性です。この反射が減弱する頃には，

---

赤ちゃんは反射的に哺乳するのでなく，自分の欲求に応じて哺乳量をコントロールできるようになります。生後3ヶ月頃に，以前ほど飲まなくなったと感じる場合，この反射の減弱が関係していることがあります。
出現時期：生後3ヶ月まで
異常所見：生後6ヶ月以降も残存

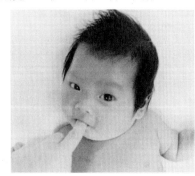

図4-21　吸啜反射

---

#### バブキン反射

　**図4-22**のように，検者の母指を赤ちゃんの両手の掌に入れ，手背には触れないよう注意して，手掌を圧迫します。閉じていた口が開けば陽性，さらに反応が強いと目を閉じます。
出現時期：生後4週まで
異常所見：生後6週以降も残存

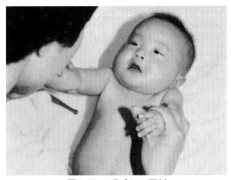

図4-22　バブキン反射

---

#### 手の把握反射

　赤ちゃんの手背に触れて手を開かせておき，**図4-23**のように，検者の母指または示指（人差

し指）で，赤ちゃんの手掌に尺側から触れると
手を握ります。手掌に触れているときには手背
に触れないよう注意します。皮膚に触れるだけ
で起こる反応で，手掌を圧迫はしません。

出現時期：手での支持や把握機能の発達（6ヶ
　　　　　月頃）まで

異常所見：

　①生後3ヶ月までに減弱〜消失

　　→アテトーゼ型脳性麻痺の危険性あり

　②生後6ヶ月以後も存在

　　→痙直型脳性麻痺の危険性あり

　　（※脳性麻痺については第6章参照）

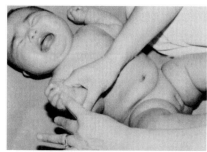

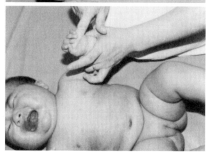

図4-23　手の把握反射

## 足の把握反射

　図4-24のように，赤ちゃんの足の趾の付け根
の皮膚に検者の母指で軽く触れると，趾を屈曲
します。手と同様，皮膚反応なので圧迫はしま
せん。

　治療により下肢の痙性が改善すれば変化する
ため，治療効果の目安にもなります。

出現時期：足での支持機能の発達（8〜9ヶ月
　　　　　頃）まで

異常所見：

　①生後早期に減弱〜消失

　　→痙直型脳性麻痺の危険性あり

　②生後6ヶ月以後も強陽性

　　→アテトーゼ型脳性麻痺の危険性あり

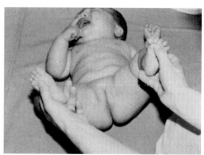

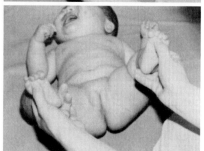

図4-24　足の把握反射

## 上肢の陽性支持反応（伸展突張）

　赤ちゃんを腹臥位にしたときに，肘や手掌で
支えるのでなく，手を固く握り込んで上肢を突
っ張れば陽性です。

出現時期：生後には出現しない

異常所見：生後にあれば異常

## 下肢の陽性支持反応（伸展突張）

　赤ちゃんを抱いて下肢を床につかせると，突
っ張って支えようとする反応です。正常な下肢
の陽性支持反応では足底が床につきますが，尖
足で突っ張るのは異常です。

出現時期：生後4週まで

異常所見：生後3ヶ月以降も残存

## 手根反射

　図4-25のように，赤ちゃんの肘と手首を90°に曲げた状態にして，手根部（手首の付け根）を肘の方向に打腱器で打ちます。手を突き出すような動きが起これば陽性です。

出現時期：生後には出現しない

異常所見：生後にあれば異常

　→痙直型脳性麻痺の危険性あり

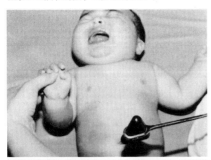

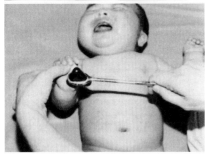

図4-25　手根反射

## 踵骨反射（フェルゼン反射）

　図4-26のように，股・膝・足関節を90°に曲げた状態にして，踵を足裏から膝の方向に打腱器で打ちます。足を突き出すような動きが起これば陽性です。

出現時期：生後4週まで

異常所見：生後3ヶ月以降も残存

　→痙直型脳性麻痺の危険性あり

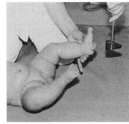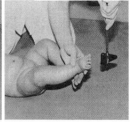

図4-26　踵骨反射

## 自動歩行（自律歩行）

　図4-27のように，赤ちゃんの両脇を持って立たせ，体幹を前傾させて一方の下肢に体重をかけると，他方の下肢を歩くように曲げて前に踏み出し，そちらに体重をかけると，同様の動きを繰り返して自動的に歩いているような反応が起こります。

出現時期：生後4週まで

異常所見：生後3ヶ月以降も残存

　→アテトーゼ型脳性麻痺の危険性あり

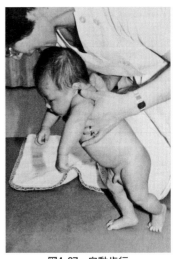

図4-27　自動歩行

## 恥骨上反射

図4-28のように，母指を恥骨の上方に体幹と平行に置き，背尾側（後下方）に圧迫すると下肢が伸び，趾も開扇し（広がり）ます。

出現時期：生後４週まで

異常所見：生後３ヶ月以降も残存

　→痙直型脳性麻痺の危険性あり

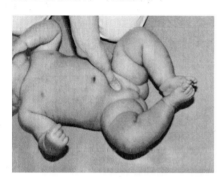

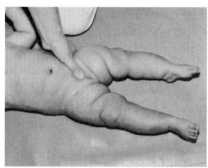

図4-28　恥骨上反射

## 交叉伸展反射

図4-29のように，赤ちゃんの一方の下肢を，股・膝関節を90°に曲げた状態で，膝から股関節の方向（背側）に圧迫します。対側の下肢が伸び，趾も開扇すれば，伸びた側を陽性とします。

出現時期：生後６週まで

異常所見：生後３ヶ月以降も残存

　→痙直型脳性麻痺の危険性あり

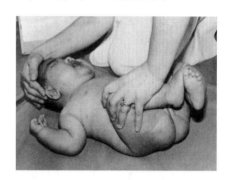

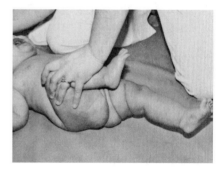

図4-29　交叉伸展反射

## ガラント反射

赤ちゃんを図4-30のように腹臥位に保持し肩甲骨下角から腸骨陵まで脊柱と平行にハンマーの柄の先や指の爪で擦ると，刺激した側に体をひねる動きが腰までなら陽性，下肢まで及ぶなら強陽性です。

体幹機能の弱さを示すので，低緊張のみの場合でも陽性となります。体幹機能の改善により変化するので，治療効果の目安にもなります。

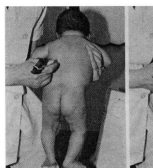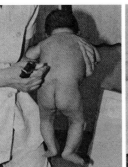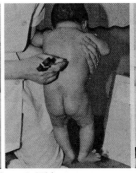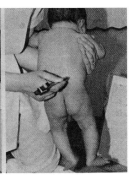

図4-30　ガラント反射

出現時期：生後4ヶ月まで

異常所見：生後6ヶ月以降も残存

　①生後早期に存在しない

　　　→痙直型脳性麻痺の危険性あり

　②生後4ヶ月以後も強陽性で残存

　　　→アテトーゼ型脳性麻痺の危険性あり

　赤ちゃんの両脇を抱き，少し上方に放り上げてすぐに抱きとめます。四肢を柔らかく屈曲するのが正常反応です。

出現時期：生後4ヶ月まで

異常所見：生後6ヶ月以後も強陽性で残存

　①上肢が屈曲して手を固く握り，下肢が伸びて尖足になる

　　　→痙直型脳性麻痺の危険性あり

　②上肢が緊張したモロー反射様の動きで，下肢が伸びる

　　　→アテトーゼ型脳性麻痺の危険性あり

聴覚顔面反射

　赤ちゃんの耳から少し離れた場所で検者の両手をパンと打ち鳴らして，瞬きすれば陽性です。左右どちらからでも誘発できますが，向きぐせが強く一方の耳が押さえられている場合は，誰かに手伝ってもらうなど，なるべく頭部を正中にして実施します。赤ちゃんが眠いときや，周囲が賑やかだと反応が出にくくなります。

出現時期：生後10日頃～生涯

異常所見：生後4ヶ月で未出現

　　　→認知機能の遅れや聴力障害の可能性あり

視覚顔面反射

　赤ちゃんの眼の前30cm程で，検者の手掌を一旦見せてから，急に顔に近づけて眼の前10cmほどで止めたときに，瞬きすれば陽性です。風圧をともなうと異なる反応で瞬きをするので，感じさせないように実施します。

出現時期：生後3ヶ月（遅くても6ヶ月）～生涯

異常所見：生後6ヶ月で未出現

## (2)　発達診断に用いる深部反射

　前述のとおり，脊髄にある反射中枢より上位の皮質脊髄路（錐体路）の異変で反射が亢進し，脊髄前角細胞から抹消神経，筋肉の異変で減弱します。脊髄の反射中枢および反射弓を構成する脊髄神経を反射名の後の（　）内に示します。

内転筋反射（反射中枢：L3-4，閉鎖神経）

　赤ちゃんを仰臥位にして，股・膝関節を軽く曲げ，両足を検者の非利き手でもち，大腿骨下端内側（膝の内上側）を打腱器で打ちます。

　刺激側および反対側の下肢が伸びれば異常で，刺激した側で起こると陽性，反対側でも起こればそちら側を強陽性と判定します。

膝蓋腱反射（反射中枢：L2-4，大腿神経）

　内転筋反射に続いて，仰臥位で股・膝関節を

少し曲げた状態で，膝蓋腱部（膝の下）を打腱器で打ちます。この時，股関節は開きすぎず，外旋・内旋中間位（股関節が開く角度の中央の位置）にします。反射の亢進（増強）は痙性のサインですが，脳性麻痺があっても，低緊張が強いと初期には亢進が認められない場合があります。

## アキレス腱反射（反射中枢：S1-2，脛骨神経）

膝蓋腱反射に続いて，足関節を底背屈中間位（足関節の動く角度の中央の位置）にして，打腱器でアキレス腱部を打ちます。新生児期より存在する反射ですが，正常でも1/4で誘発されません。脳性麻痺があっても，低緊張が強いと初期には亢進が認められない場合があります。

この検査で後述する足クローヌスが誘発される場合は，足クローヌス強陽性と判定します。

### (3)　発達診断に用いる病的反射

前述のとおり，いずれも本来は存在せず，皮質脊髄路（錐体路）の異常で出現します。

## ロッソリーモ反射

赤ちゃんを仰臥位にして，足趾の底面を検者の指で足背方向に軽くはじく，または足の趾の付け根を打腱器で足背方向に打ちます。刺激により足趾が根元の関節で曲がるとともに先が前方に伸びて開くと陽性で，異常と判定します。

さらに，足の把握反射が早期減弱〜消失している場合に認めれば，痙性を示します。

## バビンスキー反射

赤ちゃんを仰臥位にして両下肢を伸ばし，足の裏の外側を踵から足趾に向かってゆっくり擦ると，母趾がゆっくり反り，他の足趾が開く（開扇徴候）が起こります。

1歳未満では正常でもみられることがあります（生理的バビンスキー陽性）。

## 足クローヌス（足間代）

赤ちゃんを仰臥位にして，股・膝関節を軽く曲げ，足底を検者の手で押し上げて足関節を一瞬背屈させると，足の底屈・背屈がリズミカルに反復して起こります。

生後1ヶ月までは10回以内の反復は正常でもみられますが，6ヶ月以降に出現すれば異常と判定します。

下肢に強い痙縮，拘縮があると出現しにくく，治療によって痙縮が改善することで陽性になる場合もあります。

### (4)　診察手順をイメージした練習を

筋肉の発達が未熟な時期は通常の反射も弱いため，減弱しているかの判断も難しく経験が必要です。反対に，筋緊張が強すぎると反射が誘発されにくいため，なるべく赤ちゃんが機嫌の良い状態で，筋肉も適度に緩めた姿勢で検査します。

赤ちゃんが驚いて泣き出す可能性がある検査は後に回すなど工夫し，必要な検査を手早く行えるよう，実施しやすい手順を決めておくとよいでしょう。検者は実施の前に姿勢反応とも合わせて，人形などを用いた練習をしておくことをお勧めします。

### 5　早期治療・介入のために早期診断を

これまでに述べたように，ボイタ博士が提唱した発達診断は，理想的な姿勢運動発達の知識に裏打ちされた自発運動の分析に，7つの姿勢反応，そして各種の反射検査を組み合わせています。赤ちゃんの脳神経系の状態をいろんな角度から可視化して，総合的，立体的に把握する診察方法です。これらの手法を合わせて行うことで，自発運動では異常を判断しにくい乳児早期の段階から，脳神経系の異常を検出して治

療・介入を開始し，異常発達の積み重ねを防いで理想的運動パターンに置き換えていくことが最大の目的です。

　自発運動から何らかの問題が疑われた場合も，姿勢反応や反射検査で詳しく異常を確認できれば，より確信にもとづいた治療方針を提案できます。

　生後3ヶ月以降では，姿勢反応により脳性麻痺に発達する危険性がある（脳性麻痺危険児）と診断した場合に，把握反射やガラント反射，伸展反射（恥骨上反射，交叉伸展反射，手根反射，踵骨反射），陽性支持反応などの所見から，痙直型とアテトーゼ型のどちらの特徴がより強いかなど，病型分類に役立つ情報を得ることもできます（詳細は第5章）。

　さらにリハビリテーションなどの治療開始以降も，姿勢反応や反射検査の経時的変化を診ることで治療効果も判定でき，方針の見直しなどにも役立つので，再評価を行いながら経過を診ることが重要です。

＊

　赤ちゃんの発達に何らかの異変があった場合は，得られる情報が乏しいまま，漠然とした不安を抱えて「経過観察」をするのではなく，系統だった知見に基づき，なるべく多くの情報を引き出して根拠を示しながら，より早期にできることを提案し，より良い未来につなげてください。そのために，本書が少しでも役立つことを願っています。

# 第5章　ボイタによる発達診断と その意義について

　ボイタによる発達診断は，運動療法（ボイタ法）の対象とする赤ちゃんを決めるために生み出されました。脳性麻痺とは，発達途上の脳に生じた非進行性の病変による運動障害の総称で，わが国では受胎から生後4週までの間に生じた病変によるものとされています。脳性麻痺については第6章で詳述していますが，その早期診断は容易ではありません。

　ボイタによる発達診断は，自発的な姿勢運動，姿勢反応，原始反射を3つの軸として，中枢性協調障害という概念のなかでその重症度を評価するもので，脳性麻痺になる危険性のある赤ちゃんの早期診断，早期の治療開始が可能となるのです。また脳性麻痺リスクの早期診断に加えて，姿勢運動発達を，遅れの有無だけではなく質的にも評価することにより，姿勢運動発達のスペクトラムともいえるさまざまな問題について，ハンドリングの指導や運動療法の開始を決めるのに役立ちます。

## 1　脳性麻痺危険児の早期診断の意義

### (1)　早期診断はなぜ大切なのか

　満期で出生した赤ちゃんでは，脳の外観は完成していますが，シナプスによる神経細胞のネットワークの発達や髄鞘形成などは，出生後に急速に起こります。この時期は可塑性の高い時期であり，脳に損傷があっても早期であるほど有効な刺激（運動療法）による改善が期待できるのです。

　有効な刺激が入らないままでいると，損傷を受けた部分と助け合ってはたらくほかの部分まで正しくはたらくことができないため，障害はもともとの損傷部位によるものより重くなる可能性があります。また動きたい意欲のある赤ちゃんは，運動の問題があっても何とか動こうとし，その結果，反りや四肢の内旋をともなう代償的な運動をやり始め，時間が経つほど病的な運動パターンが定着し，強化されてしまいます。

　これらの理由から，脳性麻痺のリスクがあると判断される赤ちゃんではできるだけ早期から運動療法を開始することが望ましいのです。

### (2)　自発的な姿勢運動だけで早期診断できる？

　生後3ヶ月頃になると，自発的な姿勢運動のなかでも，肘支持や対称的な姿勢の保持，手と手の協応，下肢の屈曲挙上など，健常児でみられる発達がみられなかったり不完全であったりします。しかしこれらは，姿勢運動発達の未熟さを示すもので，たとえば痙直型脳性麻痺であっても，年長児（9ヶ月以降〜小児期）のような下肢の伸展や内旋は目立たない場合も少なくありません。筋緊張の異常は必ずしも顕著ではなく，クローヌスもこの時期はみられません。筋緊張の変動が特徴的なアテトーゼ型脳性麻痺でも，低緊張が前面にでていることもあります。

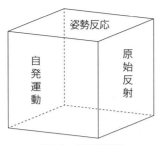

図5-1　立体的診断
出典：家森ほか，1985

表5-1　診断に必要な項目

① 仰臥位（相同運動）の発達段階
② 腹臥位（起き上がり機構）の発達段階
③ 姿勢反応（姿勢反応性）の発達段階
④ 原始反射
⑤ 社会性発達段階（認識，発声，その他）
⑥ 既往歴

出典：家森ほか，1985

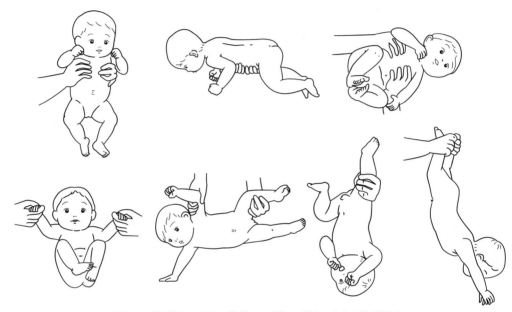

図5-2　第Ⅱ期3ヶ月末（生後6ヶ月）の調和のとれた姿勢反応
出典：Vojta，2004をもとに作成

特に軽症例では，乳児期は運動発達が遅れないことも多く，自発的な姿勢運動発達だけでは見逃されがちです。

また支持機能の障害や姿勢の非対称は重要な所見ですが，その後脳性麻痺へ進行する児だけにみられるものでもありません。

このように自発的な姿勢運動だけで早期診断を行うことが困難な場合に，姿勢反応と原始反射などを組み合わせて診断することの意義について，以下に述べたいと思います。

## 2　ボイタによる発達診断の特徴

### (1)　3つの軸とその関連

ボイタによる発達診断は，姿勢反応を大切な軸としながら，自発的な姿勢運動と原始反射などを組み合わせることによって行われる立体的診断といえます（図5-1）。

赤ちゃんの姿勢運動発達は，視覚や手足の動きによって外界とかかわろうとすることが原動

力となっているので，精神発達や社会性の発達も重要です。診察の場面では，**表5-1**のような項目を評価することが必要です。

自発的な姿勢運動が発達していくのと同じように，姿勢反応にも生後の１年間の発達段階があり，また原始反射にも消失，出現の時期があります。これらの間には密接な関連があり，正常発達（理想的な発達）ではこれらは調和して発達していき，同じ発達段階にあります。**図5-2**は，赤ちゃんの発達を３ヶ月ごとに区切った際の第Ⅱ期３ヶ月の終わり（生後６ヶ月）の正常な姿勢反応を示しています。ここでは，脊柱の伸展，下肢の屈曲内転（下肢を屈曲した状態で身体の中央に寄せ，おなかに引きつける動き），手を開き前腕を回外してしっかり支える動きがみられます。これらはすべて，この時期の赤ちゃんの自発運動にもみられる大切な要素なのです。ですから図5-2の反応を示す赤ちゃんは，仰臥位では下肢を挙上して足先を持ち，橈側（親指側）で物をつかむことができ，正しい形で寝返ることができるでしょう。腹臥位では，手で支えて脊柱もしっかり伸ばした手支持の姿勢がとれるはずです。手支持が完成していると，手の把握反射は消失しています。ガラント反射も消失しているはずです。

### (2) 姿勢反応能と姿勢反応

ボイタは移動運動を構成する機能として「起き上がり機構と支持性」「相運動」「姿勢反応能」の３つをあげています。安定した支持の状態から，移動や把握などの運動（相運動）を行うとき，姿勢は時々刻々と連続的に変化しています。この時，頭・体幹・四肢，つまり全身の骨格筋は時間的，空間的にリズミカルな平衡関係を保ってはたらき，なめらかでもっとも効率のよい動きを可能にしているのです。この全骨格筋のはたらきを自動的に調節する機能が姿勢反応能です。自発運動を支える姿勢反応能を，検査と

表5-2　中枢性協調障害の判定

| 重　症 | ７つ異常＋筋トーヌスの異常 |
|---|---|
| 中　症 | ６〜７つ異常 |
| 軽　症 | ４〜５つ異常 |
| 微軽症 | １〜３つ異常 |
| 異常＝典型的な異常反応に加えて３ヶ月以上遅れた正常反応も異常として数える。しかし全体的に調和のとれた遅れの場合は異常としない。中枢性協調障害は常に不調和である。 | |

出典：家森ほか，1985

して評価できるのが，第４章でも詳述されている姿勢反応なのです。

### (3) 中枢性協調障害（ZKS）と脳性麻痺危険児

姿勢反応を用いて赤ちゃんの発達を評価して異常があれば，中枢性協調障害と診断されます。７種の姿勢反応のなかの異常反応の数と筋緊張の異常により，中枢性協調障害の重症度は**表5-2**のように４つに分類されます。異常反応が多いほどその後，脳性麻痺が発生する可能性は高いので障害発生のリスクを定量的に評価できるのです。

乳児期に中枢性協調障害と診断される赤ちゃんは，脳性麻痺への進展が危惧される脳性麻痺危険児もいれば，正常発達に近い赤ちゃんまでさまざまです。中枢性協調障害と診断された赤ちゃんの発達を追っていくと，さまざまな重症度の脳性麻痺の子ども，正常範囲といえる子どものほかに，精神発達に比較して運動面の遅れや不器用さ，不安定さがある発達性協調運動症（障害）の子どもや知的障害の子どもも多いのです。発達性協調運動症（障害）は自閉スペクトラム症などの発達障害との関連も深く，姿勢運動発達と認知やコミュニケーションの発達との関連をうかがわせるものです。

脳性麻痺危険児の診断は自発的な姿勢運動，姿勢反応，原始反射から総合的に行うものですが，第Ⅱ期３ヶ月（生後４〜６ヶ月目）から姿勢

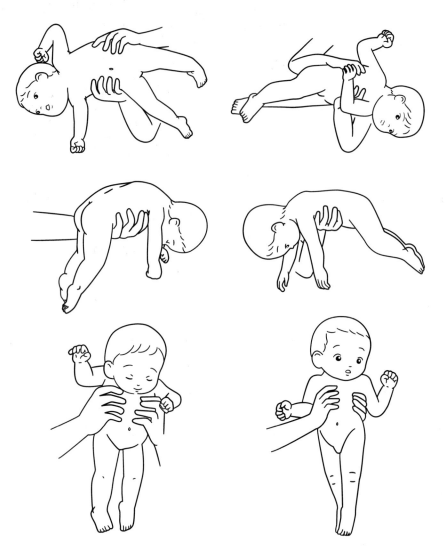

図5-3　危険児（左側），脳性麻痺児（右側）における下肢の常同性肢位

出典：Vojta，2004をもとに作成

反応でみられる下肢の伸展・内旋・内転，尖足，上肢の固い伸展や屈曲・手拳，体幹の低緊張などは特徴的で重要な所見です。定型的な異常所見は鋳型（Schabrone）とも表現されます。**図5-3**は上から，脳性麻痺危険児（左）と脳性麻痺児（右）におけるボイタ反応，ランドー反応，腋下懸垂反応ですが，脳性麻痺危険児にも年長の脳性麻痺児と同様の下肢の常同性肢位と体幹の低緊張がみられています。第Ⅱ期３ヶ月では

痙直型脳性麻痺の危険児であっても，クローヌスは陰性で筋緊張亢進も必発ではありませんが，姿勢反応ではこの時期にすでに，特徴的な異常がみられるのです。脳性麻痺の重症度は，寝たきりの人から実用的な歩行が可能な人までさまざまで，また病型も痙直型とアテトーゼ型に大別されますが，姿勢反応での定型的な異常所見は，重症度や病型に関係なくみられます。しかも，寝返りやハイハイなどの移動運動がみられ

ない時期から，脳性麻痺の危険性を知ることができるのですから，脳性麻痺危険児の診断における姿勢反応の価値をご理解いただけると思います。

原始反射については第4章で詳述されていますが，脳性麻痺危険児の診断に重要な検査で，後述のように病型の診断にも役立ちます。

発達診断にあたっては自発的な姿勢運動の評価もとても重要であり，もしそれが理想的なかたちでできていれば，それ以上何もする必要はありません。しかし，理想的な発達から外れる赤ちゃんはたくさんいます。自発的な姿勢運動の評価に姿勢反応と原始反射を加えることで，理想的な発達から脳性麻痺危険児までの幅広い状態をより的確に評価できるのです。

## ３　診察の実際

### （1）診察の流れ

赤ちゃんをできるだけ機嫌のよい状態でみられるようにしながら，自発的な姿勢運動の観察に，原始反射，姿勢反応などを織り込んで進めていきます。検者が赤ちゃんの洋服を脱がせていくと，手足や身体の固さなどがわかります。

最初は仰臥位の姿勢から観察します。姿勢の対称性，手と手，手と足，足と足などの協調動作，異常な姿勢運動パターンの有無などを観察します。オモチャや人の顔の注視や追視，オモチャが触れたときに手を開いて持てるか，手を伸ばして取れるかなどで精神発達も評価できますが，赤ちゃんは興味をもった物には全身で反応するので，オモチャを使うことで協調動作や異常な姿勢運動パターンが評価しやすくなります。

次に視性瞬目反射（ROF），聴性瞬目反射（RAF），吸啜（ルーティング）反射，手足の把握反射，腱反射などをみておきます。しかし，恥

骨上反射，交叉伸展反射，踵骨反射，手根反射などは赤ちゃんが泣きだすことが多いので，診察の最後にまわし，腹臥位の観察に入ります。寝返りができそうであれば寝返りをさせて，その動きも観察します。

腹臥位の観察も，オモチャなどを使い，赤ちゃんが視線で対象を捉えようとして身体を支える力をまずみます。肘支持や手支持ができている場合，その完成度をみるためには，オモチャで手に触れたり，オモチャを動かしたりする刺激を入れていきます。ハイハイや立位化などの移動についても，正しいやり方でできるかどうかを評価します。

寝返りや腹臥位の回転，斜め座りなどは左右どちらも同じようにできるかを観察します。

正常な発達と脳性麻痺危険児の姿勢運動発達の特徴を十分に知っていれば，ここまでの自発的な姿勢・運動の評価だけでも質的な問題をかなり評価できますが，次の姿勢反応がそれを裏づけるものになります。

姿勢反応の検査も，赤ちゃんが怖がらないものから行います。通常は，引き起こし反応，腋下懸垂反応，ランドー反応，ボイタ反応，コリス水平反応，コリス垂直反応，パイパー反応の順に行います。腋下懸垂反応の検査時には，フリコ反応，水平平衡反応，伸展突張や自動歩行の有無も評価します。ランドー反応のときにはガラント反射もみておきます。姿勢反応では，それぞれの反応の発達相と，異常反応の有無を評価します。異常反応がでている場合も，部分的にみられる正常要素によってその発達相を決めます。

### （2）評価のポイント

#### ①自発的な姿勢運動

姿勢運動の評価にあたっては，ある姿勢や運動ができる，できないという量的な発達だけでなく，どのようなやり方をしているのか質的な

評価が重要です。

　先にも述べましたが，移動運動を構成する機能としてボイタは次の３つをあげています。

---

1．起き上がり機構と支持性
2．相運動
3．姿勢反応能

---

　たとえば四つ這いは，両手・両膝の四点支持の姿勢から，一上肢（右とします）が相運動として前方に振り出されて手掌で支え，次いで左の下肢を前に出して膝で支え，そして左側の上肢，最後に右側の下肢の振り出しと支持という運動を繰り返しています。四点支持から一肢を振り出すとき，姿勢を保つのが起き上がり機構と支持性であり，時々刻々と変化する姿勢に対応しているのが，姿勢反応能です。

　姿勢反応能は姿勢反応の検査により評価されますが，自発的な姿勢運動の評価の際には，支持機能に着目することが重要です。

　仰臥位での対称的な姿勢の保持や，上肢による把握運動も，その基盤にあるのは，肩甲帯の支持であり，脊柱の対称的な伸展なのです。

　支持が確立していると，支持面の外にある身体の部分は自由に使えます。肘支持であれば，オモチャを手に近づけると手掌が上に向くように肘から先は自由に回せます。このような赤ちゃんは仰臥位では手と手の協応や下肢をおなかに引きつけた足と足の協応もできるのです。

　肘をついて頭を持ち上げているようでも，肘が肩より後ろにあったり，頸部の反りや肩の挙上，下肢の緊張亢進などがあれば正しい肘支持とはいえません。このような赤ちゃんは仰臥位でも肩を引き込み，手と手の協応が難しかったり，手を握っていることが多かったりします。月齢が進んでオモチャなどに手を伸ばすようになっても，肩が内旋したり動きのぎこちなさがみられます。下肢の挙上も少なく，挙上していても股関節が過外転（外側に開きすぎ）してい

ます。

　正しい支持ができないと，移動運動も正しいパターンではできません。３，４ヶ月から寝返りをする赤ちゃんもいますが，多くは正しい重心移動や側臥位での支持ができずに反り返って寝返りしていて，腹臥位になっても肘で支えられません。脳性麻痺危険児では，正常の寝返りでみられる下肢の屈曲内転や左右の下肢の分離した動きがなく，両下肢を棒状にして寝返ったりもします。四つ這いも正しい支持ができていないと，上肢は内旋や手指の屈曲がみられ，下肢も膝が外側にずれてお尻の位置が低くなります。脳性麻痺の赤ちゃんでは，左右交互の動きが難しく両手を同時に前に出すバニーホップ（ウサギが跳びはねるような動き）の形の四つ這いがみられることもあります。

　座位や立位姿勢は，脊柱の伸展や，骨盤の起き上がり，立位であれば股関節の伸展や膝関節での支持ができているかが重要です。

　繰り返しになりますが，寝返りや腹臥位の回転，斜め座り，伝い歩きなどは，左右どちらもできるかどうかも大切なポイントです。

　仰臥位の発達も，手と手，足と足などが触れ合っているかだけでなく，体幹の様子を十分観察します。身体の軸がしっかりできている対称的な姿勢なのか，骨盤の後傾（身体が丸まる方向に骨盤が起き上がる）ができているかをみます。痙直型麻痺の危険児では自発運動が少なく，アテトーゼ型麻痺の危険児では過敏でびっくりしやすく突発的な動きが特徴的です。片方の上肢ばかりを使い，反対の手を握ることが多い赤ちゃんでは，片麻痺が強く疑われます。

②姿勢反応

　赤ちゃんの自発的な姿勢運動発達の所見を念頭において観察します。先に述べた，脳性麻痺危険児に特徴的な所見だけでなく，自発的な姿勢運動発達段階とのずれ，各反応の間での発達

段階のずれ，左右差などに注意して評価します。正しい姿勢反応の評価のためには，多くの赤ちゃんをみて習熟することも必要です。

③原始反射

　脳性麻痺危険児では表5-3のように病型によって原始反射の出現に違いがあり，病型診断に有用です。各反射は正常児でも出現する時期があり，それらについては第4章を参照してください。

　乳児期前半では，痙直型麻痺へと発達する赤ちゃんでも腱反射や下肢の緊張は必ずしも亢進していませんが，恥骨上反射や交叉伸展反射などの伸展反射はこの時期から出現するので診断的な価値があります。下肢の伸展突張も痙直型麻痺危険児の診断に有用です。

　ガラント反射は新生児期に強くみられ，徐々に減弱していきますが，アテトーゼ型麻痺の危険児では強陽性が持続します。

　手足の把握反射も病型診断に有用で痙直型麻痺の危険児では手の把握反射の陽性が続き，足の把握反射は早期から消失ないし減弱しています。一方，アテトーゼ型麻痺の危険児では手の把握反射は消失ないし減弱し，足の把握反射は強陽性です。

## （3）　総合評価と対応

表5-3　脳性麻痺危険児の診断に有用な原始反射

| | | 前痙直型 | 前アテトーゼ型 |
|---|---|---|---|
| 把握反射 | 手 | 長期残存 | 早期消失～減弱 |
| | 足 | 早期消失～減弱 | 強陽性 |
| ガラント反射 | | 早期消失 | 強陽性・長期残存 |
| 伸展反射＊ | | 強陽性 | （交叉伸展反射がまれに陽性） |

＊伸展反射：恥骨上反射，交叉伸展反射，手根反射，踵骨反射

　自発的な姿勢運動で支持や協応動作の障害がみられ，姿勢反応で脳性麻痺危険児に特徴的な異常反応があれば，脳性麻痺への発達が強く疑われます。原始反射でもそれを裏づける所見が得られれば，より強固な診断となり，また先に述べたように病型診断も可能です。このような赤ちゃんではボイタ法を中心とする理学療法を開始します。できるだけ親子入院をしてもらい，集中的に実施するのが望ましいです。

　典型的な脳性麻痺危険児ではないが，自発的な姿勢運動発達に気になる点がある赤ちゃんではどうでしょうか。二次健診などを受ける赤ちゃんの多くはこういった赤ちゃんです。中枢性協調障害の重症度という点からは姿勢反応の異常の数を評価します。異常反応が5つまでであれば軽症または微軽症の中枢性協調障害で，脳性麻痺になる危険性は低いとみなせますが，1回の診察で診断するのではなく，経過を追うことが大切です。その際には育児体操（第10章参照）の指導を行うと，発達の改善も期待でき，お母さんの不安も小さくできます。また脳性麻痺危険児ではなくても，左右差のある赤ちゃんや，支持機能が低い赤ちゃんは発達性協調運動症（障害）への進展が疑われるため，理学療法の開始も考えます。育児体操で経過をみてもなかなか改善しないときも同様です。

　発達全体がゆっくりで自発運動と姿勢反応の発達段階が同じである赤ちゃんは，精神発達遅滞（知的障害）が疑われますが，なかには精神面の発達はよくても支持機能が低く，運動面の発達が遅れる赤ちゃんもいます。

ここでは3症例の赤ちゃんを紹介し，診察の所見とその評価，経過をみていきます。脳性麻痺については第6章でも症例を紹介しています。

## 症例1  マリちゃん：脳性麻痺（痙直型両麻痺）へと進展した重症中枢性協調障害

【受診までの経過】

マリちゃんは予定日より3ヶ月以上早く，1000gあまりで生まれました。大学病院のNICUを退院する前のMRI検査では，明らかな異常はありませんでしたが，外来での定期健診で運動発達の障害を疑われ，当院（聖ヨゼフ医療福祉センター）に紹介されました。ミルクの飲みなどでお母さんが困ることはなく，視線はしっかり合い，あやし笑いもみられました。

修正5ヶ月（出生予定日から5ヶ月）で来院したときのマリちゃんです。

【初診時の様子】

仰臥位（**図5-4①**）では，オモチャを両手で口へ持っていくことができていますが，両下肢を伸展し，尖足位をとっています。正常な発達の赤ちゃんであれば，興味をもったものを身体全体で把握しようとするので，オモチャを手に持つときに下肢も挙上し，足と足を合わせようとするのですが，脳性麻痺の赤ちゃんでは逆に下肢の伸展，尖足が目立ってくるのです。**図5-4②**ではオモチャを片手で持っていますが，反対側の手は固く握っています。下肢は股関節，膝関節を屈曲して少し持ち上げていますが，下肢全体が大きく外開き（股関節が外転）になっており，足と足を合わせることはできていません。この時期にみられる骨盤の持ち上げ（後傾）がないため，両下肢のおなかのほうへの引きつけが不十分です。これらの下肢の肢位は痙直型両麻痺で特徴的な所見です。

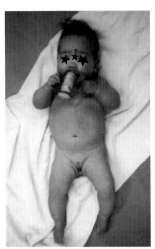

①仰臥位
両手でオモチャを持っていますが両下肢は伸展し，尖足がみられます。

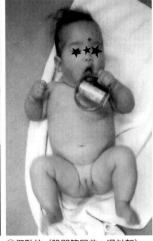

②仰臥位（股関節屈曲，過外転）
両下肢は屈曲位ですが股関節が大きく外開きになり足と足は合わせられません。オモチャを持っていない手は握っています。

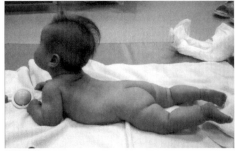

③腹臥位
両肘は肩よりうしろで，頸部から背中にかけて反りがあり，下肢は伸展して尖足位です。

**図5-4  マリちゃんの自発姿勢・運動**

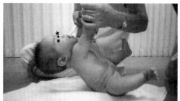

①引き起こし反応：異常反応
頭部は後屈し，両下肢は屈曲しています
が股関節で大きく外開き（外転）になっ
ています。

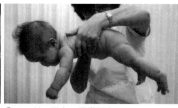

②ランドー反応：異常反応
両下肢は伸展し，尖足位で足趾の開扇も
みられます。頭部は後屈し，よけるのは
手拳となっています。

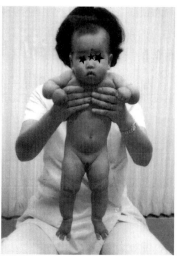

③腋下懸垂反応：異常反応
両下肢は伸展し尖足位で足趾の開扇もみ
られます。

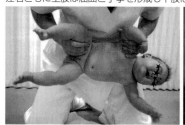

④-1 左のボイタ反応：異常反応

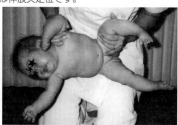

④-2 右のボイタ反応：異常反応

左右ともに上肢は屈曲と手拳を形成し下肢は伸展尖足位です。

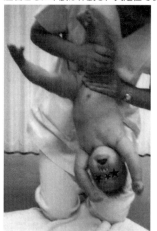

⑤-1 左のコリス水平反応：異常反応
左右ともに下肢は伸展し，尖足位です。

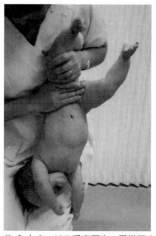

⑤-2 右のコリス水平反応：異常反応

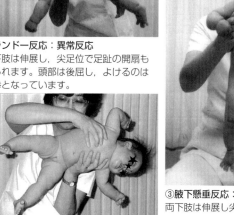

⑥-1 左のコリス垂直反応：異常反応　　⑥-2 右のコリス垂直反応：異常反応
左右ともに下肢は伸展し，尖足位です。

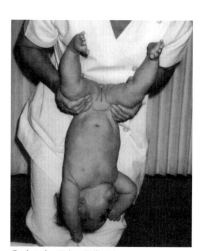

⑦パイパー反応：異常反応
両上肢は屈曲し，手拳が形成しています。
頭部は右に回旋し，非対称です。

図5-5　マリちゃんの姿勢反応

腹臥位（**図5-4③**）では，頭部を持ち上げていて一見すると肘支持のようですが，肘の位置は肩よりも後ろで手は握っています。また頸部から胸部にかけての脊柱には反りがあり，本来の肘支持でみられる脊柱の伸展は獲得できていないことがわかります。肘支持が正しくできていれば下肢はリラックスしているのですが，マリちゃんの場合は，下肢全体が緊張しているようで尖足位で浮き上がっています。一方で何かをじっとみつめる様子は，精神発達のよさを表しています。精神発達のよい脳性麻痺の赤ちゃんは，意欲があるため自分にできるやり方でいろいろなことをしようとします。意欲はとても大切なのですが，そのために間違った姿勢運動パターンが定着してしまうと，より高次の運動が困難になってしまいます。脳性麻痺の赤ちゃんの早期治療の大切さはそこにもあるのです。

## 姿勢反応

ランドー反応（**図5-5②**），腋下懸垂反応（**図5-5③**），ボイタ反応（**図5-5④**），コリス水平反応（**図5-5⑤**），コリス垂直反応（**図5-5⑥**）で両下肢の伸展，尖足が顕著です。足趾の開扇もあり，脳性麻痺危険児の定型的な異常所見といえます。引き起こし反応（**図5-5①**）では，頭部が後屈し，両下肢は屈曲していますが股関節が過剰に外転しています。正常発達でも仰臥位の下肢の肢位と引き起こし反応の下肢の肢位は同じ形をとりますが，マリちゃんの引き起こし反応の下肢の肢位は仰臥位（**図5-4②**）と同じ異常な肢位で，この時期の痙直型両麻痺児に特徴的な所見です。ランドー反応，ボイタ反応，パイパー反応（**図5-5⑦**）では手拳がみられ，ボイタ反応，パイパー反応では上肢屈曲の異常もみられます。姿勢反応は7つすべてが異常反応で下肢の緊張亢進もあり，脳性麻痺への進展が強く疑われる重症の中枢性協調障害と判定されます。

## 原始反射

足の把握反射：この時期は陽性のはずですが，消失していました。これは痙性を示す重要な所見です。

伸展反射（恥骨上反射，交叉伸展反射，踵骨反射）：いずれも陽性で，下肢の腱反射も亢進していました。

## 【評価とその後の経過】

自発的な姿勢では，仰臥位，腹臥位ともに痙直型両麻痺に特徴的な所見があり，姿勢反応でも7種類すべてで定型的な異常所見があり筋緊張亢進をともなっていました。さらに原始反射でも痙性を示す所見がみられ，マリちゃんは，痙直型脳性麻痺の危険児と診断されました。マリちゃんはただちに理学療法を開始し，親子入院もしました。その後の経過は，下肢の麻痺が上肢より強い痙直型両麻痺へと進展しましたが，独歩は獲得できています。

---

**症例2** ケンジくん：姿勢の非対称をともなう中枢性協調障害

・・・・・・・・・・・・・・・・・・・・・・・・・・・・・・・・・・・・・・・・・・・・・・・・・・・・・・・・・・・・・・・・・・・・・・・

## 【受診までの経過】

ケンジくんは，出生前から大頭を指摘され，帝王切開で出生しました。出生時の仮死はなく，生後の頭部MRI検査では異常はありませんでした。生後3ヶ月の定期健診で，腹臥位の支持がまったくできず姿勢の左右差が強かったため，当院を紹介され，3ヶ月半ばで来院しました。

母乳はうまく哺乳できずミルクでしたが，吐乳が頻繁にあり，睡眠も寝つきが悪く昼夜逆転傾向でした。図5-6，5-7が初診時の自発姿勢・運動と姿勢反応です。

【初診時の様子】

仰臥位（**図5-6①**）では頭部は右向きで左に傾いています。両肩を結ぶラインと骨盤の左右上端を結ぶラインに着目すると、身体全体が左に凸になっていることがよくわかります。3ヶ月でできていてほしい体の軸がまだしっかりしておらず非対称な姿勢です。しかし両下肢は股関節で屈曲内転（おなかのほうに引きつけるように挙上）し、両足を回内位で合わせられています。下肢のこの所見は4ヶ月頃の発達でみられ、脳性麻痺の赤ちゃんではみられない所見です。

腹臥位（**図5-6②**）では、まったく支持ができず、両上肢を引き込んでいます。仰臥位と同様に腹臥位も非対称で、2ヶ月未満の発達ですが、右下肢はゆるく伸展していて新生児期のような股関節の屈曲はみられません。

## 姿勢反応

引き起こし反応（**図5-7①**）では頭頸部の後屈が強く、ランドー反応、ボイタ反応、パイパー反応では右向きの非対称がみられます。体幹は、ランドー反応（**図5-7②**）では脊柱の伸展が不十分で、ボイタ反応（**図5-7④**）では左側の検査で左凸になっています。いずれも頭頸部や体幹の対称的な伸展、支持ができないことを示すもので自発姿勢の所見と合致しています。上肢についてみると、コリス水平反応（**図5-7⑤**）では両上肢とも屈曲し手拳で、手の支持に向かう発達はみられず、パイパー反応（**図5-7⑦**）でも右上肢が屈曲しています。しかし腋下懸垂反応（**図5-7③**）やコリス垂直反応（**図5-7⑥**）、コリス水平反応、引き起こし反応、ボイタ反応、ランドー反応での下肢の反応は概ね月齢相応で、脳性麻痺危険児でみられる定型的な下肢の伸展、尖足はみられません。姿勢反応の判定としては7つのうち5つ（5/7）が異常で軽症の中枢性協調障害ですが、非対称をともなっています。

## 原始反射

ガラント反射が強陽性で、伸展反射はいずれも陰性でした。手の把握反射は陰性、足の把握反射はやや減弱していました。下肢の腱反射は正常でした。

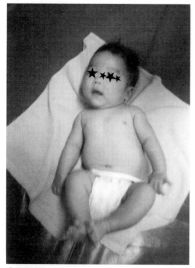

①仰臥位
頭部は右開きで左に傾き、身体全体が左に凸な非対称な屈曲円転、足あわせはできています。

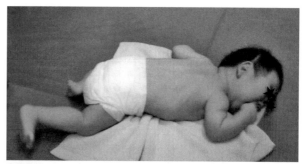

②腹臥位
まったく支持ができず、両上肢を引き込んでいます。

**図5-6　ケンジくんの自発姿勢・運動**

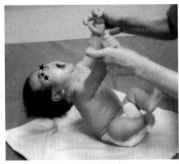

①引き起こし反応：異常反応
頭部は強く後屈しています。両下肢は屈
曲し正常の４〜６ヶ月の反応がみられま
す。

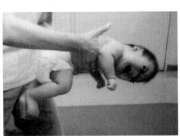

②ランドー反応：異常反応
頭部は右に向き，体幹は伸展できていま
せん。両上肢は手拳形成がみられます。

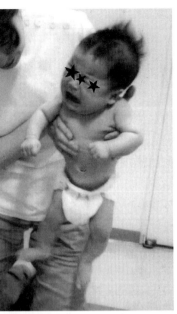

③腋下懸垂反応
右の方が屈曲が強くやや非対称ですが，
伸展尖足はみられません（正常範囲の反
応ととりました）。

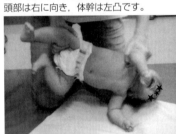

④-1 左のボイタ反応：異常反応
頭部は右に向き，体幹は左凸です。

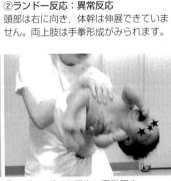

④-2 右のボイタ反応：異常反応

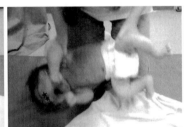

⑤-1 左のコリス水平反応：異常反応

⑤-2 右のコリス水平反応：異常反応

両上肢は屈曲し，手拳を形成し，上肢の支持に向かう動きはみられません。両下肢
は４〜６ヶ月の反応です。

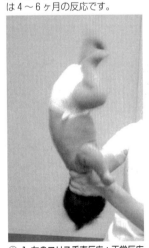

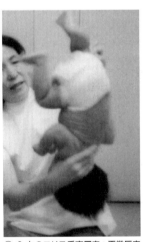

⑥-1 左のコリス垂直反応：正常反応　　⑥-2 左のコリス垂直反応：正常反応
６ヶ月までの反応が両側でみられます。

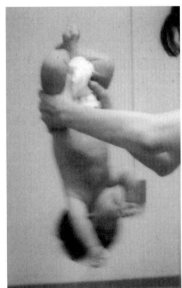

⑦バイパー反応：異常反応
頭部は右向きで，右上肢を屈曲し，両側
の手拳がみられます。

図5-7　ケンジくんの姿勢反応

—— 100 ——

【評価とその後の経過】

　頭を右に向け，体幹は左凸となる非対称が，仰臥位姿勢や姿勢反応でみられ，腹臥位の支持はまったくできていません。これらの所見やガラント反射の強陽性はアテトーゼ型脳性麻痺を連想させますが，姿勢反応での下肢の反応は症例1とは異なり，ほぼ月齢相応で伸展，尖足などの異常はみられません。ガラント反射の強陽性は，月齢が3ヶ月半であり，さらに体幹の支持機能が月齢に比して未熟なことによると考えられます。

　姿勢反応の5/7が異常で，軽症の中枢性協調障害ですが，姿勢の非対称があり，支持機能の遅れも大きいため，ケンジくんには理学療法を始めてもらいました。

　ずり這いは7ヶ月から始めましたが，四つ這いをよくするようになったのは1歳過ぎでした。その後，少しして歩き始めましたが，両足とびは2歳8ヶ月と遅れました。ずり這いが長く続き，歩行から両足跳びまでも時間がかかったのは，肩甲帯や体幹の支持機能の低さによると思われます。幼児期後半ではケンケンの回数に左右差があり，手先の細かい操作も苦手で「発達性協調運動症（障害）」といえる状態でした。

　また感覚の過敏やこだわり，言葉による指示の理解ややりとりの難しさがあり，4歳前に自閉スペクトラム症と診断されています。

## 症例3　アキラくん：反りが強い中枢性協調障害

【受診までの経過】

　アキラくんは，満期で元気に出生しましたが，母乳をうまく飲めず，最初はお母さんが搾乳して哺乳瓶から飲んでいました。3ヶ月頃からは直接母乳を飲めるようになりましたが，抱っこするときや仰臥位に寝かせたときに反りやすく，母乳以外に夜に1回飲むミルクは160 ml から180 ml を30分くらいかけて飲んでいました。地域の健診を経て5ヶ月後半で当院を初診しました。初診時，寝返りはまだで，背這いをしていました。図5-8，5-9が初診時の自発姿勢・運動と，姿勢反応です。

【初診時の様子】

　仰臥位では，**図5-8①**のように頭頸部を後屈して体幹も強く反らし，両下肢は伸展，尖足位をとる姿勢が頻繁にみられましたが，両手を合わせたり，正面の物に手を伸ばすこともできていました。腹臥位では**図5-8②**のように上肢を引き込んで支持できず，前のめりで下肢が浮き上がる反りの姿勢がみられましたが，**図5-8③**では上肢は突っ張っていますが，頭部の挙上を保てており，下肢の緊張亢進もみられていません。

<u>姿勢反応</u>

　引き起こし反応（**図5-9①**）では頭頸部はわずかに後屈し，下肢も股関節がやや外転傾向です。ランドー反応（**図5-9②**）では頭頸部の後屈と手拳がみられ，パイパー反応（**図5-9⑦**）では体幹の反りがみられています。自発姿勢の特徴である頭頸部の後屈，反りがこれらの姿勢反応に出ています。上肢は，ランドー反応，ボイタ反応（**図5-9④**）では伸展，手拳の異常反応です。コリス水平反応（**図5-9⑤**）では上肢屈曲，手拳の異常反応で手の支持に向かう発達はみられません。

　下肢は，腋下懸垂反応（**図5-9③**）では左下肢の伸展，尖足がみられますが，ランドー反応，ボイタ反応，コリス水平反応，コリス垂直反応（**図5-9⑥**）では屈曲位をとっており下肢については月齢相当の発達と評価できます。引き起こ

し反応を異常ととると6/7が異常反応であり中症の中枢性協調障害で症例1のような定型的な伸展，尖足などはみられません。

## 原始反射

伸展反射（恥骨上反射，交叉伸展反射，踵骨反射）はいずれも陰性で，下肢の腱反射は正常，クローヌスも陰性でした。把握反射は，手は左右とも弱い陽性〜陰性，足は右が陽性，左は強陽性でした。ガラント反射は陰性，視性瞬目反射は陽性でした。

## 【評価とその後の経過】

自発姿勢・運動では，下肢の伸展をともなう頭頸部の後屈，反りが頻繁にみられていましたが，固定したものではなく，上肢の協調動作もみられていました。腹臥位の姿勢も同様にバリエーションがあり，全体としてある意味では"多様性のある姿勢"といえます。

姿勢反応では下肢の伸展は腋下懸垂反応の左下肢のみで，左下肢の把握反射はむしろ亢進しており，痙性を示す所見ではありません。一方，頭頸部の後屈と上肢の伸展，手拳は各反応を通じてみられており，自発姿勢での"反りやすさ"と合致する所見です。

原始反射では，左足把握反射の強陽性以外は病的なものはなく，視性瞬目反射が陽性であったことは精神発達の大きな遅れはないことを示しています。

総合すると，頭頸部の後屈と"反りやすさ"はあるものの中症の中枢性協調障害で，脳性麻痺児にみられる定型的な姿勢反応の異常はみられません。しかし"反りやすさ"が強い赤ちゃんは抱きにくく，また哺乳や食事に支障がでる可能性があります。アキラくんも哺乳がやりにくく，体重も出生体重の割には少なめでした。このためアキラくんには，ボイタ法を中心とする理学療法に入ってもらい，経過をフォローしました。

6ヶ月から左右への寝返り，9ヶ月から四つ這いを始め，姿勢運動発達の遅れはありませんでしたが，四つ這いでは両肩の挙上や手指の屈曲，股関節の外転など支持の弱さを示す所見がみられました。1歳1ヶ月から歩き始めましたが，安定するのに時間がかかり下肢の支持の左右差（左＞右）もありました。指差しや有意語などコミュニケーションの発達もゆっくりめで，注意のそれやすさもみられましたが，地域の親子教室にも通い，改善傾向にあります。今後は，ボールを投げたり，バランスをとるなどより高度な運動の難しさ（発達性協調運動症（障害））とコミュニケーションの障害に注意が必要なお子さんです。

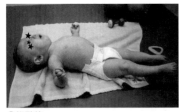

①仰臥位
頭頸部から体幹を強く反らし，両下肢は伸展，尖足位です。

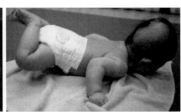

②腹臥位(1)
両上肢を引き込み支持せず前のめりの姿勢です。

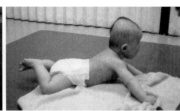

③腹臥位(2)
両上肢をひっぱるかたちで支えています。

**図5-8　アキラくんの自発姿勢・運動**

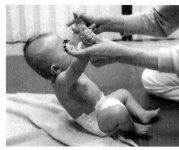

①引き起こし反応：異常反応
頭頸部はわずかに後屈し，両股関節で下肢はやや外転しています。

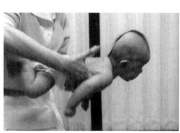

②ランドー反応：異常反応
頭頸部は後屈，両上肢は伸展，手拳がみられます。

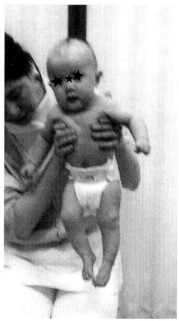

③腋下懸垂反応：異常反応
左下肢は伸展し，尖足位です。

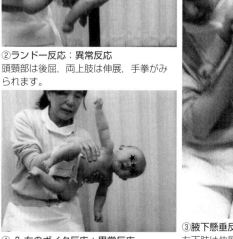

④-1 左のボイタ反応：異常反応　④-2 右のボイタ反応：異常反応
（上側上下肢で判定）上肢は伸展し手拳を形成しています。下肢は屈曲しています。

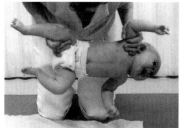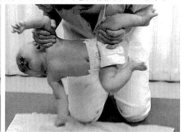

⑤-1 左のコリス水平反応：異常反応　⑤-2 右のコリス水平反応：異常反応
上肢は屈曲，手拳も形成しています。下肢は屈曲しています。

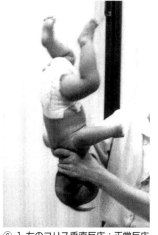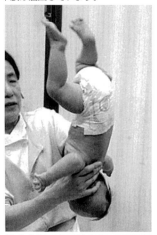

⑥-1 左のコリス垂直反応：正常反応　⑥-2 右のコリス垂直反応：正常反応
６ヶ月未満の正常な反応が両側でみられます。

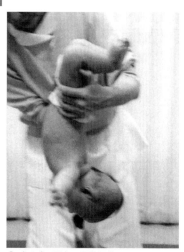

⑦パイパー反応：異常反応
頭頸部の後屈，反りがみられます。

図5-9　アキラくんの姿勢運動

　乳児期の中枢性協調障害には，前節の症例1
のような脳性麻痺危険児から，症例2のような
軽症の中枢性協調障害までさまざまなケースが
あります。

　症例1のマリちゃんは第Ⅱ期3ヶ月の典型的
な脳性麻痺危険児です。脳性麻痺の脳病変は生
後4週までに生じていますが，姿勢や運動の異
常は最初からあるものではなく，生後の経過と
ともに明らかになります。マリちゃんのように
将来独歩可能となるような脳性麻痺では，乳児
期の運動発達の遅れは目立たないことも多いの
ですが，自発姿勢・運動の問題点に加えて，姿
勢反応で特徴的な異常所見がみられることで，
早期診断が可能となるのです。しかし脳性麻痺
の赤ちゃんでも，マリちゃんのように初診時か
ら典型的な所見を示すとは限りません。経過を
フォローしていくうちに，当初は支持機能の低
さが前面に出ていたのが，立位化とともに下肢
の伸展，緊張や痙性が明らかとなるケースや併
存している発達障害による劣性が目立つケース
などもあります。これらのケースは，出生体重
1000g未満で出生した超低出生体重児で特に

みられます。

　また，症例2のケンジくんや症例3のアキラ
くんは脳性麻痺ではありませんが，姿勢の非対
称や反り，支持機能の低さがあることで哺乳や
睡眠に悪影響がでていました。またその後の発
達を追っていくと，ケンジくんは幼児期に協調
運動の障害だけでなく，感覚面やコミュニケー
ションの問題もあり，自閉スペクトラム症と診
断されています。アキラくんも成長とともに運
動面に加えてコミュニケーションの問題が心配
されました。

　この二人のように，姿勢・運動や姿勢反応の
左右差がある赤ちゃんや反りの強い赤ちゃんの
経過を追うと発達障害と診断されることがしば
しばあります。また発達外来に来られる幼児期
の自閉スペクトラム症のお子さんの，乳児期の
様子を尋ねると，しばしば反りや姿勢の非対称
がみられています。

　非対称や反りをともなう中枢性協調障害の乳
児は，乳児期の哺乳や睡眠の改善だけでなく，
発達障害への進展の観点からも，運動療法（ボ
イタ法）や育児体操による介入が望ましいと考
えられます。これについては第7章で詳述され
ています。

# 第6章　脳性麻痺

脳性麻痺にはさまざまな重症度や病型がありますが，その姿勢運動発達の特徴を知り，さらに姿勢反応や反射の評価と組み合わせることで早期診断が可能となります。発達途上の赤ちゃんにとっては，脳の可塑性の高い時期に理学療法を開始することがとても大切です。この章では脳性麻痺の赤ちゃんの姿勢運動発達の特徴と早期診断のポイント，各病型の特徴などを症例の紹介も含めて述べます。

## 1　脳性麻痺とは

脳性麻痺は発達途上の脳に，非進行性の病変が生じ，その結果永続的な中枢性運動障害をもたらした状態を総称したものです。わが国では脳性麻痺とは「受胎から生後4週間以内の新生児までの間に生じた，脳の非進行性病変に基づく，永続的な，しかし変化しうる運動および姿勢の異常です。その症状は満2歳までに発現します。進行性疾患や一過性運動障害，又は将来正常化するであろうと思われる運動発達遅延は除外します」(厚生省脳性まひ研究班，1968) と定義されています。

ヒトの新生児は，姿勢運動発達の面ではほかの動物に比べて未熟な状態で出生し，その後，約1年間で歩行を獲得します。新生児期までの脳病変があると，未熟な状態からの姿勢運動発達が進まないだけでなく，筋肉の協調性のあるはたらきが障害されることで，姿勢運動パターンや筋緊張の異常が起こります。麻痺があっても意欲の高い赤ちゃんでは，何とか動こうとして異常な運動パターンがどんどん強まったり，重度の脳性麻痺の赤ちゃんでは，姿勢の異常が生命維持に必要な哺乳や呼吸などにも影響し，年単位の時間の経過とともに深刻な身体の変形も起こってきます。また姿勢運動の発達と感覚の発達は深く関連しているので，姿勢運動発達の障害は，感覚や認知の発達や，感覚と運動の協応にも悪影響をおよぼします。

脳性麻痺の重症度や病型は，脳病変の部位や大きさなどによって異なりますが，上述のような理由から，脳性麻痺の危険性がある赤ちゃんをできるだけ早く見つけて理学療法などのリハビリテーションを開始することが大切です。また姿勢運動面以外の発達や合併症にも注意して経過をフォローし，症例によってはリハビリテーション以外の治療について検討することも必要です。

## 2　脳性麻痺の分類

### (1)　病型による分類 (表6-1)

#### ①痙直型

大脳皮質の運動の領域や，そこから脊髄へと伸びる神経線維（錐体路）の病変によって起こるもので，腱反射亢進やクローヌス，ジャックナイフ現象などの錐体路徴候が特徴ですが，重

表6-1　脳性麻痺の病型による分類

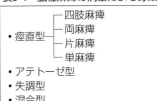

- 痙直型
  - 四肢麻痺
  - 両麻痺
  - 片麻痺
  - 単麻痺
- アテトーゼ型
- 失調型
- 混合型
- 低緊張型

度になるほど強剛（こわばり）の要素がみられます。随意的な運動の際に，直接関与しないほかの部位の痙性が強まる連合反応がみられるのも特徴で，一側に麻痺がある片麻痺の子が健常な側の上肢を使うときに反対側（麻痺側）の手の握りがみられたり，両側の麻痺の子が上肢を使うときに下肢の緊張が強まったりします。

痙直型麻痺は，原因となる脳病変の部位や大きさにより身体の障害の程度・部位が異なり，次のように分けられます。

・四肢麻痺

広範な脳の障害によって起こる両側の上下肢と体幹の麻痺で，障害の程度も重く，てんかんや知的障害，哺乳摂食や呼吸の障害などを合併します。経過とともに股関節脱臼や脊柱側彎症などの身体の変形も高頻度に起こってきます。

・両麻痺

四肢麻痺よりは軽症で，両側下肢の障害が中心です。四つ這いや立位での移動運動ができ，座位も保持できますが体幹の支持機能は弱く，上肢の障害も比較的軽度ですがみられます。麻痺の程度に左右差がみられることもあります。

未熟児で多くみられる脳室周囲白質軟化症が両麻痺の代表的な原因です。運動面の問題だけでなく視覚認知の障害をともなうこともあります。

・片麻痺

片側の上下肢の麻痺で，反対側の大脳半球の病変が原因です。多くは2歳前後で独歩を獲得できますが，片側の踵をうまくつけない尖足歩行がみられたり，成長とともに下肢の長さや太さの差が出てきたりします。重症例では片手しか使わず軽症例でも細かい両手動作が難しく，苦労することも少なくありません。てんかんの合併も比較的多くあります。

・単麻痺

一肢のみの麻痺が特に目立ちます。

②アテトーゼ型

大脳の底部にある基底核の病変によって起こります。筋緊張の変動が大きく姿勢の保持が困難で，不随意運動が起きやすいことが特徴です。乳児期から緊張が強く刺激に対して過敏で原始的な集合運動が頻発する場合と，乳児期は低緊張が前面に出る場合とがあります。寝返りもできない重度の人から独歩可能な人まで，重症度はさまざまです。かつては核黄疸が大きな原因で，アテトーゼ型脳性麻痺は成熟児に多くみられましたが，交換輸血により成熟児の核黄疸はみられなくなりました。しかし未熟児では現在も核黄疸のリスクがあり，アテトーゼ型脳性麻痺は現在は未熟児に多くみられます。また周産期の低酸素症による混合型も多くなっています。

③失調型

小脳の病変によって起こります。筋緊張は低く，立位や歩行など姿勢運動発達の進展とともに歩行時のふらつきや，細かい操作をするときの震えなど運動失調が明らかとなります。

④混合型

痙直型，アテトーゼ型，失調型のいずれかが混合した症状を示すものをいいます。

⑤低緊張型

筋緊張の著しい低下と姿勢保持の重い障害を示しますが，多くは経過とともに上記のいずれかの病型の特徴が出現してきます。

脳性麻痺の病型は，最初から固定しているものではなく，発達とともに変化することがあります。低緊張型からは，アテトーゼ型や痙直型へと移行することが多いのですが，そのほかにも，当初アテトーゼ型のみで痙直型の要素がないと思われたケースで，歩行が可能になる頃からクローヌスなど痙性を示す所見が出現することもあります。

### (2) GMFCS分類

正式名称は，Gross Motor Function Classification Systemで，カナダで開発された脳性麻痺の重症度の分類尺度です。移動機能と座位を中心として，軽症のレベルⅠから重度のレベルⅤまでの5段階に分類されます。6歳までは2年間，以後18歳までは6年間で区切られた年齢ごとの評価基準があります。機能の評価には，介助具なしで可能なことだけでなく，車椅子，歩行器，身体にあった椅子などを使用した状態も含まれます。年長児のレベルⅠでは，歩行だけでなく，走る，跳躍するなども可能ですが，速度やバランス，運動協調性は制限されている状態とされています。

分類の基準は年齢によっても異なりますが，最終的な段階のレベルⅤは，いわゆる寝たきりで座位の保持もできない状態です。詳細は成書を参照してください。

### 3 脳性麻痺の原因

主な原因を病変の発生時期によって分けると一般的には**表6-2**のようになります。

しかし，「分娩時から主に早期新生児期」に分類した疾患のうち，脳梗塞，脳室周囲白質軟化症，脳出血などが，出生前の胎内で起こったと考えられることもしばしばあります。脳性麻痺のなかでは，片麻痺に多いのですが，両麻痺のケースもあります。出生前にこうした疾患が

表6-2　脳性麻痺の原因となる疾患

| 出生前 | 脳奇形や形成異常<br>先天性感染症（サイトメガロウイルス，トキソプラズマ，風疹など）<br>染色体や遺伝子の異常 |
|---|---|
| 分娩時から主に早期新生児期 | 低酸素性虚血性脳症（脳室周囲白質軟化症，多嚢胞性白質軟化症など）<br>脳梗塞<br>脳出血（脳室内出血，実質内出血など）<br>核黄疸 |
| 出生後 | 中枢神経系感染症<br>ビタミンK欠乏性頭蓋内出血 |

起こっていても，出生時は仮死や神経症状がなくハイリスク児とみなされません。乳児健診などで赤ちゃんを評価する場合は，低出生体重や仮死など出生前後の病歴がなくても，姿勢運動発達に問題があれば，脳性麻痺などの運動障害を疑う必要があります。

### 4 脳性麻痺児の姿勢運動発達と診断

### (1) 円滑な運動を可能にする脳と筋肉の働き

脳病変の姿勢運動への影響を理解するために，姿勢の保持や運動における脳と筋肉の役割を簡単に振り返ってみましょう。私たちが，歩いたり，走ったり，また上肢を使うさまざまなことを自由になめらかにできるのは，筋肉のはたらきです。じっと座っていたり，立っていたりすることも，筋肉のはたらきがなければできません。ヒトが身体を動かすための骨格筋は400以上ありますが，私たちの脳は，目的に応じて多くの筋肉の収縮を調節することで，姿勢の保持や円滑な運動を実現しているのです。

脳によって調節されている，筋肉の多様な機能は次のようなものです。

一つ目に，同じ筋肉であっても，目的によって異なる方向に収縮します。たとえば赤ちゃんの対称性の両肘支持では上腕二頭筋は肘の方向

に向かって収縮し，大胸筋も重要な抗重力筋としてはたらきます。一方，仰臥位で物を取る場合には上腕二頭筋の収縮は体幹のほうへ向かい，大胸筋は，肩関節の屈曲内転運動にはたらきます。

二つ目に，筋肉は，動作の際に担う主な機能から，それぞれ内転筋，屈曲筋などと呼ばれていますが，実際の動作のなかでは筋群の一構成要素としてはたらくための，さまざまな機能をもっています。股関節の内転筋群（大内転筋，長内転筋，短内転筋）は股関節の内転だけでなく，股関節の屈曲，伸展などの際にもはたらいています。

3ヶ月以降の赤ちゃんにみられる足あわせや，8ヶ月以降の四点支持や四つ這いは，いずれも股関節の屈曲内転で，股関節内転筋群が重要な役割を果たしています。

同様に3ヶ月の赤ちゃんにみられる，肘支持や手あわせは，大胸筋を中心とする肩関節の屈曲内転のはたらきによるものです。

股関節や肩関節の屈曲内転は，脳性麻痺の赤ちゃんにとっては難しいことで，脳性麻痺児では，股関節が伸展しているときは下肢は内転し，屈曲しているときは下肢は開排（外開き）してしまいます。

三つ目として筋肉の収縮には，等張性収縮と等尺性収縮があります。たとえば歩行運動のなかでは，下肢を振り出す際には等張性収縮による動的なはたらき，立脚相では等尺性収縮による支持のはたらきをしています。

脳性麻痺ではこのような多様な筋機能が欠けているため，支持や移動運動，上肢の把握運動などに障害が起こり，病的な姿勢運動パターンとなるのです。

### (2) ボイタによる発達評価と脳性麻痺危険児

第5章でも述べたボイタによる発達診断は，自発的な姿勢運動と姿勢反応，原始反射を3つ

の柱としています。正常な発達では，自発的な姿勢運動と姿勢反応は同じ発達段階で調和して進展し，原始反射も発達段階に応じた消長を示します。

これに対して脳性麻痺の可能性が高いと考えられる赤ちゃん（脳性麻痺危険児）では，姿勢運動の発達がみられたとしても異常なパターンで，さらに四つ這いができているのに座位がとれない，姿勢反応での体幹の伸展がみられないといった，自発運動のなかの不調和，自発運動と姿勢反応の不調和がみられます。

姿勢反応では，生後3ヶ月以降になると，下肢の伸展，内転，足趾の開扇，上肢の伸展，固い屈曲や手拳，体幹の低緊張や反り返りなどの異常があたかも鋳型のようにステレオタイプにみられます（第5章図5-3参照）。これらの所見は脳性麻痺の病型や重症度にかかわらずみられます。

7つの姿勢反応のすべてに異常がみられ，筋緊張の異常をともなう場合は，特に脳性麻痺などの病的な運動発達への進展が強く疑われます。原始反射も，脳性麻痺の危険性の評価や病型診断に役立ちます（第5章表5-3参照）。

移動運動の獲得時期など量的な発達だけで評価すると異常に気づくのはどうしても遅れますが，自発的な姿勢運動パターンを支持機能や協調動作などに着目して質的にも評価し，さらに姿勢反応や原始反射をみることで早期の診断が可能となるのです。

### (3) 脳性麻痺危険児の乳児期の発達

出生から3ヶ月ごとに分けて発達をみてみましょう。

### ①第Ⅰ期3ヶ月（最初の3ヶ月間）

正常発達ではこの3ヶ月の間に，重力に抗して身体を支える起き上がりが少しずつ発達してきます。一見肘で支えて頭を持ち上げているよ

表6-3　第Ⅱ期３ヶ月の症候性危険児―痙直性麻痺とジスキネジーへの危険の比較―

| | 痙直性麻痺への危険 | ジスキネジーへの危険 |
|---|---|---|
| 自　発　運　動 | 少ない | ジスキネジーの突発運動 |
| 筋　ト　ー　ヌ　ス | 意味がない | 意味がない |
| ク　ロ　ー　ヌ　ス | 陰性　φ | 陰性　φ |
| 伸　展　反　射 | すべて陽性<br>＋＋＋ | あったとしても筋緊張亢進の場合，交叉伸展反射のみ |
| ガ　ラ　ン　ト　反　射 | 弱いか陰性　＜－φ | 陽性＋＋＋ |
| 下肢の陽性支持反応 | 陽性＋＋＋ | 陽性＋，自動性の自動歩行に移行 |
| 昇　降　反　射 | 陽性＋，しかし異常パターン | 陽性＋，しかし異常パターン |
| 把　握　反　射<br>　　　　手　掌<br>　　　　足　底 | <br>陽性＋＋＋＋<br>弱いか陰性　＜－φ | <br>弱　い　く<br>陽性＋＋＋＋ |
| 眼　球　の　協　調　運　動 | ほとんど例外なしに交叉性内斜視 | 垂直方向への瞥見運動が阻止されている。しかしオピストトーヌスの突発運動によって代償 |

出典：Vojta，2004より作成

うでも下肢が突っ張っていたり肘を引き込んでいればそれは異常と考えられます。しかし，この時期に脳性麻痺といえるのは筋緊張の著しい異常がある例など例外的です。姿勢反応では，麻痺への移行はまだ評価できません。

②第Ⅱ期３ヶ月（３～６ヶ月）

　乳児期の姿勢運動発達のなかで生後３ヶ月の発達はとても重要です。

　生後３ヶ月の赤ちゃんは，仰臥位では対称的な姿勢で手と手を合わせられ，下肢も股関節，膝関節を直角に曲げて足と足を合わせられ，骨盤も身体を丸くする方向に起き上がってきます。腹臥位では肘支持が可能になります。これらはいずれも肩関節，股関節での屈曲内転を可能にする筋肉のはたらきによるものですが，上記(1)で述べたようにこれらの屈曲内転は，脳性麻痺児にとってはとても難しいことなのです。脳性麻痺では，たとえ歩けていても正しい３ヶ月の発達はできていません。

　生後３ヶ月から始まる３ヶ月間で，正常発達では，手と手を合わせる，手で足を触る，オモチャに手を伸ばすなどの協調運動の発達，腹臥位では肘支持から片肘支持，手支持への発達が

みられますが，脳性麻痺危険児ではこれらが正しい形で獲得できません。特にアテトーゼ型脳性麻痺の危険児では支持起き上がりの障害が顕著です。

　寝返りや側臥位になることも，正しい形ではできず，寝返りしていても反り返っていたり，左右の下肢の分離運動（下側の下肢は伸展，上側の下肢は屈曲）がなく両下肢が伸展していたりします。

　姿勢反応では下肢の伸展が明らかになってきますが，痙直型両麻痺の危険児の引き起こし反応では股関節の屈曲，過剰外転が特徴的です。アテトーゼ型脳性麻痺の危険児では上肢は側方伸展の傾向がみられます。

　このほかにも，表6-3のように自発運動や原始反射で，病型による違いが出てきます。実際には，脳性麻痺はいずれかの型に分けられるものだけではなく，混在していることも多いので，すべてこのとおりではありませんが，診断にあたって押さえたいポイントです。

　片麻痺では，障害側の上肢は手拳となりやすく，赤ちゃんは健常な側ばかり使うのでそちらが"利き手"と思われていたりします。障害側の上肢を他動的に回外すると抵抗があり，手根

反射も陽性です。寝返りは障害側のほうへだけします。

### ③第Ⅲ期3ヶ月（7〜9ヶ月）およびそれ以降

第Ⅲ期以降は，病的な運動パターンはより固定したものとなってきます。

痙直型両麻痺で知的発達もよい子では四つ這いや立位化がみられますが，骨盤を起こすことができず，体幹が前傾した姿勢になります。自力では座位になれず，座らせても円背だったり後方へ倒れてしまいます。痙直型麻痺では，第Ⅲ期3ヶ月の終わり頃からはクローヌスが出現します。

アテトーゼ型脳性麻痺では，筋緊張の変動が大きく，ジストニー（急激な両肢の伸展や反り返り）の突発運動がみられます。

---

## 5 脳性麻痺の各病型について ──症例を通して

ここからは実際の症例についてみてみましょう。なお第5章でも，痙直型両麻痺の第Ⅱ期3ヶ月の診断例を紹介しています。

### 症例1 タカシくん：痙直型四肢麻痺

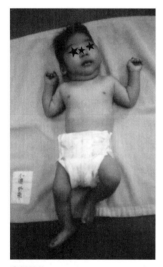

①仰臥位
頭頸部は右へ傾き（倒屈），やや後屈し，両肩は引き込んでいます。

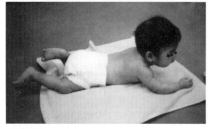

②腹臥位
頭頸部は後屈して挙上していますが，体幹は起き上がりがありません。

図6-1 タカシくんの自発姿勢・運動

【受診までの経過】

タカシくんは，体重は少なめでしたが，満期で元気に生まれました。しかし生後2日目に電解質異常による心室細動のために低酸素性脳症を発症し，頭部MRI検査でも広範な虚血性変化がみられました。生後3ヶ月で初診したときの自発姿勢・運動と姿勢反応が図6-1，6-2です。

【初診時の様子】

仰臥位（図6-1①）では，頭頸部は少し右へ傾き，やや後屈していますが，強い反り返りなどはみられません。両上肢はまだ身体の横にあり，両肩を後方へやや引き込んでいるようです。下肢も挙上はありませんが，各関節は中間位から屈曲位で伸展や尖足はみられません。腹臥位（図6-1②）では頭部を持ち上げていますが，頭頸部が後屈し，体幹は起き上がっていません。

### 姿勢反応

引き起こし反応（図6-2①）は頭頸部が後屈し，下肢は股関節で過外転する異常反応です。ランドー反応（図6-2②）では頭頸部の後屈とともに，両下肢の明らかな伸展がみられます。この下肢の伸展は，腋下懸垂反応（図6-2③），ボイタ反応（図6-2④），コリス水平反応（図6-2⑤）でも

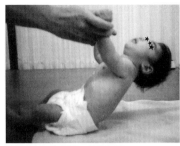

①引き起こし反応：異常反応
頭頸部は後屈し，股関節は過外転しています。

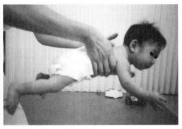

②ランドー反応：異常反応
頭頸部は後屈し，両下肢は伸展しています。

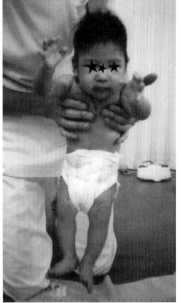

③腋下懸垂反応：異常反応
両下肢が伸展しています。

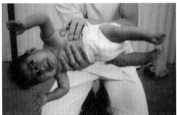

④-1　左のボイタ反応：異常反応
（上側上下肢と頭頸部，体幹で判定）

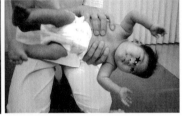

④-2　右のボイタ反応：異常反応
両下肢の伸展・尖足がみられます。

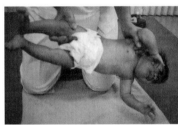

⑤-1　左のコリス水平反応：異常反応
両下肢の伸展，尖足がみられます。

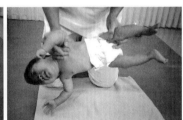

⑤-2　右のコリス水平反応：異常反応

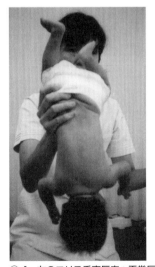

⑥-1　左のコリス垂直反応：正常反応
生後6ヶ月までの反応です。

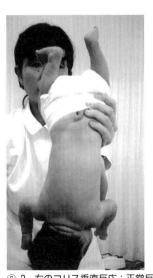
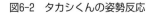

⑥-2　右のコリス垂直反応：正常反応

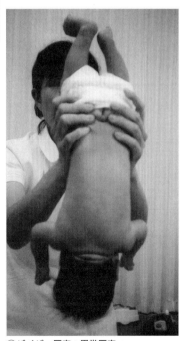

⑦バイパー反応：異常反応
両上肢を屈曲し，手拳を形成しています。

図6-2　タカシくんの姿勢反応

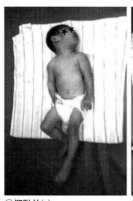 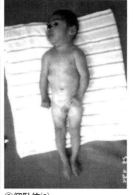

①仰臥位(1)　　　　　　②仰臥位(2)
姿勢の非対称，反りがみられ　両下肢は伸展，尖足位で両上
ます。　　　　　　　　　　肢も伸展傾向です。

**図6-3　生後1歳2ヶ月時のタカシくん**

みられ，いずれも異常反応です。パイパー反応
（**図6-2**⑦）では両上肢の屈曲，手拳がみられ，
やはり異常反応です。コリス垂直反応（**図6-2**
⑥）では下肢の伸展はなく，正常反応だったの
で，7つのうち6つ（6/7）が異常の中症中枢性
協調障害となります。

### 原始反射

　伸展反射（恥骨上反射，交叉伸展反射）は陽性
で下肢腱反射の亢進もみられました。ガラント
反射は陰性でした。

【評価とその後の経過】

　自発姿勢・運動では，強い反り返りや下肢の
伸展などはみられていませんが，姿勢反応では
定型的な下肢の伸展が明らかにみられています。
姿勢反応の異常反応の数からは中症中枢性協調
障害となりますが，脳性麻痺を示す定型的な下
肢の伸展がみられ，低酸素性脳症の病歴もあっ
たので，初診時から理学療法を開始しました。
親子入院も行いましたが，定頸や寝返りは獲得
できず，筋緊張の亢進が経過とともに目立って
いきました。**図6-3**は生後1歳2ヶ月時のタカ
シくんです。残念ながら1年足らずの間に姿勢
の異常はこんなに強まってしまいました。その
後も頭頸部の後屈や全身の反り，緊張が強まり，
ミルクを飲むこともだんだんと難しくなりまし
たが，理学療法を受けていたからか，幼児期ま
で経口哺乳はできていました。

　痙直型四肢麻痺では，頭頸部の後屈や脊柱側
彎症，股関節脱臼，胸郭の扁平化などの身体の
変形が年月とともに進行します。それらは呼吸
や哺乳・摂食の障害などを引き起こします。重
症のお子さんにとっても，哺乳や呼吸を改善し
たり，身体の変形をできるだけ抑えるための理
学療法がとても大切なのです。

---

**症例2　サキちゃん：痙直型両麻痺**

..................................................................................................

【受診までの経過】

　サキちゃんは，予定日より約3ヶ月早く，極
低出生体重児として生まれました。NICUを退
院する前の頭部MRI検査では異常は指摘され
ず，退院後は哺乳もできていました。定頸と寝
返りは修正3，4ヶ月（出生予定日からの月齢）
で通過し，修正11ヶ月で四つ這いと伝い歩きが
できるようになりましたが，自力では座位になれず，修正1歳0ヶ月で当院を紹介され初診し
ました。人にも物にも関心が高く意欲的な赤ち

ゃんでした。初診時の自発姿勢・運動と姿勢反
応を以下に示します。

【初診時の様子】

　自分で座位にはなれませんが，座らせると両
手を床についてオモチャを見ています。しかし
脊柱の後彎と頭頸部の後屈が強くみられます
（**図6-4**①）。つかまり立ちは，体幹を起こせず前
傾が強く，脊柱（特に腰椎部）が後彎し，両下肢
は尖足位です（**図6-4**②）。四つ這い位も腰椎部
の後彎のほか，上肢の内旋，手指の屈曲，股関

節の外転など上下肢の支持の弱さを示す所見も
みられます（図6-4③）。

痙直型両麻痺では，下肢の緊張や尖足が目立
ちますが，ここに示したように，いずれの姿勢
でも脊柱を伸展することができていない（全身
の支持機能が弱い）ということが，とても重要
なポイントです。

### 姿勢反応

引き起こし反応（図6-5①）では頭頸部は後屈
し，下肢は，右が9ヶ月以上，左は7〜9ヶ月
の反応で左右差がみられます。ランドー反応
（図6-5②），腋下懸垂反応（図6-5③），ボイタ反
応（図6-5④），コリス水平反応（図6-5⑤）では
脳性麻痺の赤ちゃんの定型的な下肢の伸展，尖
足がみられました。コリス垂直反応（図6-5⑥）
では右下肢は伸展，尖足，左下肢は7ヶ月まで
の反応で引き起こし反応と同様の左右差がみら
れました。パイパー反応（図6-5⑦）は月齢や自
発運動のレベルに比べて体幹の伸展や上肢の外
転が不足しており，異常反応と考えます。7つ
の姿勢反応すべてが異常で，下肢の緊張亢進も
ともなっていました。

### 原始反射

下肢の腱反射は亢進しクローヌスも陽性で，
下肢を床につけると伸展突張がみられました。
原始反射では，痙性を示す，ロッソリーモ反射
は両側陽性，踵骨反射は右が（＋），左は（±），
また，ガラント反射は右が強陽性，左も陽性で
した。いずれも異常所見です。

### 【評価とその後の経過】

自発姿勢・運動，姿勢反応，反射などの反射
所見より痙直型両麻痺と診断しましたが，下肢
の姿勢・運動，姿勢反応，反射には左右差があ
り，体幹の弱さを示してかガラント反射もみら
れました。

初診時から理学療法を開始し，親子入院も繰
り返し行い，リキちゃんは修正2歳3ヶ月で数
歩歩き始め，修正3歳頃からは続けて歩けるよ
うになりました。

頭部MRI検査では，初診後の再検査で脳室
周囲白質軟化症の所見がみられました。

図6-6は修正3歳10ヶ月のサキちゃんです。
座位では骨盤が倒れ（後傾）円背（脊柱が後彎）
となり，初診時の体幹の弱さが残っています。
歩行では右の立脚相で尖足がみられています。

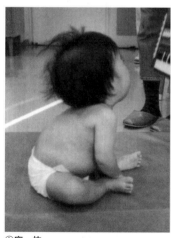

①座　位
両手を床につき，強い脊柱後彎と頭頸部
の後屈がみられます。

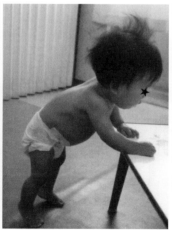

②つかまり立ち
体幹は前傾し，脊柱は後彎しています。
両下肢は尖足位です。

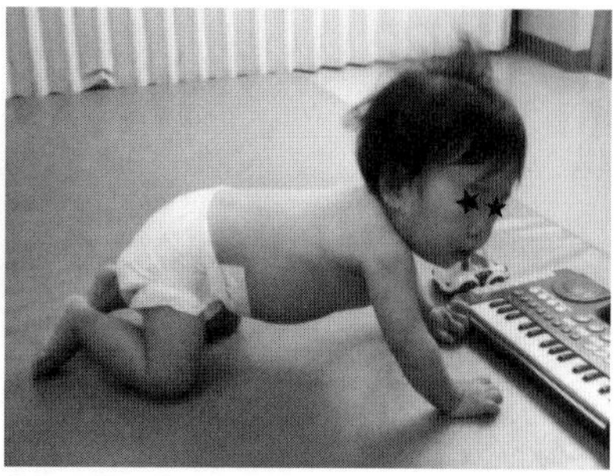

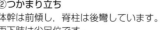

③四つ這い位
上肢は内旋，手指が屈曲しており腰相部の後彎，
股関節の外転もみられます。

**図6-4　サキちゃんの自発姿勢・運動**

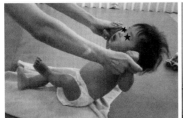

①引き起こし反応：異常反応
頭頸部は後屈し、両下肢は非対称です。

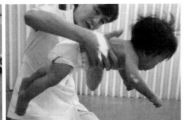

②ランドー反応：異常反応
両下肢の伸展、尖足がみられます。

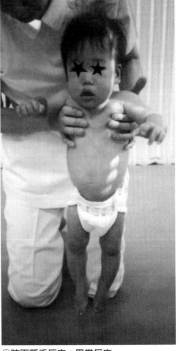

③腋下懸垂反応：異常反応
両下肢の伸展、尖足がみられます。

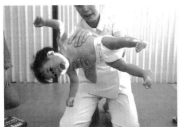

④-1　左のボイタ反応：異常反応
両下肢の伸展がみられます。

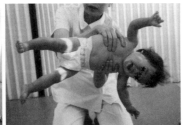

④-2　右のボイタ反応：異常反応
両下肢の伸展がみられます。

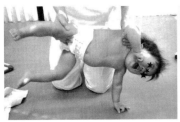

⑤-1　左のコリス水平反応：異常反応
両下肢の伸展、尖足がみられます。

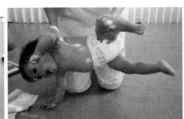

⑤-2　右のコリス水平反応：異常反応

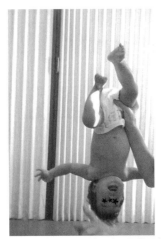

⑥-1　左のコリス垂直反応：異常反応
右下肢は伸展、左下肢は6ヶ月までの反応。

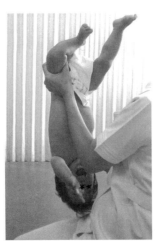
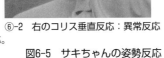

⑥-2　右のコリス垂直反応：異常反応

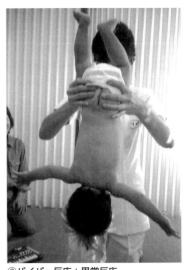

⑦パイパー反応：異常反応
上肢は4～6ヶ月の反応で体幹の伸展も不良。

図6-5　サキちゃんの姿勢反応

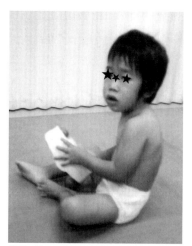

①座　位
脊柱は後彎しています。

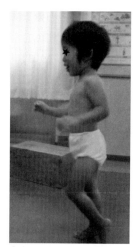

②歩　行
右立脚相で尖足がみられます。

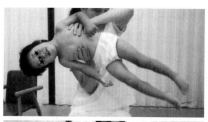
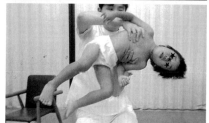

③左右のボイタ反応
両下肢の伸展尖足回旋がみられます。

**図6-6　3歳10ヶ月のサキちゃん**

ボイタ反応では両下肢の伸展，尖足，内旋がみられ，移動機能が発達しても姿勢反応では特徴的なパターンを示しています。また頭部から体幹は上に凸で，これも脊柱の支持機能の弱さを示すと考えられます。

脳性麻痺では，実用歩行を獲得できても縄跳びなどの協調運動は難しいとされますが，サキちゃんは小学2年生で縄跳びが上手にできるようになり，ケンケンも5年生のときには左右とも30回以上できるようになりました。しかし，成長しても片足立ちは左のほうが長くでき，クローヌスは右で明らかでした。

痙直型両麻痺の原因となる脳室周囲白質軟化症は両側性の病変ですが，麻痺にはサキちゃんのように左右差がみられることも少なくありません。

サキちゃんのような軽症の脳性麻痺の場合は，四つ這いや伝い歩きまでは大きな遅れなしに獲得できることに注意が必要です。しかし，軽症でも，歩行やそれ以降の運動発達は遅れ，悔しい思いもしていたでしょう。学童期には移動で困ることはなく，縄跳びも上手にできるようになったのは，理学療法などのリハビリテーションの賜物といえます。

サキちゃんは学習面では大きな問題はありませんでしたが，痙直型両麻痺では，知的発達がよくても視覚認知の障害や上肢の巧緻動作の難しさから学習面に難しさがでることがあり，ていねいな評価や配慮が必要です。

**症例3　アユムくん：痙直型片麻痺**

【受診までの経過】

アユムくんは満期で，元気に出生しました。生後3ヶ月頃からお母さんはアユムくんが右手をあまり使わず，握っていることが多いことに気づいていました。保健所での健診から病院を紹介され受診したところ，頭部MRI検査で左中大脳動脈領域の広範な脳梗塞後の所見（胎児期に脳梗塞があったと思われる所見）（図6-7）を指摘され，リハビリテーションのために生後6ヶ月で当院を初診しました。

初診時，定頸はしていましたが，寝返りは左右どちらもまだでした。初診時の自発姿勢・運動と姿勢反応を以下に示します。

【初診時の様子】

仰臥位(1)（**図6-8①**）では左下肢は各関節を屈曲し3〜4ヶ月頃に近いレベルの下肢の挙上がみられるのに対して，右下肢は屈曲が弱く，挙上できていません。また仰臥位(2)（**図6-8②**）のほうでは，オモチャを左手で持つときに，右上肢を後方に引き込み伸展して右手を握っています。これらは片麻痺で特徴的な所見です。また体幹も左凸の左右差があり，両下肢とも挙上が

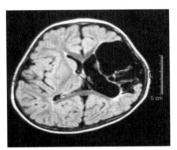
左中大脳動脈領域に嚢胞状病変と左側脳室の拡大がみられる。
**図6-7 頭部MRI検査所見**

みられないことから，身体の軸がまだしっかりしておらず，腹筋のはたらきも弱いと考えられます。腹臥位では右上肢を引き込み，対称的な肘支持はできていませんでした。

姿勢反応

引き起こし反応（**図6-9①**）では（写真では見えにくいですが）右下肢は伸展傾向でした。頭頸部は4〜6ヶ月の反応です。ランドー反応（**図6-9②**）では右上肢は伸展して手拳を形成しており，右下肢も伸展し，やや尖足位をとっています。腋下懸垂反応（**図6-9③**）では左下肢は4〜7ヶ月の屈曲反応ですが，右下肢は3ヶ月までの反応に近い肢位で左右差が明らかです。ボイタ反応では（写真はお示しできていませんが）右下肢は伸展傾向で異常反応でした。コリス水平反応（**図6-9④**）では右下肢は伸展し尖足位をとった異常反応でしたが，左下肢は6ヶ月までの正常な反応です。手の支持は左右ともまだできていません。コリス垂直反応（**図6-9⑤**）は右下肢は伸展傾向，左下肢は6ヶ月までの正常な反応です。パイパー反応（**図6-9⑥**）では（写真には収まっていませんが）右上肢の手拳が

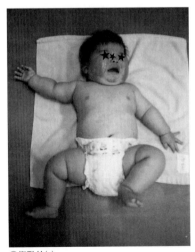
①仰臥位(1)
左下肢は屈曲し，挙上していますが右下肢は屈曲が弱く挙上もみられません。

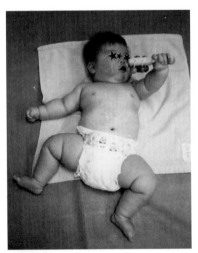
②仰臥位(2)
左手でオモチャを持つと，右上肢は後方に引き込み，手拳を形成しています。体幹も左凸です。

**図6-8 アユムくんの自発姿勢・運動**

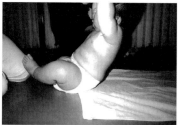

①引き起こし反応：異常反応
右下肢は股関節で外転しています。頭頸部
4〜6ヶ月の反応です。

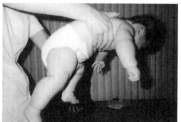

②ランドー反応：異常反応
右上肢は伸展し，手拳を形成しています。
右下肢も伸展し，やや尖足です。

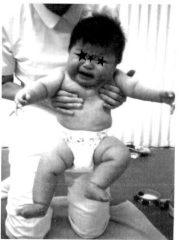

③腋下懸垂反応：異常反応
下肢の左右差が明らかです。

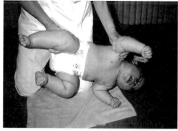

④-1　左のコリス水平反応：正常反応

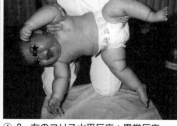

④-2　右のコリス水平反応：異常反応
右下肢は伸展，尖足位です。左下肢は 6 ヶ月までの正常反応です。

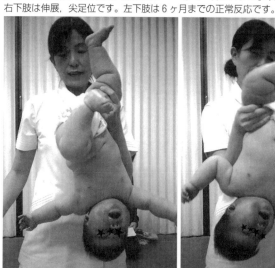

⑤-1　左のコリス垂直反応：正常反応

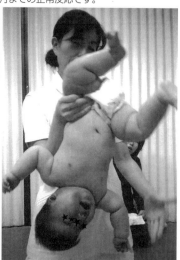

⑤-2　右のコリス垂直反応：異常反応
右下肢は伸展傾向，左下肢は 6 ヶ月までの正常反応です。

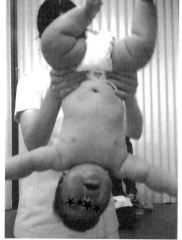

⑥パイパー反応：異常反応
頭部はやや左へ側屈しています。右上肢は
手拳形成していました。

図6-9　アユムくんの姿勢反応

みられました。頭部はやや左に側屈しています。姿勢反応は7つすべてで右側上下肢の伸展や手拳などがみられ，異常反応です。

### 原始反射

交叉伸展反射，恥骨上反射，ロッソリーモ反射が右側で陽性で，足の把握反射は右側で減弱していました。手根反射も右側で陽性でした。下肢の腱反射には顕著な異常はありませんでした。ガラント反射は左右とも陰性でした。

### 【評価とその後の経過】

自発姿勢・運動，姿勢反応，原始反射はすべて，右の片麻痺を強く示唆するもので，脳性麻痺危険児として理学療法を開始し，親子入院も行いました。

寝返りは右方向へ1歳を過ぎてからできるようになりました。寝返りの際には，上側上肢を正中を越えて伸ばし，上側下肢を屈曲内転するので，片麻痺の赤ちゃんでは，患側への寝返りが先にできるようになります。この頃には右手も開いていることが多くなり，左手を右手に近づけるかたちで拍手するなど右手を意識する様子が出てきました。移動はシャフリングを経て1歳7ヶ月から伝い歩き，1歳8ヶ月からひとり立ち，1歳10ヶ月から独歩が始まりました。右足の外反扁平足があり，足底板を使っています。両足跳びは3歳前からできるようになりましたが，片足立ちやケンケンは幼児期にはでき

ませんでした。作業療法や遊びのなかで両手動作を促し続けていると，次第に物を押さえるときなどに補助的に右手も使えるようになりました。

片麻痺のお子さんでは，アユムくんと同じように3ヶ月頃から一方の上肢を使わないことに気づかれながら，周産期には特に問題がないことも多いからか，幼児期になって診断されるようなこともしばしばです。

同じ片麻痺でも，脳病変の位置や大きさによっても症状の出方はさまざまです。当院に紹介されたケースにも，歩行開始後，外反扁平足として当院整形外科で治療を受けているうちに尖足歩行が出現して小児科に紹介されたお子さんや，幼児期後半になって縄跳びがうまくできないことから気づかれたお子さんもいます。

片麻痺の下肢の痙性に対しては，リハビリテーションに加えてボツリヌス治療も有効ですが，リハビリテーションの開始が遅れると拘縮が早期に起こり，尖足に対する手術が幼児期に必要になることもあります。

歩行は2歳台で獲得できることが多く，移動には大きくは困らないケースでも，学校生活のなかでは定規やリコーダーの使用など細かい両手動作で苦労することも多く，長期的なリハビリテーションが必要です。

---

### 症例4　マサトくん：アテトーゼ型麻痺

### 【受診までの経過】

マサトくんは，予定日より約3ヶ月早く，極低出生体重児として生まれました。早期新生児期の経過は比較的順調でしたが，無呼吸発作が続き約2ヶ月間酸素投与を受けたのち退院しました。生後3ヶ月頃には筋緊張の亢進からチアノーゼを起こし再入院しています。

里帰り出産から地元に戻り，自宅近くの医療機関でフォローを受けていましたが，修正4ヶ月末に当院を初診しました。あやし笑いや発声はみられましたが，睡眠は不安定で哺乳にも時間がかかり，機嫌も変動しやすい状態でした。初診時の自発姿勢・運動と姿勢反応を以下に示します。

【初診時の様子】

　図6-10①の仰臥位では頭部は右向きで左に側屈しており，顔面側（右側）の上肢は伸展，後頭側（左側）の上肢は屈曲した非対称性緊張性頸反射（ATNR）様の姿勢が多くみられました。この時両手は手拳を形成し，両下肢は伸展し足趾の開扇もみられます。オモチャを注視しているのですが，この時に大きく開いた口が特徴的です。手と口の協応は顔を左右に向けてしていましたが，手と手の協応はできませんでした。オモチャは追視しましたが，姿勢のために制限されていました。

　腹臥位（図6-10②）の支持はまったくできず，両手は手拳で両下肢は伸展し，緊張も亢進していました。

<u>姿勢反応</u>

　引き起こし反応（図6-11①）では頭頸部は強く後屈し，両下肢は尖足位で足趾の開扇もみられ，股関節も過外転しています。ランドー反応（図6-11②）では脊柱の伸展がまったくみられない6週未満の状態で，手拳を形成しています。

腋下懸垂反応（図6-11③）では両下肢を伸展しています。ボイタ反応（図6-11④）では右上肢の屈曲と手拳，左上肢の伸展と手拳，左下肢の伸展の異常所見がみられ，体幹も低緊張で伸展できていません。コリス水平反応（図6-11⑤）では両下肢の伸展，尖足がみられ，両上肢も手拳を形成しています。コリス垂直反応（図6-11⑥）では両下肢は伸展しています。パイパー反応（図6-11⑦）では両上肢は手拳を形成し，頭頸部は右向き左側屈の非対称があります。いずれの姿勢反応でも，下肢の伸展や，手拳形成など脳性麻痺の定型的な異常所見が鋳型のようにみられ，7つすべてが異常でした。

<u>原始反射</u>

　ガラント反射は強陽性で，足の把握反射も陽性でした。腱反射の亢進はなく，交叉伸展反射が左のみ陽性で恥骨上反射は左右とも（±）下肢の伸展突張も（±）でした。視性瞬目反射は陽性でした。

【評価とその後の経過】

　腹臥位の発達（起き上がり機構）の障害が強く，

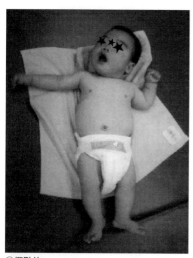

①仰臥位
頭部は右向きで左に傾いています。ATNR様の姿勢ですが両手は手拳で，両下肢を伸展しています。

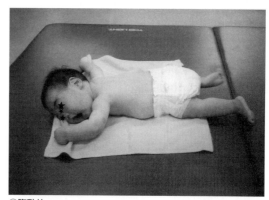

②腹臥位
支持がまったくできず，両下肢は伸展しています。両手は手拳です。

図6-10　マサトくんの自発姿勢・運動

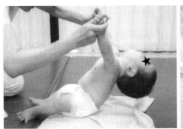

①引き起こし反応：異常反応
頭頸部は強く後彎し，両下肢は尖足位で足趾が開扇し，股関節は過外転です。

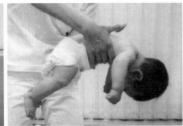

②ランドー反応：異常反応
体幹の伸展は6週未満で，両側の手拳を形成しています。

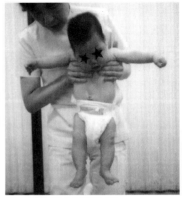

③腋下懸垂反応：異常反応
両下肢を伸展しています。

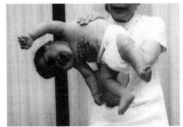

④-1　左のボイタ反応：異常反応　　④-2　右のボイタ反応：異常反応
右上肢の屈曲と手拳，左上肢の伸展と手拳，左下肢の伸展がみられ，体幹も低緊張です。

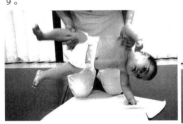

⑤-1　左のコリス水平反応：異常反応　　⑤-2　右のコリス水平反応：異常反応
両下肢の伸展，尖足がみられ，両上肢は手拳を形成しています。

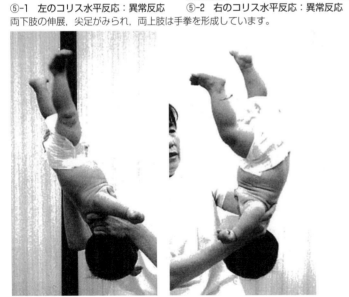

⑥-1　左のコリス垂直反応：異常反応　⑥-2　右のコリス垂直反応：異常反応
両下肢が伸展しています。

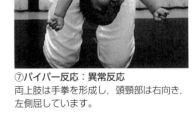

⑦パイパー反応：異常反応
両上肢は手拳を形成し，頭頸部は右向き，左側屈しています。

図6-11　マサトくんの姿勢反応

仰臥位姿勢の左右差も強くみられています。7つの姿勢反応すべてで脳性麻痺の定型的な異常所見がみられ，さらに原始反射の所見を含めると，脳性麻痺，そのなかでもアテトーゼ型麻痺の危険性が強く疑われました。自発運動での開口はアテトーゼ型麻痺に特徴的で不随意運動と考えられています。視性瞬目反射が陽性でオモチャにも興味を示し，知的な発達のよさが感じられました。

　理学療法を開始し，親子入院も行いました。姿勢運動発達の面では定頸や寝返り座位は獲得できていませんが，身体を動かす遊びやプール，絵本などは大好きで楽しめています。有意語はでていませんが，言葉や状況の理解は進み，2歳頃には，好きなことがあるとわかると喜び，カバンや服で外出先がわかるようになりました。言語の理解はできていても表出に障害があるのもアテトーゼ型脳性麻痺の特徴です。

　乳児期は，体幹や頭頸部の低緊張が前面に出ていましたが，成長とともに筋緊張が強まっていきました。筋緊張の変動も大きく，何かをしようとしたときや，驚いたとき，新しい場所に行ったときなどに強まり，学齢期になるとより顕著になっていきました。このような変動をともなう緊張はアテトーゼ型脳性麻痺に特徴的なものですが，日常生活におよぼす影響も大きく，内服薬やボツリヌス治療を行っています。

## 症例 5　ヒロシくん：アテトーゼ型麻痺

**【受診までの経過】**

　ヒロシくんは満期で特に問題なく出生しました。寝返りは 6 ヶ月でできるようになりましたが，以後の運動発達が遅れ，11 ヶ月からずり這いを始めましたが，この時点では座位にもなれなかったため，1 歳 4 ヶ月で当院を初診しました。有意語はまだでしたが，表情は豊かでオモチャにも興味を示しました。初診時の自発姿勢・運動と姿勢反応を以下に示します。

**【初診時の様子】**

　座位（図6-12①）をとらせると座りますが，骨盤は後方に傾き，強い円背です。両下肢を開いてバランスをとろうとしていますが，不安定で後ろに倒れそうになりました。ずり這い（図6-12②）では，左肘に体重をかけて前進しますが，肘の位置は肩よりも後方で体幹は左に傾き，正しい肘支持を利用したずり這いはできていませんでした。

**姿勢反応**

　引き起こし反応（図6-13①）では頭頸部は後屈し，背中の丸さも目立ちます。両下肢は 7 ヶ月以降の反応ですが，その月齢の正常反応と比べると骨盤は後傾し背中も丸く，体幹の支持の弱さを示しています。ランドー反応（図6-13②）では脊柱が胸椎部でも伸展できておらず（4 ヶ月未満），手拳を形成し，下肢は伸展しています。下肢の伸展は左でより強いようです。ボイタ反応（図6-13③）では両側で下肢の伸展，尖足，内旋がみられます。コリス水平反応（図6-13④）では，上肢は両側とも屈曲し手の支持はできず，左下肢の伸展，尖足と右下肢の伸展傾向がみられます。腋下懸垂反応では（写真はお示しできていませんが），両下肢の伸展と交叉がみられました。コリス垂直反応（図6-13⑤）では，左は股膝屈曲（6 ヶ月までの反応），右は股屈曲，膝伸展（7 ヶ月以上の反応）と左右差があり，パイパー反応（図6-13⑥）では体幹の伸展が弱く両上肢を前方に伸ばしていました。ランドー反応，ボイタ反応，コリス水平反応で，脳性麻痺で定型的な下肢の伸展がみられ，7 つの姿勢反応す

べてが異常で，低緊張をともなっていました。

原始反射

　ガラント反射は陽性でしたが，腱反射は正常で，伸展反射はすべて陰性でした。クローヌスも陰性でした。

【評価とその後の経過】

　症例4のような姿勢の左右差や筋緊張の変動は明らかではありませんが，座位姿勢やずり這いのやり方は，体幹の支持や，抗重力機能の弱さを示しています。姿勢反応では，脳性麻痺として定型的な下肢の伸展のほか，左右差や頭頸部，体幹の異常など7つの姿勢反応のすべてが異常でした。原始反射では痙性のサインはなくガラント反射が残存しているのでアテトーゼ型麻痺が疑われます。アテトーゼ型麻痺は四肢麻痺ですが，姿勢の保持や上肢の障害が下肢の障害より強いのが特徴で，ヒロシくんもずり這いをしていますが，正しい肘での支持はできておらず，そこから発達が進みにくい状態です。

　理学療法を開始し，親子入院も行ったところ，1歳7ヶ月から四つ這いとつかまり立ち，2歳0ヶ月から伝い歩きを始めました。4歳8ヶ月から少しずつ歩けるようになり，室内を数メートル歩くようになりましたが，学齢期以降，少しずつ痙性が出現し，クローヌスも陽性となり，歩行も徐々に難しくなっていきました。幼児期までは純粋なアテトーゼ型麻痺の経過でしたが，

成長とともに痙性が出現してきたケースです。

　また，運動以外の課題はコミュニケーションで，家庭など慣れた環境以外では言葉が出にくく，環境の変化に弱い面もあります。

＊

　アテトーゼ型脳性麻痺は，核黄疸が代表的な原因でかつては成熟児に多いとされていましたが，成熟児では交換輸血などの治療により核黄疸はみられなくなりました。現在の成熟児のアテトーゼ型脳性麻痺の原因は，周産期の低酸素状態によるものが多く，この場合は混合型がほとんどです。

　低出生体重児の核黄疸につながる高ビリルビン血症の管理は，赤ちゃんが未熟であるほど難しく，アテトーゼ型脳性麻痺は，症例4のマサトくんのような極あるいは超低出生体重児に多くみられます。

　アテトーゼ型脳性麻痺の重症度はさまざまで，マサトくんのように寝返りも難しい人から，実用歩行を獲得している人までいます。重度の人ほど筋緊張の変動も大きく，突発的な不随意運動もみられます。

　姿勢の左右差も強く脊柱側彎症や胸郭の変形に注意が必要です。

　言語の障害が表出の面でみられ，言葉を理解できていてもまったく話せない人から，発音が不明瞭ながら話せる人まで程度はさまざまです

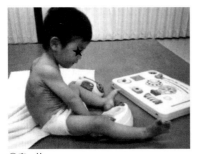

①座　位
円背が強く，両下肢を大きく開いてバランスをとろうとしています。

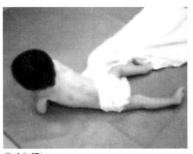

②ずり這い
体幹は左に傾き，左肘は肩よりも後方に引き込んでいます。

図6-12　ヒロシくんの自発姿勢・運動

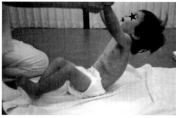

①引き起こし反応：異常反応
頭頸部は後屈し，体幹はやや後彎していま
す。

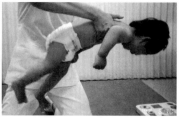

②ランドー反応：異常反応
脊柱の伸展は４ヶ月未満で，手拳形成，下
肢の伸展がみられます。

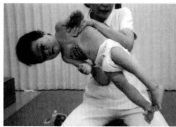

③-1　左のボイタ反応：異常反応

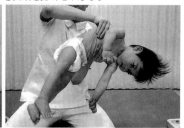

③-2　右のボイタ反応：異常反応
左右とも下肢の伸展，尖足，内旋がみられます。

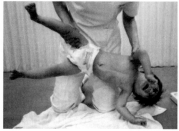

④-1　左のコリス水平反応：異常反応

④-2　右のコリス水平反応：異常反応
両上肢は屈曲し，手の支持はできていません。左下肢の伸展，尖足がみられます。右
下肢は伸展傾向。

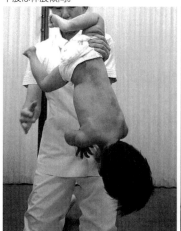

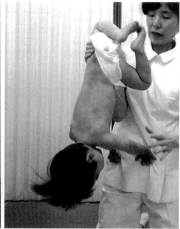

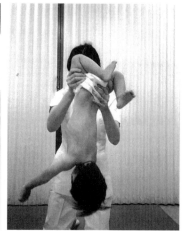

⑤-1　右のコリス垂直反応（７ヶ月以上
　　　の反応）

⑤-2　左のコリス垂直反応（６ヶ月まで
　　　の反応）

⑥パイパー反応
体幹の伸展が弱く、両上肢を前方へ伸展し
ています。

図6-13　ヒロシくんの姿勢反応

が，共通した合併症です。寝たきりのお子さんでも知的な発達はよく（通常の発達検査で測定するのは困難ですが），驚くほど豊かな世界をもっていることに驚かされることもしばしばです。上肢の障害のため意思伝達装置なども使いにくいですが，機器の進歩により意思の表出がより円滑になることが望まれます。

## 6　脳性麻痺の治療

脳性麻痺危険児や脳性麻痺児の治療の中心はリハビリテーションですが，脳性麻痺にともなう痙縮の治療として図6-14のような治療があります。図に示されているように，各治療の適応は，脳性麻痺の重症度と年齢によって異なりますが，それぞれ実施症例は増加しています。

痙縮は，痙直型麻痺にみられる筋緊張の亢進で脳性麻痺の運動障害の要因の一つであり，痙縮を軽減することで脳性麻痺児の状態が改善したり，移動がやりやすくなったりします。しかし，脳性麻痺の子どもには，支持機能の障害や協調的な筋肉の活動の障害などがあり，これらを改善できるのはリハビリテーションだけです。痙縮の治療法はいずれも単独で効果を発揮するものではなく，ほかの治療，特に有効なリハビリテーションと組み合わせることで効果を発揮するものです。

ここでは，リハビリテーション，ボツリヌス治療，選択的脊髄後根離断術を受けた脳性麻痺のお子さんについて紹介します。なお，この章で紹介した症例ではリハビリテーションを，まず理学療法から開始していますが，作業療法，言語聴覚療法も全例実施しています。また，遊びのなかで運動や遊具などを活用した豊かな経験を重ねて発達を伸ばし，意欲を引き出すための通園療育も受けています。

### 症例　ワタルくん：痙直型両麻痺

ワタルくんは予定日より3ヶ月近く早く，極低出生体重児として生まれました。脳室周囲白質軟化症を合併し，1歳前に痙直型両麻痺と診断されました。当院に修正9ヶ月で初診したとき，仰臥位では上肢はオモチャに伸ばしていましたが，両下肢は伸展位で挙上も乏しく，腹臥位は肘支持ができず，上肢を突っ張るようにして頭部を挙上していました。寝返りもできず，背這いをしていました。両下肢の腱反射や緊張の亢進もみられていました。

理学療法を開始し，親子入院も行ったところ，修正1歳5ヶ月から四つ這い，修正3歳6ヶ月から伝い歩きを始めましたが，下肢の緊張が強く，伝い歩きでは1歩ごとに下肢の伸展突張が出るような状態でした。同様の状態が続きましたが，5歳8ヶ月時にボツリヌス治療が脳性麻痺の尖足に対して保険適応となったことから，計3回のボツリヌス治療を行いました。その結果，伝い歩きの安定，手つなぎ歩行の安定，杖歩行の安定が順次みられ，6歳8ヶ月から独歩も可能となり，杖歩行であれば数百メートル歩けるようになりました。その後，ご家族の希望もあって永続的な治療である選択的脊髄後根離断術を他院で7歳7ヶ月時に受けました。この治療の後には，緊張の低下とともに，一時的に機能低下が起こりますが，ワタルくんの場合は，10ヶ月後にはもとの運動機能に戻り，以後それを維持できています。

ワタルくんの場合は，知的発達もよく，お母さんも熱心にボイタ法の治療に取り組まれていました。ボイタ法の治療により体幹の支持機能がしっかりしていた状態でボツリヌス治療により痙縮をとったことが，歩行の獲得につながったと考えられます。また選択的脊髄後根離断術を受ける前に，実用的な杖歩行を獲得できていたこともよかったと考えています。

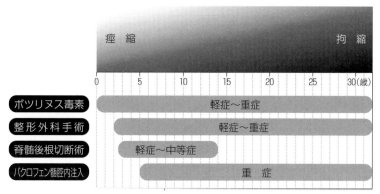

図6-14　脳性麻痺の痙縮への各種療法
出典：朝貝芳美氏作成の図版を転載

　本章では，姿勢運動面を中心に脳性麻痺について述べましたが，さまざまな病型，重症度があり，それぞれに特性や合併しやすい障害があることが，おわかりいただけたでしょうか。早期に診断し，リハビリテーションや療育につなげることが大切ですが，それとともに，脳性麻痺の子どもたちが成長のなかで出会う困難を乗り越えたり，心豊かな生活が送れるように多職種で息の長い支援を行うことが大切だと感じています。

# 第7章　発達障害（神経発達症）

発達障害（神経発達症）は，一般的に言葉の遅れ・視線が合わない・指差しをしないなど，1歳半健診以後の幼児期の症状によってスクリーニングされます。その後，発達検査を経て療育相談に結びつき，経過観察後に発達の凸凹で診断されることが多いかと思います。幼児期後半には集団生活のなかでの不適応行動によって発見され，また，学齢期になって学習困難や登校しぶりが起こってから診断に結びつくこともあります。さらには思春期以後の孤立や家族問題，非行などで明らかになる場合や，成人になって社会に出てから，その生きにくさによって気づく場合もあります。

発達障害自体は何らかの脳障害によって起こるのですが，日々の生きにくさや育てにくさは適切な対応のしかたで変化することができます。乳児ならボイタ治療や育児体操で笑顔が増え，おっぱいが飲みやすくなり，ぐっすり眠るようになったり，1〜2歳なら，お母さんに1日に何度も抱きしめてもらうだけで，お母さんと視線が合いやすくなったり，まねが増えたり指差しができるようになったりします。同じように，4〜5歳でも，行動の否定や怒るのをやめるだけで，また，お手伝いを頼んで「ありがとう」と感謝を伝えたり，「そうそう」と肯定することを増やすだけで，お子さんの症状が軽くなることがあります。

筆者はそのような経験から，「氏より育ち」の面が大きいと考えるようになりました。つま

り，不器用・感覚過敏・こだわり・不注意・多動など，お子さんのもつ生きにくさが育てにくさにつながっており，同時に，命令や否定の多い育ちの過程で，二次的に自己肯定できなくなり，結果として家族関係が悪くなり，社会適応できなくなっていくのではないかとの考え方です。

この章では発達障害の一般的な考え方について触れた後，中枢性協調障害・脳性麻痺危険児を経て発達障害の診断にいたる過程を示し（図7-4参照），症例提示を含めて早期介入の必要性について述べたいと思います。

## 1　発達障害の診断名にかかわる言葉

最近でこそ発達障害という言葉は一般にも知られるようになりましたが，この半世紀の間にさまざまな名前で呼ばれてきました。その文章がいつ頃に書かれたかによって，その名前と概念が少しずつ違いますので，発達障害について述べる前に，歴史的変遷について少し触れておきます。これらは今後また細かい部分で変化する可能性もありますが，大きな方向性としては変わらないものと思います。

1943年にカナーが知的障害や言葉の遅れをともなう自閉症児を発見し，1944年にアスペルガーが軽度な自閉症の子どもを「自閉的精神病質」として紹介しました。このようにして，自閉症は脳性麻痺，その他の運動症群（運動障害

や知的障害）とは別のカテゴリーとして認められるようになりました。

　また，1959年には微細脳障害（MBD）という言葉で注意欠如多動症（ADHD）や学習障害（LD）が記載され始め，米国精神医学会の，『精神疾患の診断・統計マニュアル』の第三版DSM-Ⅲ（1980年）とその改訂版DSM-Ⅲ-TR（1987年）において，発達障害という言葉が使われ始めました。しかし，1994年のDSM-ⅣやDSM-Ⅳ-TR以後では高機能自閉症・アスペルガー症候群・非定型自閉症などをまとめて広汎性発達障害（PDD）と呼ぶようになりました。自閉症児を娘にもつウィングは，自閉症児は三つ組（①社会性の障害，②コミュニケーションの発達の遅れと偏り，③想像力の障害とこだわり）の特性をもっており，その症状がスペクトラム（連続性）であるとの概念を取り入れました。その考え方は現在も続いています。また，日本では2000年頃から知的障害をともなわない発達障害（発達指数（DQ）が70以上）の総称として軽度発達障害という言葉が使われました（これはPDDも含みます）が，現在ではほとんど使われ

なくなりました。

　2013年，米国精神医学会から新しいマニュアル（DSM-5；**表7-1**）が出版されました。DSM-5とDSM-Ⅲ・Ⅳの診断基準におけるもっとも大きな違いは，DSM-Ⅲ・ⅣではPDDと診断されると注意欠如・多動症（ADHD）や限局性学習症（SLD）・発達性協調運動症（障害）（DCD）の並列診断はできませんでしたが，DSM-5では自閉スペクトラム症（ASD）とADHDやSLD，DCDの並列診断ができることです（**図7-1**）。また，障害の重症度が支援の程度によって決められる点も新しく実用的です（**図7-2**）。ASDの診断では，ローナ・ウィングの三つ組に加えて，聴覚・視覚・嗅覚・味覚・触覚などの感覚過敏を明示したことで，乳児早期から，赤ちゃんの困りに気づきやすくなったと思います。子どものADHDについては，不注意9項目中6項目以上・多動性衝動性9項目中6項目以上（17歳以上は5項目）が該当し，12歳未満から症状があることとされました。SLDの診断は，読字障害・書字障害・算数障害に分けられ，困難に対する介入が6ヶ月以上行われたにもかかわらず困難が持続していることが基準とされています。

　日本語の独自性も含め，文字を書くのに時間がかかりすぎる書字困難を学習障害とするかどうか，実際には判断に迷うこともあります。また，医療的な介入法があっても，教育現場での人・物・場所などの不足から介入できない場合

表7-1　DSM-5の神経発達症群

| ① | 知的能力障害群 |
| ② | コミュニケーション症群 |
| ③ | 自閉スペクトラム症（ASD） |
| ④ | 注意欠如・多動症（ADHD） |
| ⑤ | 限局性学習症（SLD） |
| ⑥ | 運動症群 |
| ⑦ | 他の神経発達症群 |

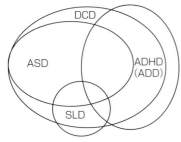

特に幼児期学童期には発達障害は併存していることが多く，各円は年齢や環境によって大きくなったり小さくなったり変化する。

図7-1　発達障害の併存

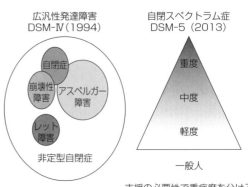

支援の必要性で重症度を分ける

図7-2　広汎性発達障害と自閉スペクトラム症

も多くみられます。ここに英語の学習が始まると新しいSLDが加わりそうです。

## 2　発達障害と脳性麻痺との関係

　ASDやADHDなどは，3～6歳以上で集団生活が始まってから社会性・コミュニケーションの障害が明らかになって診断されることが多く，SLDは学習が始まってから明らかになる場合が多いため，乳児早期は発達障害の確定診断はできません。

　ボイタによる早期診断学では，仰臥位・腹臥位・移動運動などの自発的姿勢運動に加えて，7つの姿勢反応によって中枢性協調障害（第5章参照）の程度を，重症・中症・軽症・微軽症に分け，原始反射の状態によって脳性麻痺危険児かどうかを診断します。脳性麻痺危険児の診断でボイタ治療を処方し数年経過を見ていると，最終的に発達障害（本章症例4：145ページ参照）や正常範囲の発達に変化する子どもにも出会います。また，非対称性の強い中枢性協調障害の診断で治療を開始し（本章症例1：132ページ・症例2：138ページ参照），経過観察中に視線が合いにくい・人見知りしない・まねしない・お母

さんへの後追いがない・指差ししない・多動傾向・尖足や外反扁平足で歩くなどの行動から，発達障害の診断にいたることもしばしばです。

　過去の種々の前方視的また後方視的研究（文献一覧参照）から，筆者は脳性麻痺（**図7-3**）と発達障害は**図7-4**のような関係になっているのではないかと考え，すべての発達障害はDCDから始まっているのではないかと考えています。新生児期や乳児早期の赤ちゃんの発達や育児指導にかかわる方々に，理想的な姿勢運動発達について知っていただくとともに，発達障害児の示す早期の症状に気づいていただき，できるだけ早期に問題点を発見して早期介入していただくために，第10章に示すような育児体操を考案

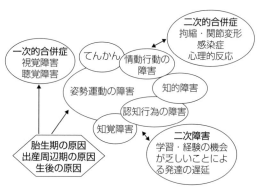

図7-3　脳性麻痺の基本構造

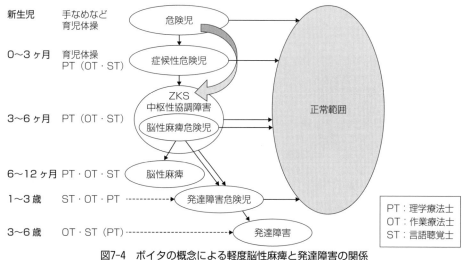

図7-4　ボイタの概念による軽度脳性麻痺と発達障害の関係

しました。

## 3 発達障害児の乳児期の症状

　発達障害児のほとんどは乳児期初期に，将来障害になるかもしれない危険性を示す症状（症候性危険児の症状：表7-2①②）を示しています。それは軽い脳性麻痺児も同じです。つまり，発達障害児は乳児期初期から生きにくさを生きているといっても過言ではありません。その症状はお母さんにとっても育児しにくい症状であったり，家族を心配させる症状であったりします。そのため，時には虐待の原因にもなります。しかし，その症状を示すすべての赤ちゃんが発達障害になるわけではないため，相談を受けた側も気にはなりながら，ただ漫然と様子を見る対応になりやすいのです。

　療育施設へ紹介された赤ちゃんを乳児期から経過観察していると，脳性麻痺（CP）のみならず，ASD や ADHD と診断されるお子さんに出会います。そのような赤ちゃんのカルテ記載をもとに乳児期の気になる症状をあげてみました（表7-3）。

　DCD の兆候も乳児期からみられています

（表7-3）。ボイタの診断学では1970年代からスペクトラム概念を取り入れ，中枢性協調障害の程度を判定しています。姿勢反応では向きぐせとも関係しますが，体幹の非対称が目立ちます。たとえば，ボイタ反応をみる際は赤ちゃんの胴体を持って横にしますが，DCD の場合は一側の上が凸になり反対側が凹になります。また，CP は下肢の異常反応が典型的であることが多いですが，DCD は下肢に比べて上肢の反応に異常がみられることが多いようです。

　DSM-5が示す ASD の診断基準では乳児期には診断できません。しかし，コミュニケーション能力の原点となる言語性・非言語性発達や，社会性の発達を支える母子愛着関係の形成不良などは，それを意識して観察すれば乳児期からも危険児を見つけ，二次障害を予防する育児支援ができるのではないかと考えています。

　また，幼児期後半になると DCD を併存している ASD 児は，体幹の弱さからくる疲れやすさをもっています。また，縄跳び・跳び箱・鉄棒など，四肢の協調運動を必要とする粗大運動がうまくできなかったり，手指の微細運動の不器用さのために字が上手く書けなかったりします。そのため集団のなかでの失敗経験が多くな

表7-2　症候性危険児の症状

①一般状態

| 皆が障害になるわけではないけれど，お母さんが育てにくいと感じる症状 | |
|---|---|
| ・哺乳 | 時間がかかる。量が少ない。むせやすい。よく吐く。ムラがある。音を立てて飲む。げっぷが下手。 |
| ・呼吸 | ゼーゼーしやすい。チアノーゼになりやすい。声が小さい。声が続かない。あまり泣かない。肺炎になった。 |
| ・睡眠 | 寝つきが悪い。眠りが浅い。中途覚醒。昼夜逆転。断続睡眠。眠ってばかり。泣いてばかり。 |
| ・排泄 | 便秘しやすい。ガスが多い。頻尿。尿路感染症。 |
| ・体温 | 低体温。体温変動。手足が冷たい。汗をかかない。多汗。 |
| こんな症状があるとき子どもはどんな気持ちでいるのでしょうか？　お母さんは？ | |

（哺乳欄の右に）抱かなくてもひとりで勝手に寝てしまったり，ひとり遊びするので手がかからない。

②小児神経学的症状

| 皆が障害になるわけではないけれど，医師が精査が必要と考える症状 | |
|---|---|
| ・視覚 | 斜視。眼球振盪。落陽現象（両側眼球の黒目が太陽が沈むときのように下のまぶたに入り込む状態）。異常眼球運動。視線が合わない。固視・追視しない。 |
| ・聴覚 | 音に敏感。音に無反応。 |
| ・筋トーヌス | 手足が固い。股関節開排制限。手拳が目立つ。抱きにくい。体が柔らかい。反り返りやすい。足が震える。びっくりしやすい（急に緊張が強まる）。 |
| ・触覚 | 痛みを感じないようにみえる。過敏。 |
| ・痙攣 | 急に体を固くしたりピクピクさせたりする。 |
| こんな症状があるとき子どもはどんな気持ちでいるのでしょうか？　お母さんは？ | |

り，自己否定しやすくなっていきます。両手動作は基本的には苦手です。レゴなど大好きなことにだけ集中，苦手なことはさける傾向があります。色彩感覚がよく絵が好きでも文字を書くことはきらいな子どもも多いようです。集中して長時間やり続けて上手になることはありますが，苦手な絵や字は取り組むことを拒否して上手に書けるようにはなれなかったりします。

ADHD の症状をもったお子さんでも，乳児期反り返りが強く，腹這いからつかまり立ちに移行したり，お座りして遊ぶことも少ないまま，早く歩き出してしまうため，安定してゆっくり歩けず，じっと椅子に座っていることが苦手という発達をすることが多いです。

それでは，次節からは実際の症例を紹介していきます。

表7-3　発達障害児の乳児期の気になる症状

| (1)姿勢運動に関するもの | (3)アタッチメント（愛着）に関するもの |
|---|---|
| ・直そうとしても直らない頑固な向きぐせ。<br>・泣き方が弱々しい。<br>・股関節の開きが固い。<br>・反り返って抱きにくい。<br>・体が柔らかくて抱きにくい。<br>・おっぱいを飲みながらどんどん反っていくので飲めない。<br>・飲むのが下手で吐きやすいため体重増加不良。<br>・抱いていても抱きつかないので落としそうになる。<br>・片足の尖足が目立つ。<br>・一方しか寝返らない状態が１ヶ月以上続く。<br>・お座りで背中が丸まっている。<br>・いつも同じ非対称座りが１ヶ月以上続く。<br>・四つ這い位からとんび座りになる。<br>・座らせると後へ倒れる。<br>・一方のみコロコロ寝返り。<br>・一方のみピボット。<br>・抱いていてもバギーに座っていても，いつも一方へ傾く。<br>・左右の頭をいちいち床につけながら這う。<br>・片足がいつも伸展して這う。腹這いでいつも片足を伸ばしたまま這う。<br>・座ったままグルグルまわる。<br>・シャフリングする。<br>・四つ這いせずに歩き出す。<br>・立ち上がりでなく，つかまり立ちから歩き出す。<br>・high guard, wide base の歩行が長い。<br>・数メートル歩くと跛行になる。<br>・自分の足につまずいてころぶ。<br>・O脚傾向・内反歩行。<br>・じっと座っていることができない。<br>・扁平足で足底板が必要。<br>・疲れやすくころびやすい。<br><br>(2)コミュニケーション能力に関するもの<br>・視線が合いにくい。<br>・あやしても笑わない。<br>・指差ししない。<br>・まねしない。<br>・喃語や言葉の発達の遅れ。<br>・一度出た言葉が消える。 | ・人よりもオモチャに興味をもつ。<br>・ほとんど手がかからない。<br>・人見知りしない。<br>・後追いしない。<br>・一度泣くと泣きやまず立ち直りが遅い。<br>・不安なときに母乳を要求する。<br>・日中何度も母乳を吸ったためおなかが空かず，離乳食が進まない。<br>・夜，何度も起きて母乳を要求し母親を困らせる。<br>・お母さんがおいでと手を出しても手を出して抱かれに行かない。<br>・這えるようになってからも，泣いたときお母さんのほうへ行かず，その場で突っ伏したまま泣いている。頭突きをする。頭をひっかく。<br>・お母さんのほうへ行っても膝で止まるか，膝に立ち上がる。<br>・顔がお母さんの胸に触れることを嫌がる。<br>・お母さんの前から抱きつかず，いつもお母さんの背中から抱きつくか膝に座る。<br>・お母さんに抱かれてもつねに指しゃぶりが放せない。<br><br>(4)感覚過敏やこだわりに関するもの・その他<br>・音に敏感（急な音で泣き出す・かすかな音に気づく）。<br>・味覚過敏（離乳食が進みにくい）。<br>・なかなか食べない。<br>・苛立って食べ物やオモチャを投げる。<br>・極端な好き嫌いがある（麺しか食べないなど）。<br>・興奮すると大きすぎる声（奇声）を出す。怒られると余計に奇声をあげる。<br>・手を添えて何かをさせようとすると嫌がる。<br>・要求が通らないと自分の手を噛む。<br>・午睡はお母さんにおんぶしてもらわないと寝ない。<br>・お母さんに抱いて立ち上がるよう要求し，座ると怒る。<br>・四つ這い・座位ができる頃から多動・注意・転導（注意が散る）が目立ち出す。 |

## 4　症例提示

**症例1**　ショウくん：新生児期から多くの症候性危険児の早期兆候を示し，最終的に非定型
ASDと診断

**【受診までの経過】**

　ショウくんは3.5ヶ月（修正2.5ヶ月）で初診しました。お母さんは保育園の保育士さんで，自分の担当したお子さんと同じような症状をもつショウくんのことが気になり受診されました。

　在胎36週で生まれた早産児で，体重も2000 gでした。新生児黄疸が強めで光線療法を1日受けました。また，出生時に軽い脳出血があると診断されていました。

　寝つきが悪い・反り返りやすい・いつも不機嫌・よく泣くのでベッドで寝させることができず，ずっと抱いていなければいけない・手足をびくつかせる・よく吐くなどの症状があり，便秘と臍ヘルニアがありました。

**【初診時の様子】**

**仰臥位**：右向きでの反り返りが強いためか，頭も右後頭部が平坦になっていました（右斜頭：図7-5①③）。頭を正中位で止めて追視させると右方へのときの右眼は右端まで動かせましたが，左方へのときは左眼が外転しにくい状態でした。左を見ようとすると，頭も同時についてきて寝

返りしそうになり，実際に寝返りすることもあるとのことでした。また，上方を見ようとしても眼球を上方に動かせず（落陽現象），反り返りが強まるばかりでした。この状態は上方視制限のあるアテトーゼ型脳性麻痺児に似ていました。

　頸の後屈が強いと深い呼吸ができないため寝つきにくかったり，舌が十分前に出せず哺乳に課題が出たりします。ショウくんもルーティング反射に左右差がみられ（図7-5②），哺乳時に舌が乳首にしっかり沿わないため，陰圧をかけにくく，空気を飲み込んでしまいます（呑気）。げっぷ時にお乳をよく吐いたり，ガスが腹部に溜まるとオナラが多く便秘にもなりやすく，いつも不機嫌なのはこのせいとも考えられました。臍ヘルニアもあるので腹筋の弱さも影響していると考えられます。

**腹臥位**：頭を持ち上げようと頸を縮めて引っ込め，頭部後屈を強めて反り返っていました。右上肢は肩を上げて，かろうじて前腕支持様，左肩は落ち込み，肩を持ち上げ上肢を後方へ引き込んでいました（図7-5③）。

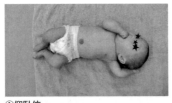

①仰臥位

②-1

②-2

舌：ルーティング反射（右側屈＞左側屈）

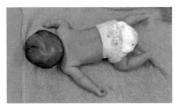

③腹臥位

**図7-5　ショウくんの自発運動**

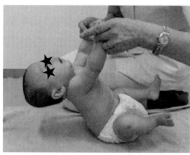

①引き起こし反応：異常反応
顔は右向きで異常です。頸の引っ込めをとも
なった強い頭部後屈と，下肢の過外転も異常
です。

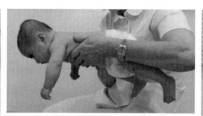

②ランドー反応：異常反応
頸を引っ込めた頭部後屈は異常です。両上肢
内旋伸展手拳と，左下肢伸展も異常です。

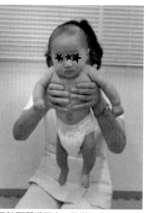

③腋下懸垂反応：異常反応
左より右下肢に強めの伸展尖足は異
常です。左下肢は 0 ～ 3 ヶ月の正常
反応です。

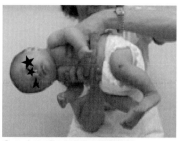　　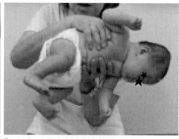

④-1 左のボイタ反応：異常反応　　④-2 右のボイタ反応：異常反応

頭の向きにも体幹にも左右差が明らかです。
体幹左凸と肩を持ち上げ，肘の引き込みを
ともなう右上肢の屈曲手拳は異常です。
下肢の反応は両方とも緩やかな屈曲で 0 ～
10 週の正常反応です。

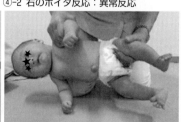

⑤-1 左のコリス水平反応：異常反応　　⑤-2 右のコリス水平反応：異常反応

肘の引き込みをともなう上肢の屈曲手拳が
異常です。右より左に強くみられボイタ反
応とは逆です。右下肢は伸展尖足気味で異
常反応です。

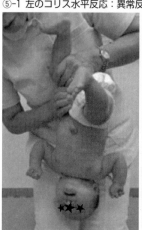　　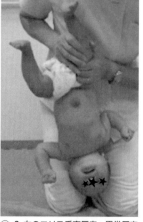　　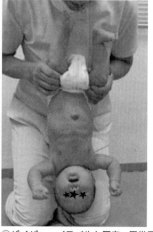

⑥-1 左のコリス垂直反応：異常反応　⑥-2 右のコリス垂直反応：異常反応
右下肢は 0 ～ 6 ヶ月の正常反応に近い反応です。左下肢は伸展尖足
で異常です。

⑦パイパー・イスベルト反応：異常反応
頸を引っ込めた頭部後屈も，手拳で肘を曲げて
前方に突き出した上肢も異常です。

図7-6　ショウくんの姿勢反応

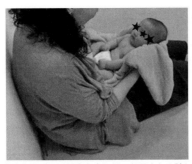

①膝上遊び：両足裏を合わせてお母さんの膝にのせます。2ヶ月児なら目を合わせることが自然にできるのにショウくんはできないので，頭をとめて笑顔で声かけしながら目を合わせ，左右への動きや眼球運動の練習をしたり，左右の口角を刺激して舌の動きの練習をします。

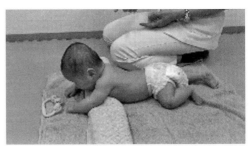

②腹臥位練習：腋下にタオルを敷きオモチャを置くと，オモチャをつかもうと手元をじっと見ます。

図7-7　初診時の処方

頭を留めて左右の口角に触れ軽く押すと，舌をそちらへ動かそうとします。ショウくんの舌は右へは少し側屈しましたが，左は丸くなるだけで側屈は無理でした。この時，頭を留めなければ，左は顔を回してなめようとする原始反射が出現しルーティング反射陽性となります。これに比して右はルーティング反射が消失しかけているといえます。

### 姿勢反応

誘発した7つの姿勢反応は7つとも異常でした（図7-6）。すべての反応に頸の引っ込めと肩を持ち上げた上肢の引き込みが固定的にみられています。これらが反り返りの大きな原因と思われます。

異常所見の詳細を下記に示します。

### 原始反射

恥骨上反射では，右は陽性・左はかすかに陽性でしたので，下肢は右の痙性が強いことを示します。しかし，交叉伸展反射では，右は陰性・左は陽性でしたので，また，左の痙性が強いことになります。ガラント反射では，右は陰性・左は陽性でしたので，右の痙性が強いことになります。このように左右が入れ替わることは，脳性麻痺危険児にはみられないことです。

### 初診時の診断

中症の中枢性協調障害（ZKS）です。7つの姿勢反応は7つとも異常で非対称がみられました。筋緊張はどちらかというと固めでしたが，明らかに固いほどではなかったので「非対称性の強い中症のZKS」と判定しました。また，右にやや痙性の傾向がありますが，すべての原始反射の分布が一致していないと，姿勢反応の異常も右になったり左になったりしており，脳性麻痺のような鋳型ではないので脳性麻痺危険児とはいえません。症候性危険児の症状も強く，眼球運動や哺乳など口腔機能の課題もみえ，むしろ「発達障害の危険児」と考えました。頸を引っ込めた頭部後屈と，肩を持ち上げたときの肘の引き込みが姿勢反応の特徴と考えられました。中心軸の左右対称的な伸展回旋を早期に誘発し，向きぐせや非対称発達をできる限り予防するためにボイタ治療を処方しました。ボイタ治療の後の配慮や，日常の遊びもしっかり抱きしめるなど愛着形成に重点をおいて育てていく方針を立てました。

### 初診時の処方

①理学療法士によるボイタ治療指導のため，初めは週1回，慣れたら月2回，通院してもらい，理学療法士に治療のしかたを教えてもらって家

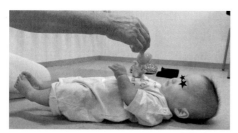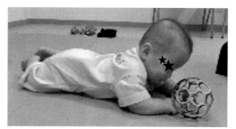

図7-8　ショウくん　5.5ヶ月

庭でも日に3〜4回行ってもらうようにしました。発達障害が予測されましたので，愛着形成のため，病院でも家庭でも毎回の治療後はお母さんの胸にショウくんの耳を当てて抱き「おしまい」を知らせるようにお願いしました。
②言語聴覚士による口腔機能評価と哺乳指導，作業療法士による抱き方や遊ばせ方指導のため月1回来院していただくようにしました。
③育児体操として生活のなかでできる膝上遊びと腹臥位練習をしてもらいました（**図7-7**；第10章参照）。

【その後の経過】

・**初診2ヶ月後：5.5ヶ月（修正4.5ヶ月）**

　お母さんは育休中でしたので，1日3〜4回，ボイタ治療（反射性寝返りⅠ相とⅡ相）を続けました。泣くときの舌は，まだ丸く引き込んでいましたが，おっぱいは飲みやすくなり，嘔吐はほとんどなくなっていました。オナラや便秘はまだありましたが軽くなり，寝つきはよくなっていました。まだ反り返りやすさはありましたが，抱けば泣き止み笑顔も増えました。何よりもベッドで寝てくれるようになり，ずっとショウくんを抱いていなければいけなかったお母さんは解放されました。

　仰臥位でオモチャを見せると，正中位になって両足を合わせることはできましたが，下肢は突っ張ったままでした（**図7-8左**）。オモチャを持ってなめることはできるようになっていましたが，両手に持ったオモチャを見ることはできていませんでした。しかしボイタ治療の反射性

寝返りⅠ相の最中には下肢を屈曲位で持ち上げていましたので，治療後の遊びとしては頸を伸ばして仰臥位の体操をするときに両足底を合わせて持ち上げ，両手でオモチャを持って見る練習をしてもらいました。腹臥位でも両肘支持で手元のオモチャを見て遊ぶ機会をつくってあげるようにいいました（**図7-8右**）。

　反射性寝返りⅡ相（側臥位）のとき，右下では手関節は完全に背屈し母指の基節の屈曲だけが残っていました（通常は小指から開いていきますが，ショウくんはまだ最後の母指が開いていない状態で，肘支持が完成されていない）。これに比して左下は手関節背屈不十分で指が開かず，母指の屈曲も強く残っていました。

　初診時には，反り返りにより左側への寝返りをしていましたが，ボイタ治療後，右側への寝返りができるようになり，左側への寝返りの反り傾向も改善していました。追視については，右方は眼球だけを先に動かせますが，左方は眼球と頭が一緒に動く状態が残っていました。

＊

・**6ヶ月（修正5ヶ月）**

　仰臥位で両手で足を持ち足なめができるようになっていました。左右への寝返りだけでなく，左右へのピボットもできていました。四つ這い位になれ，ずり這いも可能となりましたが，右上肢の引き込みが強くみられました。また，頸の左への側屈と舌の左右差も残っていて，目は上方視しにくい状態でした。その後は，7ヶ月（修正6ヶ月）で交互性のずり這いと自力座位，

8.5ヶ月（修正7.5ヶ月）で四つ這い・つかまり立ち，11ヶ月（修正10ヶ月）で歩行開始と，どんどん立位化が進みました。

・10ヶ月（修正9ヶ月）

　口腔機能の発達も進み，舌をペロペロしたり，マンマンマンなど喃語が出現しました。食べさせようとすると要らないものでは口をつぐみ，口に入れても少し大きいと舌で押し出します。夜泣きがあるため抑肝散を処方しましたが，食欲がなくなるとのことで，ペリアクチンに変更しました。すると，鼻がとおり湿疹も改善してひっかくことも少なくなって，夜4時間は継続して眠れるようになったとのことでした。

・11ヶ月（修正10ヶ月）

　11ヶ月（修正10ヶ月）になっても，パラシュート反応のとき，右手では支えるのに左手は支えられない状態がみられ，コリス水平反応でも右下の手は支えるのに左下の手は支えられず口に入れてしまう状態でした。立たせてあげると歩き出せるようになりましたが，転んだときに手が出ず，左唇にけがをしてしまいました。ボイタ治療（反射性寝返りⅠ相とⅡ相）でも左の頸を縮めてしまう反応になりやすいため，治療時の修正が行われました。

・12ヶ月（修正11ヶ月）

　しゃがみ位から立ち上がって歩くようになりました。一時保育に週2回通いだしましたが，お母さんから離れられなくなりました（分離不安）。

・1歳2ヶ月（修正1歳1ヶ月）

　歩行開始後3ヶ月が経ち，這うより歩くほうが多くなっていましたが，這うときの手指は屈曲位のまま（左＞右）で，歩くときは下肢を外転し膝を突っ張った歩き方でした。低い段差でつまずきやすく，階段の這いあがりでは右膝左足ばかりを使っていました。その他の気になる症状としては，ほとんど瞬きせず人の目をじーっと見る（人見知り？），ころんでも泣かない

（痛みを感じにくい？　愛着形成不良？），鼻づまりでいつも開口していて口呼吸が多い，などでした。また，歩くようになってから寝つきが悪くなったものの，うつ伏せ寝なら眠れることもあり（睡眠時無呼吸様？），寝る前にボイタ治療すると寝つきやすいとのことでした。一緒に遊んでほしがったり，指差しして要求できるようになっていました。言葉としてはマンマ・ママ・パパ・ブッブーなど唇音は出ていても，ダッダ・チャッチャッ・ナンナンなど舌音の喃語は出ていませんでした。鼻づまりがあると舌音が出にくいことが多いので，乳幼児期からの中耳炎・副鼻腔炎・アデノイド・扁桃炎など耳鼻科チェックは大切です。耳鼻科で鼻づまりの原因を調べてもらう，寝つきの悪さが続くなら脳波検査を受ける，愛着形成のために耳をお母さんの胸につけて抱いて寝させるなどを助言しました。あと1ヶ月でお母さんの育休が終わり，その後はボイタ治療の継続が難しくなるため，育児体操で様子を見ることになりました。

・1歳10ヶ月（修正1歳9ヶ月）

　2語文がしっかり話せていましたが，野菜を食べない・食事中歩き回るなどのほか，舌が使いにくく野菜の繊維を噛み切りにくいのに無理強いされている可能性がみられました。家庭で食事中に無理強いすると偏食などになる可能性があるので，①好きで食べやすいものだけにすること，②ワンプレートにせず取り皿（好きなキャラクターなど描いたもの）に食べたいものだけを入れ，なくなったら次を入れること，③野菜はハンバーグやカレーなど好きな料理にすり潰して入れること，④お腹がすいている間は食べるので，席を立ちだしたら片づけること，⑤1回の量が少ないときには間食に栄養価のあるものを用意すること，などを助言しました。保育園ではしっかり食べるのに家庭で食べないときは，保育園では先生や友達が見ているので一生懸命頑張っている可能性があります。だから

こそ，家庭での食事中には訓練せず，食事を楽しくしてあげたいものです。3〜5歳になったら料理をつくる経験をさせると，家族に「おいしい」と言われて食べるようになることもしばしばです。

また，ゆさゆさ体操（第10章参照）では手指がだいぶ伸びてきていました。ゆさゆさ体操で手支持をしっかりさせると口腔機能も手指機能もよくなるので，保育園の先生にもお願いして，1日5分（1回1〜2分×3〜5回）しっかり体操させるようにしました。

### ・2歳3ヶ月

歩行は右足がときどき内反尖足になり，すり足になったりつま先歩きになったりはしますが，階段昇りでは意識すれば左右交互に足を出して昇ることができました。また，高さ30cmの台から手を床につけないで跳び降りることはできていました。指差しはあり，言葉も増えていますが，ころんでもお母さんのところに助けを求めに行くことは，まだみられませんでした。

視線が合うと瞬きせずに人の目をじーっと見つめる，人見知りかと思われる症状はまだ続いていました。お母さんが気になるのは，スーパーなどの広い空間では人に見られても大丈夫なのに，エレベーターなど狭い空間のなかに人がいてこちらを向いていると極端に怖がることでした。また，子どもはよいが大人は苦手のようでした。

### ・2歳11ヶ月

「きのう　こうえんいったなー」など言えますが，「あした」は「きょう」になります。まだ3歳になっていないので時間概念が出てきただけで十分かと思います。椅子からのジャンプも膝を深く曲げて，手をつかずにできました。運動会ではできることはしますが，できないかもと思うと絶対しようとしない頑固さがみられたようです。しかし，保育園には楽しそうに通えているとのことでした。のしのし体操（第10章参照）では，まだ手拳の傾向がみられていました。これからも手をしっかり開いてできるようになるまで，毎日5分はのしのし体操を続けてもらうように伝えました。

### ・3歳1ヶ月

会話も増え「何？」「だれ？」「どこ？」「どっち？」「何で？」「どうやるの？」などの疑問文も使え，保育園では特に問題なく過ごせているのに，慣れない場所では緊張し，お母さんからなかなか離れられない傾向は続いていました。なかでも大勢の人がいるところを嫌がり，いつもの決まった集団でも，途中から大人が加わると極端に怖がることもありました。いつもは保育園から公園に寄って遊んでから帰るのに，今日は公園に行かず買物して帰るというような予定の変更は，ショウくんのなかではどうしても受け入れられず異常に大泣きして困るとのことでした。あらかじめ買い物のときに好きなイチゴを買うお手伝いや，荷物を持つお手伝いを頼んで，「ありがとう」と褒められる経験をさせておくと，保育園の帰りに「今日はお手伝いをお願いするね」などと伝えたら，そのつもりになってくれるのではとお話ししました。ASDの傾向かとも思いますが，時間概念を理解し自分で未来の予定を立てることができるようになった結果ともいえるかと思います。発達に合わせた対応で収まれば，それでよいと思います。

### ・3歳9ヶ月

保育園では毎日問題なく過ごせており，自宅でも食事や睡眠など特に問題はないということでしたが，診察室に入ってから15分くらいはほとんど声を出さず，「何歳？」「何個ある？」「どれが一番多い？」などのこちらの質問にも声でなく指で答えていました。積み木の数も3個は一目見て指3本を立てて答え，4個，5個の場合は「イチ・ニー・サン・シー」と声を出して数え，こちらには指で答えました。色については赤・黄は正確でしたが，青と緑が不正確でし

た。信号の色で青を覚えた子が青と緑を混同することもあるので，家族の持ち物でお父さんのは青，お母さんのは黄色，お姉ちゃんのは赤，自分のは緑などと固定して覚えるようにしてはどうかと提案しました。診察に慣れてくるとだんだん笑顔もみられ，椅子から「飛行機着陸」で飛び降りたり，ケンケンしてみせたりしてくれました。新しい環境で緊張する傾向は今も残っているようでしたが，前回みられた予定変更を嫌がる傾向は薄れ，少し前に予定変更を伝えることでうまくいっていました。ASD児によくある失敗に弱い傾向などはみられませんでした。

\*

ショウくんの記録はここで終了です。これまでもASD児がもつ特性がちらほら出てはいましたが，3歳の現在，明らかにASDと診断できるほどのものはありません。しかし観察中にみられた症状は，ASD児の発達過程によくみられる典型的な症状でした。今後，4歳，5歳と年齢を重ねるにしたがい，うまく集団適応できるかを経過観察と育児指導で診ていく予定です。

### 症例2　ユウくん：ASD（非定型）＋DCD＋SLDを経て一般社会に適応

**【受診までの経過】**

ユウくんは双胎で生まれました。32週1107gの早産で生まれたので，初診時は生後6ヶ月でしたが，修正4ヶ月となります。双胎の兄が重度脳性麻痺と診断されていたこと，新生児施設退院時のCT検査で脳室拡大があると言われたため，ユウくんにも問題がないかを知りたいと受診されました。

**【初診時の様子】**

**仰臥位：**顔は左向きで頸は右に側屈し，重心は左に偏移していました（図7-9①）。手を口にもっていってなめたり，手と手を合わせることはできません。通常3ヶ月でできるようになる足と足を合わせて持ち上げることができないだけ

でなく，2ヶ月でできる床で足と足を合わせることもできなかったため，脳性麻痺である可能性が十分考えられました。

**腹臥位：**上肢を手拳で突っ張っていました（伸展突張）。右肩のほうが上がっており，強く前方に手拳で突っ張っていて重心は右に偏移していました。そのため左下肢は曲げることができましたが，右下肢は伸展したままでした（図7-9②）。伸展突張の強さからも脳性麻痺である可能性が考えられました。

**姿勢反応**

7つの姿勢反応のうち6つが異常で中症ZKSと判定されます（図7-10）。

**原始反射**

手の把握反射は左右とも強陽性でしたが足の把握反射は左右とも陰性に近い陽性でした。また，恥骨上反射は左右とも陽性で，交叉伸展反射も左右とも陽性でした。踵骨反射は左右とも陽性。手根反射は右のみ陽性で，ガラント反射は左右とも陰性でした。反射所見から，前痙直型脳性麻痺危険児の可能性が考えられました。

**初診時の診断**

恥骨上反射・交叉伸展反射・踵骨反射・手根

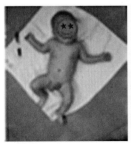

①仰臥位　　②腹臥位
**図7-9　ユウくんの自発姿勢**

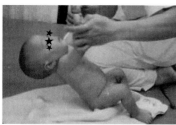

①引き起こし反応：異常反応
　2ヶ月の正常反応に近いが頸を引っ込めた頭部後屈は異常です。下肢は持ち上げず突っ張り気味で異常と判定します。

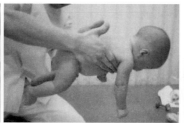

②ランドー反応：異常反応
　頸を引っ込めた頭部後屈は異常です。右上肢の固い伸展手拳と左上肢の肘引き込み手拳と両下肢伸展尖足も異常です。

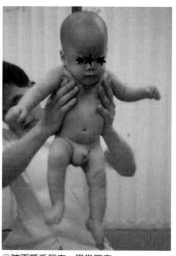

③腋下懸垂反応：異常反応
　左下肢伸展尖足は異常ですが，右下肢は4〜6ヶ月の正常反応です。

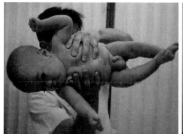

④-1　左のボイタ反応：異常反応

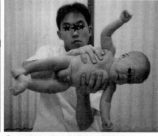

④-2　右のボイタ反応：異常反応

左：左上肢肘引き込み屈曲手拳と左下肢伸展尖足も異常です。
右：右下肢伸展尖足は異常です。

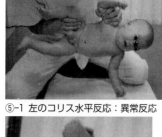

⑤-1　左のコリス水平反応：異常反応

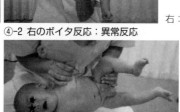

⑤-2　右のコリス水平反応：異常反応

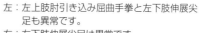

左：左下肢伸展尖足は異常です。
右：右下肢伸展尖足と右上肢屈曲手拳は異常です。

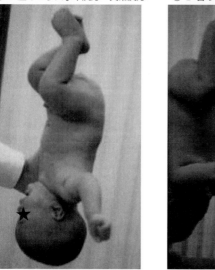

⑥-1　左のコリス垂直反応：正常反応
　6ヶ月未満の正常反応です。

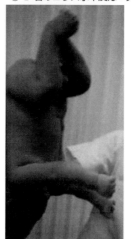

⑥-2　右のコリス垂直反応：正常反応

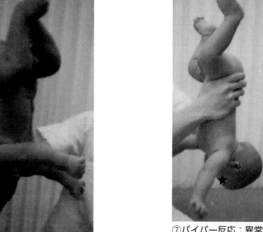

⑦パイパー反応：異常反応
　頸を引っ込めた頭部後屈は異常で，制限されたモロー様反応も異常です。

図7-10　ユウくんの姿勢反応

反射が陽性のうえ，ガラント反射陰性で手の把握反射陽性，足の把握反射陰性の所見は前痙直型の脳性麻痺危険児の所見です。ユウくんの場合は，7つの姿勢反応のうち6つが異常で中症ZKSであったことと，足の把握反射が完全な陰性ではなかったので，CT所見には異常があっても，ボイタ治療で正常化する可能性ありと判定しました。

初診時の処方

　兄弟二人ともボイタ法の治療の必要があり，お母さんの負担が大きいので，まず兄のボイタ法治療を外来で始め，ユウくんについては母子入院から開始しました。

【その後の経過】

　ユウくんは，修正1歳1ヶ月で歩行を開始しました。兄のほうが障害が重いこともあり，修正1歳3ヶ月でボイタ法は終了しました。その後は保育園に通い大きな問題もなく適応できていたので，育児相談のための診察を半年に1度続けました。

　保育園の年中組の頃から行きしぶりの症状を示し，兄の療育について行きたがることも増えていました。協調運動が苦手で絵もうまく描けず，集団のなかでNoやHelpがしっかり出せ

ないことが原因のようでした。感覚過敏やこだわりは強くありませんが，社会性コミュニケーション能力に課題があったため非定型ASDと診断し，4歳から言語聴覚療法を受けました。学齢前の新版K式心理発達検査で，DQは認知-適応（95），言語-社会（94），総合（94）でしたが，学齢になって文字を書くのが苦手という症状が加わり，7歳から作業療法を開始しました。今なら非定型ASD＋DCD＋SLDと診断される状態かと思います。

　しかし，家庭ではお母さんのお手伝いもしながら，単身赴任のお父さんの代わりとしてお母さんの相談相手もしてきました。兄のお世話もお手のものでした。自宅にはヘルパーさんの出入りもあり，自分の治療だけでなく，夏休みなどは兄の診察にもついて来て治療の様子も見ていました。

　最近の情報では，作業療法士として障害児の治療にあたっておられるとのことです。作業療法士を仕事に選んだのは，自分が受けた治療だけでなく，障害のある兄のお世話をした経験が大きかったのではないかと思っています。

---

### 症例3　タツヤくん：低出生体重で生まれ運動発達遅滞で紹介され，ADHD＋ASD＋DCDと診断

【受診までの経過】

　タツヤくんの初診は生後10ヶ月（修正9ヶ月）でした。主訴は，座れない・這い方がおかし

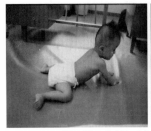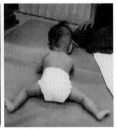

図7-11　タツヤくんの自発運動

い・右目が動きにくいでした。在胎35週1520ｇ。帝王切開で生まれ（在胎期間に比して低出生体重児），アプガースコアは10分時8点でした。低血糖があり，部分交換輸血も経験しています。また，先天性心疾患の心室中隔欠損症がありました。黄胆が長く続いたため，光線療法を5日間受けました。生後1ヶ月時肺血流が増加し，利尿剤の経口投与を受けました。くる病もありアルファロールの経口投与も受けました。一過性高TSH血症もありましたが，治療せずに改善しました。紹介状には「MRIでは第4脳室拡

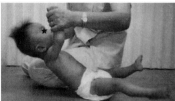

①引き起こし反応：異常反応
下肢過外転・伸展尖足・右上肢の肘の引き込みも異常です。

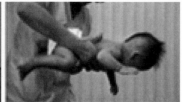

②ランドー反応：異常反応
頸を縮めた引き込みは異常です。右上肢の引き込みと左上肢伸展手拳ともに異常です。

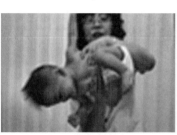

④-1 左のボイタ反応；異常反応

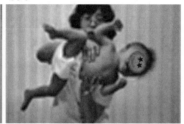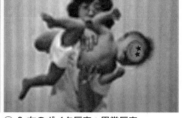

④-2 右のボイタ反応；異常反応
右：右上肢は屈曲していますが肩での引き込みが強く手拳があり異常です。右大腿の過外転も異常です。
左：左上肢も肩での引き込みと伸展手拳は異常です。左下肢は正常反応です。

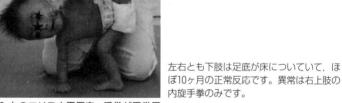

③腋下懸垂反応：異常反応
左下肢伸展は異常です。右下肢は 4 〜 7 ヶ月の正常反応です。

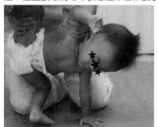

⑤-1 左のコリス水平反応：正常反応

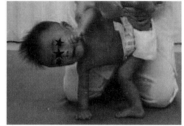

⑤-2 右のコリス水平反応：手拳が異常反応

左右とも下肢は足底が床についていて，ほぼ10ヶ月の正常反応です。異常は右上肢の内旋手拳のみです。

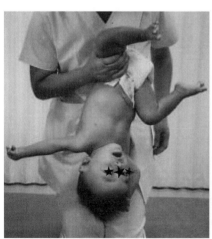

⑥-1 左のコリス垂直反応：正常反応
膝は屈曲していて，ほぼ 6 〜 7 ヶ月の正常反応です。

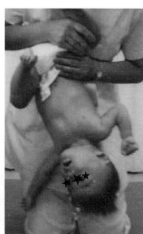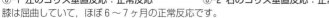

⑥-2 右のコリス垂直反応：正常反応

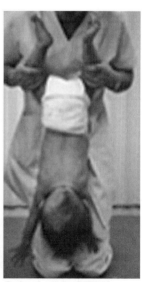

⑦パイパー反応：異常反応
脊柱伸展がないのは異常です。両上肢の前方への伸展も異常反応です。

図7-12　タツヤくんの姿勢反応

大，EEG では正常」と書かれていました。保育器に生後56日まで入り，入院期間は76日でしたが，乳児期前半についての記載はありませんでした。

【初診時の様子】

仰臥位：右斜頭が強く右後側頭部の毛髪がすり減っていました。乳児期早期に右向きぐせで反り返っていたことが想像できました。初診時も顔は右向きで頸は左側屈していました。

眼球は右方視ができず，これも右向きで反り返っていたために眼球は左方ばかり見ていた影響と考えられました。足なめはできず，重心は右に偏移していました。

腹臥位：手支持は両手とも手拳で，股関節は過剰に外転し重心は右に偏移していました（図7-11）。腹這いも四つ這いもできませんでしたが，ピボットは左のみ360°回転できていました。

支座位：下肢は過剰に外転伸展し両手とも手拳で支えたお座りになっているため，手を放すことはできません。

姿勢反応

7つのうち5つが異常で軽症 ZKS と診断されます（図7-12）。

初診時の診断

非対称の強い軽症 ZKS です。加えて，コリス水平反応で足底が床につく10ヶ月児の正常反応なので，CP 危険児ではありません。姿勢反応の非対称が強く，コリス水平反応で右手のみですが手拳がみられるので発達障害の可能性がありました。

初診時の処方

①ボイタ治療の指導のため，まず2週に1回通っていただき，その後は家庭で日に3〜4回行ってもらうようにしました。

②毎回の治療終了後，愛着形成のためタツヤくんの耳がお母さんの胸につくように抱き，「おしまい」を伝えるようお願いしました。

【その後の経過】

・11ヶ月（修正10ヶ月）

側臥位でする反射性寝返りⅡ相では，右下が特にしにくい状態がありました。四つ這いを開始しましたが，股関節が過剰に外転した状態でゆっくりとしか動けない状態でした。低い台につかまり，両足を同時に突っ張ってのつかまり立ちを始めました。

⇨〈対応〉腹這いから非協調性四つ這いが始まった頃に両足同時立ちのつかまり立ちになることはよくあることです。上肢支持が不十分の赤ちゃんによく起こります。タツヤくんはパラシュート反応では右だけ手拳になっていました。ボイタ治療の後，できるだけ指を開くように意識して，上肢支持A（パラシュート反応）とB（ゆさゆさ体操）の練習をしてもらいました（第10章参照）。

・1歳2ヶ月

四つ這い位からとんび座り（【コラム6】図10-25②）となり，まれに右下肢のみ前に出すこともありました。伝い歩きは左右ともできており，そこから10秒手放しできるようになりました。

・1歳4ヶ月

円背（背中が丸い）のままでシャフリングを始めていました。右膝で支え左足を前に出してのつかまり立ちができました。言葉はマンマなどの唇音が話せました。

・1歳5ヶ月

両手を上げて，足を左右に広げたワイドスタンスで歩行開始しました。6ヶ月にわたってボイタ治療のため運動療法室に通っていましたが，感覚過敏や多動傾向があり家庭ではなかなか治療ができなかったようです。歩行開始と同時にボイタ治療は終了し，ここからは育児指導が主となりました。

・1歳11ヶ月

言葉としては，イヤ・イチャイ・バーチャンなどが出ていましたが，多動・視線が合いにく

い・指差ししない・物を投げるなどの症状がみられました。ASD + ADHD の初期症状と考えられました。

⇨お母さんには，しっかり抱きしめる機会を多くするよう伝えました。

・2歳3ヶ月

　視線は少し合うようになり，泣いたときにお母さんの膝までは来るようになっていました。お母さんの膝に座るのは好きでしたが，午睡はおんぶしないと寝ない（こだわり）とのことでした。

⇨洋服着脱などを子どもの前側で向き合って手伝って着せると，大人が手下であると認識され，自分の言うことを聞いてくれないと怒るようになる可能性もあるので，着脱のときにはタツヤくんの後ろから右手を右手に，左手を左手に添えて，二人羽織で「頭を入れて」などと動きを言葉にして実況中継しながら，毎日パターン化して行うように助言しました。後ろから手伝う人は教えてくれる人になれるからです。靴下や靴を履くとき・鼻汁を拭くとき・お膳の拭き方を教えるときなども，二人羽織で実況中継するように伝えました。

・2歳6ヶ月

　自分の思いが通らないと怒ってすねて玄関のほうに行きます。つねに落ち着きなく動きまわるのでお母さんは大弱りです。

⇨怒らず追いかけずに「おいで」と呼んで戻ってきたら，しっかり抱きしめることを伝えました。

・2歳8ヶ月

　興奮すると大きすぎる声（奇声）を出します。怒られると余計激しくなります。でもタツヤくんを抱きしめれば落ち着き，お母さんには「チャーチャン　ダッコ」とも言ってきます。

⇨お手伝いのしかたを教えて「そうそう」「ありがとう」を言う機会をつくると落ち着き，よく言うことを聞いてくれるようになります。

命令や否定は嫌いなので，ダメダメにはイヤイヤが返ってきます。たとえば「早く片づけなさい」と言うとしないのに，「お片づけお願いします」と言うと片づけてくれることがあります。「ありがとう。大助かり」と言ってくれる人の言うことをよく聞いてくれます。

・2歳11ヶ月

　だいぶ視線が合いやすくなり，お母さんの言うことが伝わりやすくなったとのことです。しかし，テレビを見ているときに口に手を入れるくせが出ていました。この頃から療育に週1回，保育園に週5回通い始めました。

⇨お母さんが忙しくしていて，自分は何をしてよいかわからず不安なときなど，手を口に入れてぽーっとすることがあります。そんな時，できそうなお手伝いを頼んで「ありがとう」を言う機会をつくるとよいでしょう。しかし，普段「ダメダメ」と怒る人の言うことは聞いてくれないこともあります。

・3歳0ヶ月

　3歳0ヶ月で受けた新版K式発達検査では，認知-適応（80），言語-社会（71），総合（75）でした。

・3歳2ヶ月

　要求が強くなり甘えも出てきました。自分の好きなテレビを見ているときに，「消して」と言われるとパニックになって止められないなどがありましたが，今まで泣かなかったのが泣いて要求するようになったとのことでした。「チャーチャン　アノネ」と大人に話しかけるときには目は合うようになりました。

⇨命令・否定は嫌いです。特に，急には止められないので，「○○やめなさい」と言うのではなく，好きなことへの誘導なら聞いてくれることもあります。「あと10分したら終わってね。お願い」や「サラダつくるお手伝いする？」「玉子割る？」など，3つ4つ選択肢をつくって自分で決めさせると，してくれることも多いです。

保育園で友達関係ができてくると，辛抱して帰ってくる可能性もあるので，夜抱いて寝たり，日常で抱きしめることを増やします。

**・3歳10ヶ月**

友達の名前を言える，挨拶できる，ききわけることも増えてきました。「アレナーニ」「ナニシテンノ」と言えるようになりました。

**・4歳1ヶ月**

4歳から療育園に通い始め，言葉も増えましたが受け答えは不十分で，長い文章はわかりにくいようでした。

⇨集団内でも，いくつものことを同時に遠くから言わず，ひとつずつ個別に言うよう保育者にお願いしました。

**・4歳8ヶ月**

注意が次々移り，多動が目立ってきました。
これはADHDの特徴です。遠くから話さず耳元で言うようにしてもらいました。

**・5歳1ヶ月**

診察室でお母さんの前にオモチャを持ってきて遊ぶ，寝る前にお母さんを求めることがみられました。「ちょっと待ってね」「少し考えてね」が入るようになってきました。

⇨順序のあるお手伝い（掃除機・炊飯器・洗濯機）をさせてみることや，好きなものだけ箱に片づけることなど，提案しました。

**・5歳6ヶ月**

あらためて行った新版K式発達検査の結果は，認知-適応（109），言語-社会（82），総合（96）でした。3歳時より全体に得点が上がっています。発達障害児でしばしば経験しますが，検査者の意図がわかるようになった証しかと思っています。

**・5歳7ヶ月**

友達にじっとしてと言われたことがありました。ひとつして次をするまでの間がもたず，うろうろしてしまうため友達にじっとしてと言われたようです。やって見せてもらったらわかる

が，聞いただけではわからないようでした。字は好きでした。

⇨文字やマークを使った予定表で，次にすることを知らせるようにしてもらいました。

**・5歳10ヶ月**

よくしゃべる・言い返す・ほかに興味が散ってひとつのことになかなか集中できない・反抗が増した・近くで言わないと聞かないなど，ADHD症状が強くなってきました。うんていから落ちてから「こわい　こわい」が増えました。しかし，好きなことをしていれば落ち着いていられました。

**・6歳**

ADHD治療薬の投薬を開始しました。

**・6歳3ヶ月**

小学校入学。薬を飲んでいるときは落ち着いていました。

**・6歳4ヶ月**

WISC-R知能検査では，言語性IQ（118），動作性IQ（135），全検査（129）でした。

**・6歳6ヶ月**

薬を飲んでいても波があるようでした。家庭では，人の話をきちんと聞かない・周囲の状況が見えていない・カーッとなると止められないなどがありました。学校へは張り切って行っていて，忘れ物も多いけれど，課題には取り組んでいるようでした。しかし，友達はいないらしく，奇声も相変わらずみられましたが，教室では一番前の席に座らせてもらっていて，チャイムがなると教室に戻って来るうえ，うろうろしていても呼べば来るので，担任としては大変ではないということでした。

⇨自己肯定感を上げるために作業療法を申し込みました。

**・6歳9ヶ月**

人の話を聞いていない・机の上の片づけもできていない状態がみられ，クラスに3〜4人同じような子がいるとのことでした。タツヤくん

は本が好きなので，本さえあれば落ち着いていられる状態がみられましたが，鉛筆やタオルを噛むなどストレス回避の症状がありました。文章題もよく解けているようでしたが，集中しているときとしていないときとの差が顕著であるとのことでした。

・7歳0ヶ月

漢字・算数・ダンスなどは気が乗らないとしない・自己中心的で状況判断ができない・全校集会で大きな声を出したりするなどがある一方で，遠足は大丈夫でした。

・7歳2ヶ月

薬が効いているときは始業式中もずっと三角座りができていたようです。しかし，人が発表しているときにどうしても自分も発表したいという気持ちを止めることができない・人が当番や役をちゃんとやっていないと気になって言ってしまうなどがあって，友達に嫌がられてしまうようでした。皆と合わせるのが困難で友達とトラブルが多いため，自分でも困って友達の輪を避けて本を読んで過ごしているようです。体育でのボールのやりとりなどは友達とではうまくできず先生としていました。朝薬を飲んでいっても5時間目には調子が悪くなるので，薬の量を増やしました。すると，自分でできないと自分の頭を叩く・鉛筆を噛むことはなくなったものの，性器を触る・授業中でも授業内容と違うプリントをするなど，不安定な症状が増えてきました。担任もいろいろ対策を考えて，少し離れた席にしたり，班長にしたりと配慮していました。

・転　院

遠方からの受診であったため，学校との話し合いがしにくく，作業療法が終了したこともあり，以後は自宅近くの病院へと紹介しました。最終診断は，高機能広汎性発達障害（ASD）＋注意欠如多動症（ADHD）＋発達性協調運動症（障害）（DCD）でした。

---

### 症例4　マサくん：40年前に受診したASD＋DCD

【受診までの経過】

40年前に受診したマサくんを紹介します。マサくんは38週2760ｇで生まれました。出産に時間がかかり，新生児黄疸が強めでしたが他に問題もなく退院しました。退院後お母さんが困ったのは，哺乳に時間がかかることでした。音を立てて飲む傾向があり，むせやすく，よく吐くので何か問題があるのではと思い，1ヶ月健診で相談しましたが，心臓にも肺にも特に問題なく，体重の増加もまずまずなので様子を見るように言われました。それでも，お母さんは心配だったので保健師をしていた自分の母親に相談しました。お祖母さんは，マサくんの向きぐせがいつまでたっても強いこと，体が柔らかく抱きにくいことなどから，ボイタ治療のための受診をすすめました。マサくんは生後2ヶ月半時に初診を受けました。

【初診時の様子】

仰臥位では，右向きぐせがあるだけでなく，頭が強く後屈し胸を突き出し両方の上肢を引き込んで反り返っていました（図7-13）。呼吸筋や腹筋も弱そうです。大泣きするとチアノーゼに

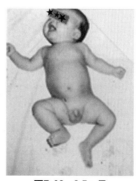

図7-13　2.5ヶ月

表7-4　3歳時の処方箋

| | | |
|---|---|---|
| (1)**15分体操** | ①上肢支持 | 手指と腕の力・顎の力・腹筋の力をつける。 |
| | ②片足立ち | 大腿の筋肉と反対側の臀筋の力をつける。 |
| | ③台からの飛び降り | ジャンプ力をつけて友達と遊べるようにする。 |

A）毎日お母さんが褒める機会としての体操
「こうして」「そうそのとおり」「ひとつだけでもやろう」「嫌なのによくがんばったね」「やったね」は○
「ダメ」「そうじゃなくて」「嫌だったらしなくてよい」「全部しないと」「先生にいいつけるから」は×
B）少しずつ上達する自分を知らせるためのグラフ
記録挑戦型のグラフをお母さんにつくってもらう（上がる一方で下がらないグラフにする。上がらない日はそのまま）。
嫌なのにできた日は花丸として，評価はオマケもしてあげるようにする。

(2)**お手伝い**　掃除・洗濯・買い物・料理などを一緒にする。
家事には段取りや行程があることに気づく・さまざまな手の使い方を知る・言葉の種類を学ぶ・家族のためにする楽しさを理解する。

(3)**ありがとう5回作戦**　家族がひとり5回ずつ子どもに「ありがとう」を言う機会をもつ。

なり全身の色が悪くなる傾向がみられました。舌小帯は短縮傾向がありました。おっぱいを飲むのに時間がかかり，音を立てて飲んだり，むせやすく，よく吐くのも，頭の強い後屈と舌小帯短縮のせいではないかと考えられました。

頸の後ろを伸ばすようにして頭を留め，ボイタ治療の反射性寝返りⅠ相をすると，肋間が狭くて固く指が入りにくい状態がありましたが，腹筋の収縮とともに肋間筋が柔らかくなり，徐々に泣き方が変わるのがわかりました。生後2ヶ月で産後休暇が終わり，お母さんは保育園にマサくんを預けて働きながら治療を続けました。

### 姿勢反応

7つのうち6つが異常反応で左右差の強い反応でした。

### 初診時の診断

非対称の強い中症ZKSと診断しました。

### 初診時の処方

①外来でボイタ治療開始。
②毎回の治療終了後に抱き，「おしまい」を伝えてもらいました。

### 【その後の経過】

・**11ヶ月半（図7-14）**

腹臥位でいるのに天井を見ることができるほど頸椎が後屈し，胸筋（呼吸筋）も腹筋も伸びきってみえます。この頃のマサくんは風邪をひ

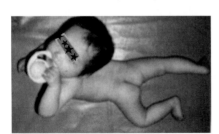

図7-14　11ヶ月半

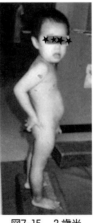

図7-15　3歳半

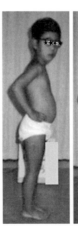

図7-16　6歳1ヶ月

きやすく，風邪をひくと喘息様になって治りにくい状態がみられています。離乳食を食べさせても，もぐもぐ食べができず，飲み込み食べになっています。上肢で支えることができないために四つ這いもできず，お座りもできません。しかし，1歳半には歩行を開始しボイタ治療は終了となりました。当時は歩行を開始したらボイタ治療は終了としていたためです。本来は階段を交互に昇れたり，ジャンプできるまでは継続したほうがよいと思います。

・3歳半（図7-15）

　ボイタ治療終了後2年ぶりの来院でした。いつも口を開けているようで，鼻がつまっているか，鼻道が狭いか，いずれにしても鼻呼吸ができていないと考えられます。その状態が長く続いているということは舌の動きも悪いはずです。言葉が不明瞭で，繊維性のものが噛めません。漏斗胸があり呼吸にも問題がありそうです。痩せているのにおなかを突き出していて腹筋が弱そうです。手をお尻で支えないとじっと立っていることができない状態です。反張膝と外反扁平足があり，ジャンプしにくそうです。実際に，鼻炎・中耳炎・喘息があり，便秘もありました。手先も不器用でお箸を使うことができません。ジャンプもできません。この状態で本人にとって一番の問題は，保育園が面白くないということです。当時のカルテには自閉傾向があると記載がありました。家庭では表7-4のような処方とともに，毎日15分体操をしてもらいました。半年後，保育園には何とか適応していました。

・6歳（図7-16）

　体型は3歳時からほとんど変わっていません。ケンケンやスキップができず，跳び箱も縄跳びも無理でした。知的な遅れはなく字を読むこともできていました。今ならさまざまな対応もしたと思いますが，35年以上前のことで，小学校以後は定期受診を終了しました。

　現在なら，小学校入学後も学習支援を行った

り，子どもの得意分野を見つけて応援したりします。また，思春期には自己理解を深め，ソーシャルスキルトレーニングの機会をもつなど，社会適応に向けてはたらきかけを行っていくことになります。

　しかし，40年前にはそこまでの配慮はなく，6歳で経過観察と育児指導は終了していました。

・その後

　30歳を過ぎた頃に突然受診されました。四年制大学を卒業後，就職したが職場に適応できず，自分は自閉症ではないかと思うようになり，確定診断をしてほしいとの来院でした。自閉スペクトラム症と確定診断できる状態でした。

## 5　発達障害の早期介入の必要性

　表7-5に4症例の概略をまとめました。

　症例1は修正2.5ヶ月時に中枢性協調障害として診断され，ボイタ治療を開始するとすぐ非対称姿勢が改善し，育児困難の症状が改善していました。症例4は2.5ヶ月，症例2は修正4ヶ月でボイタ治療を開始し，終了までほぼ確実に治療を続けました。症例1と症例4は新生児期の問題は大きくありませんでした，その後の哺乳や睡眠についての育児困難が何らかの脳機能障害のサインであることを知っていた専門職の祖母によって早期治療に結びつきました。症例2は双胎の兄がきっかけになりました。これに比して症例3は新生児期の危険因子はもっとも多かったのですが，修正9ヶ月で主治医から紹介されました。現在でも症例3のように，新生児期の問題が大きいために経過観察され，発達の遅れが明らかになってから紹介される症例が一般的です。筆者にも経験がありますが，一般病院や保健所から治療施設に紹介するのはハードルが高いものなのです。そのことが育児体操をつくったきっかけでもありました。

　しかし今後は，新生児訪問や3～4ヶ月健診

表7-5　症例1〜4のまとめ

|  | 症例1 | 症例2 | 症例3 | 症例4 |
|---|---|---|---|---|
| 新生児期の症状 | 在胎36週2000g<br>新生児黄疸強く光線療法1日／出生時に軽い脳出血 | 在胎32週1107g<br>新生児施設退院時CTで脳室拡大 | 在胎35週1520g（SFD）／帝王切開／アプガー8（10分後）低血糖あり／部分交換輸血／心室中隔欠損症／光線療法5日間／肺血流増加／くる病／一過性高TSH血症／保育器56日入院76日 | 在胎38週2760g<br>出産に時間がかかった<br>新生児黄疸強め（治療せず） |
| 初診（受診のきっかけとなった人物）<br>初診時症状 | 3.5（修正2.5）ヶ月（母保育士）<br>寝つきが悪い／反り返りやすい／いつも不機嫌／夜中抱いて寝る／手足をびくつかせる／よく吐く／便秘／臍ヘルニア | 6（修正4）ヶ月（兄脳性麻痺）<br>双胎兄が重度脳性麻痺と診断 | 10（修正9）ヶ月（主治医紹介）<br>運動発達の遅れ／腹這い・四つ這い・座位ができない | 2.5ヶ月（祖母保健師）<br>哺乳に時間がかかる／よく吐く／音を立てて飲む／むせやすい／向きぐせが強い／体が柔らかい／抱きにくい |
| 初診時診断名 | 非対称性強い中症ZKS | 前痙直型脳性麻痺危険児 | 非対称性強い軽症ZKS | 非対称性強い中症ZKS |
| ボイタ治療期間 | 14ヶ月間（母の育休期間のみ）<br>3〜4回／日。ほぼ確実に実行 | 9ヶ月間（15ヶ月歩行開始で終了）<br>兄とともに母子入院で開始 | 7ヶ月間（17ヶ月歩行開始で終了）<br>多動傾向で家庭での治療できず | 15ヶ月間（17ヶ月歩行開始で終了）<br>ほぼ3〜4回／日で実行 |
| その他の治療 | 初診から言語聴覚療法（哺乳指導）<br>初診から育児体操<br>ボイタ治療終了後育児体操継続 | 4歳：言語聴覚療法 | 6歳：投薬<br>6歳半：作業療法 | 3歳：育児体操<br>7歳：作業療法 |
| 最終診断 | 3歳時：ASD | 7歳時：ASD＋DCD＋SLD | 7歳：ADHD＋高機能ASD | 7歳時：ASD＋DCD |

の際に，すべての親御さんに赤ちゃんとの遊びとして，膝上遊びや仰臥位体操などの育児体操（第10章参照）をお教えしてはどうかと思います。また，症候性危険児の症状（表7-2）についてスクリーニングして育児困難を助けるために早期介入していくことが大切です。それだけでは改善しにくい場合，治療施設に紹介するとスムーズかと思います。

また，本章で紹介したすべての症例が，歩行開始の頃にボイタ治療を終了していましたが，離乳食が進まない・言葉の遅れ・風邪が治りにくい・歩行非対称・ころんでも手が出ない・姿勢反応の非対称などが残っている場合，できるなら歩行後も続けたほうがよいと思います。特に，乳児早期から毎日治療してきた場合は生活習慣になっているので続けやすいようです。しかし多くの場合，お母さんの育休が終了して仕事が始まったり，次子が生まれたりで続けにくくなることもしばしばです。その場合，お父さんが引き継いで頑張って続けられるご家庭もありますが，そうもいかないことも多いので，上肢支持体操1日5分など簡単に続けられる育児体操や二人羽織実況中継などをお教えしたり，発達障害の可能性を意識しながら定期診察し育児相談にも応じるなどしています。

乳児期早期には障害の診断ではなく，育児困難の改善に向けて寄り添うことが大切です。育児体操はそのためにつくったものです。具体的にどう使うかを第10章に詳しく記しました。自分がはたらきかけたことで，舌だけでも赤ちゃんの動きが変わるのを見ると，誰でも赤ちゃんをかわいいと思えるようになることや，赤ちゃんの笑顔を見ると育児が楽しくなることを，多くのお母さんやお父さんが示してくださりまし

た。乳児期早期から育て難さを示す発達障害児への早期介入は，障害の程度を軽くすることが目的ではなく，育てる楽しみを知って，子どもの存在を肯定できるようになってもらい，二次障害を予防することです。

## 6　幼児期以後の育て方

発達障害（神経発達症）児の幼児期の育て方については，多くの先人からの多くのアドバイスがあります。ここでは，そのなかでも筆者が日々の臨床で親御さんたちにお話ししているいくつかのアドバイスをお伝えしたいと思います。

### (1)　愛着形成は抱きしめと二人羽織から

「氏より育ち」については先述しましたが，年齢が小さければ小さいほど対応のしかたや環境調整による変化は大きいといえます。新生児から 4 ヶ月の乳児については，頸をまっすぐにしての視線あわせと，耳をお母さんの胸につけて胎内で聞いていた声や心音などを聞かせる抱き方を予防的介入と位置づけていますが，1～2 歳児では図7-17による愛着形成の育て方を参

考にしていただければと思います。

特に，症状を示すお子さんには，日常のなかで積極的に何回も抱きしめる機会をもってください。

①　初めての場所でもお母さんから離れていくお子さんは，お母さんが抱こうとすると嫌がって逃げることもあります。手を触れられることも嫌がって，逃げるので一番育てにくいお子さんです。

②　なかなかお母さんから離れることができない（分離不安）お子さんも，お母さんを完全な安心の基地にできていない症状を示すお子さんです。何でもお母さんにしてもらおうとし，気に入らないと泣き叫ぶので，お母さんはついつい言うことを聞いて何でもしてあげることが増えてしまう場合もあります。

後々問題が起こってくる可能性があるので，①のお子さんも②のお子さんも，日に何度となく抱きしめてあげてください。1～2 歳だと，それだけで変化してくれることも多くあります。抱きしめるときも抱き上げるのでなく，お母さんが畳の上やソファーに座って向かい合わせで抱いて，お子さんのほうからお母さんの胸に耳

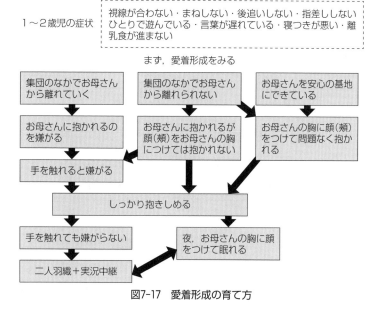

図7-17　愛着形成の育て方

をつけてこられるかを確かめてみてください。顔をお母さんの胸につけることを嫌がるお子さんほど，愛着形成ができていないといえます。また，この姿勢のまま眠ることができると，それまであった困った症状が氷解することもよくあります。眠くてとろとろになってから抱くことをお勧めします。抱きしめを多くすると，お子さんのほうからお母さんにべたべた甘えて近づいてくるようになってきます。手に触れて嫌がらなければ，お子さんの後ろにまわり，二人羽織の実況中継を始めます。洋服の脱ぎ着，お風呂での体洗い，ペットボトルの蓋開けなど，お子さんがそれまでひとりでできていなかったことを，手に手を添えて二人羽織でさせてあげます。特に②のお子さんは前から手伝わないようにしてください。洋服をお子さんの手に持たせてお母さんは手を添えて，「頭入れてー。出たっ」など実況中継しながら，自分でさせてあげてみてください。普段思いどおりにできない自分に腹を立てて，オモチャを投げたり自分の頭を叩いて癇癪を起こしていたお子さんが，癇

癪を起こさず，お母さんに教えてもらいに来ます。怒って泣いているときにも，5分ほど待ってから耳元で「抱っこしてあげよ。おいで」と言って抱きしめるようにすると，もう一度やってみようとする気持ちが生まれてきます。

## ⑵ 自己肯定感の育て方

　幼児期中期以後，不器用や運動下手などのために，失敗したり同年齢集団のなかで取り残されて自己否定し，癇癪を起こしたり行きしぶりが出たりしたときは図7-18を参考にしてください。発達障害自体が困るのではなく，二次障害（自己否定），三次障害（母も不安になる），四次障害（精神疾患）になることが困るのです。①愛着形成ができること，②人との出会いのなかで自己肯定できること，③集団のなかで No やHelp が出せ自分の意見が言えるようになること，④困ったときに相談できる人を見つける力をもつこと，を経験していき雲の下に来られれば，特性をもった一般人として生活できることを示しています。

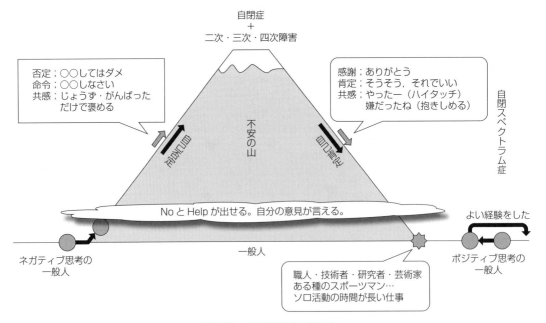

図7-18　自己肯定感の育て方

知能の高い ASD 児は，自己否定して不安の山を登りやすい傾向にあります。知的能力は高いのに不器用や不注意で失敗しやすく，人が理解しにくい行動をして叱られながら育つためではないかと思います。否定・命令・評価（じょうず・がんばっただけで褒められること）が嫌いで，そうした扱いをする人の言うことを聞きません。ところが，日常的に困る行動が多いため，どうしても否定・命令が多くなります。この悪循環が母子関係をさらに悪くしていきます。褒めるのがよいといっても，じょうず・がんばったという評価の言葉は一見褒めているようにみえますが，5〜6歳になると「上手でないと，頑張らないと」とプレッシャーを感じるようです。「こまかく描いたね　」「色彩感覚バツグン」「大きな声でハキハキ言えてたよ」など，ピンポイントで褒めたほうがよさそうです。

一方，感謝・肯定・共感は大好きで，それらによって自己肯定し，そうした扱いをしてくれる人の言うことをよく聞き，まねをして育ちます。「お片づけしなさい」という命令では片づけないのに，「お片づけお願いします」「済んだらご飯の用意もお手伝いしてくれたら嬉しいな」と言うとさっさと片づけて，ご飯の用意も手伝ってくれます。お母さんが疲れていることがわかるとさらにやさしくなります。人の役に立って「ありがとう」と言われるのが大好きなのです。特に4〜6歳は大人がすることを教えてほしい年齢です。ご飯の炊き方や掃除機・洗濯機などの使い方をていねいに教え，「そうそう，そのとおり」と言って肯定すると，喜んで手伝います。否定・命令・評価を最小限にして，感謝・肯定・共感を多くすると，幼児期中期〜後期の母子関係は急速に改善します。爪噛み・鼻ほじり・オナニー・その他困った行動も，大体はお母さんが忙しくしているため，子どもが暇なときに多いので，その困った行動をあえて無視し「ご飯の用意手伝ってくれるとうれし

な」など，お手伝いをお願いすると困った行動をやめてお手伝いしにくるようにもなります。お母さんが忙しくて，ついつい怒ってしまったときにも，その場ですぐではなくとも「昨日はイライラして怒ってしまってごめんね」と謝ると，「いいよ」と許してくれます。その時は，「許してくれてありがとう。あなたは本当にやさしいね」と褒めてください。ASD 児は本当にやさしい子が多いのです。「ありがとう」と「ごめんなさい」は言われたときの嬉しさを経験して初めてわかるようです。「ありがとうは？」や「ごめんなさいは？」と命令しても身につきません。かえって，他者にも「ありがとう」「ごめんなさい」を言うように要求することになってしまう可能性があります。

以下のことは，ASD 児の隠れた特性に原因があるようです。①自分に完璧を求めやすいこと。②人前で失敗することが嫌いなため，初めてのことは人前でしたくない。自宅で予行演習をしてできるとわかってから人前です。成功して褒められると舞い上がるのに，失敗するとドスンと落ち込む。③いつも一番になりたい症候群。得意なことでも2番になるとやめてしまう。ひとりだけの役割があると落ち着きます。④自分で決めたことは絶対にする。しかし，どう応えてよいかわからないとき，オウム返しで返事をするため，受け手は誤解しやすい。そのため，「これ，食べない？」ではなく，「今食べる？」「後で食べる？」「ずっと食べないならお姉ちゃんが食べてしまっていい？」など3択以上にして選ばせるようにする。⑤自分よりダメな人・困っている人・小さい子（きょうだい以外）に優しい，等々があげられます。

もうひとつ，ASD 児の育てにくさに，こだわりや感覚過敏があります。筆者は，「こだわりは才能の入口」「感覚過敏は才能の出口」と思っています。将来，得意分野となる可能性がある部分です。時間にこだわる子はタイムキー

パーにしたり，明日の予定を今日中に意識させたり，急に変更しないように，あらかじめ伝え，お手伝いを頼むようにします。部屋の模様替えを嫌がる子には模様替えのときに相談して手伝ってもらいます。聴覚過敏で大きな声（受信）を嫌いな子が誰よりも大きな声を出して（発信）いたりすることも多いですが，それは発信して受信するのはよいのに，受信だけだと嫌なためです。聴覚過敏の子は絶対音感のよい子も多いので，自分の好みの楽器を弾かせる（自分で発信して受信する）と段々聴覚過敏も消えてくることが多いようです。

偏食も大変です。これも発信⇒受信の考え方でいきます。偏食には，離乳食期からの口腔機能や味覚過敏・嗅覚過敏などが関係することが多いようです。このような感覚過敏は本人にしかわかりません。「白いものしか食べません」「緑のものは全部拒否します」など極端な偏食であっても，食事，特に自宅での食事は楽しいものにしてあげたいものです。まず，①ワンプレートにしないことです（押し付けになるので受信のみ）。取り皿にして好きなものを取って（発信）食べられる（受信）ようにします。野菜などはハンバーグやカレーなどに擦りこんで本人にはわからないようにしたり，好きなタレをかけるなども OK です。自分で選ぶこと（発信）でおいしく食べるようになります（受信）。②不器用でお箸が持てなければ，スプーンでもフォークでも手づかみでもよいので，料理の形態をその子の口や手の機能に合わせます。食事時間を短くし量を多く食べられるようにします。③一度席を立てば食事は終了とします。お皿を流しまで持っていってもらい「ありがとう」で終わりです。④お箸を持つ練習は食事中ではなく，遊びのなかで行います。⑤姿勢の悪さは食事中ではなく体幹を強くする運動として行います。⑥3〜4歳以上なら料理に参加させてあげてください。自分でつくると（発信），今まで食べなかったものを食べることができる（受信）ようになることもよくあります。

### (3) 幼児期の不安を示すサイン（心の安心の貯金通帳）

「心の安心の貯金通帳」（図7-19）の考え方は大人も含めてすべての人に通じるものです。何かをしようとしてうまくいくと通帳にプラス500点が入りますが，失敗するとマイナス500点になります。大切なのはプラスの通帳を持っているときは自分の良いところが出せるのに，マイナスの通帳を持っていると自分の悪いところが出てしまうという点です。

どんなお子さんも，4〜5歳頃になると多かれ少なかれ集団のなかでストレスを感じるようになります。特に ASD 児は自分に完璧を求めるので，できないとすぐマイナスになります。DCD や ADD を合併していると失敗することが多いため，余分にマイナスになりやすく，困った行動をしてはお父さんやお母さんから叱られます。するとよけいに通帳がマイナスになり，困った行動がまた増える。悪循環になるわけです。困った行動があるときでも，その行動自体には触れず，お手伝いをお願いして「ありがとう」「そうそう，それでいい」と肯定していると，通帳がプラスになり，その子の良いところが出るようになります。たとえば，お母さんが「そうそう，それでいい」と言うと100点×3＝300点がプラスになります。逆に「ダメダメ，ダメって言ったでしょう」と3倍の声で叱ると100点×3×3＝900点がマイナスになります。人から褒められないと，こだわり（15点），タオルやゲームなどのもの（10点），爪嚙み・鼻ほじり・オナニーなどからだ（5点）で穴埋めしようと努力します。特に，人に Help を求めず自分でストレスを我慢しやすい子は，これらの症状が強くなります。大体はお母さんが忙しくしていて子どもが暇なときに症状が出ることが多いの

心の安心の貯金通帳

成功，達成感；＋500　　　失敗；－500

人　　お母さん；±100
　　　お父さん；±70
　　　お祖父ちゃん，お祖母ちゃん，兄弟姉妹；±50
　　　保母さん，先生，友達；±50

こだわり…………………………＋15

もの　　毛布，タオル，ぬいぐるみ，オモ
　　　　チャ，本，テレビ，DVD，ゲーム，
　　　　YouTube……………………＋15

からだ　指しゃぶり，爪嚙み，鼻ほじり，
　　　　鉛筆かみ，オナニー，チック，夜尿，
　　　　遺尿，遺糞，過食，拒食，習慣性
　　　　嘔吐，喘息，アトピー………＋5

通帳がプラスになると消える

発達障害児にある困った行動・妙
な行動＝こだわり
＊うつぶせでオモチャの車の窓を
　のぞく
＊いつもの車を並べて遊ぶ
＊特定のものを横目で見る
＊予定の変更を嫌がる
＊クルクル回るものを見たがる
＊癇癪を起こす
＊お母さんを叩く
＊独り言を言いながら宇宙と交信
　している
＊お母さんのおへそや首筋をなめ
　て寝る…

プラス点
＊抱きしめられ，ほっとする
＊「ありがとう」と言われる
＊肯定される　＊共感される
＊弱い子をいじめない

マイナス点
＊怒られる　＊無視される
＊けなされる
＊否定される　＊拒否される

図7-19　心の安心の貯金通帳

注：通帳の点数は一例であり，子どもによって得点は異なる。

表7-6①　家庭でする園の話から集団適応度（自信の程度）を知る方法

レベルⅠ：あったことをまったく言わず，「わすれた」など言う場合。自分を出せず過剰適応している場合がありますので，先生から何も問題ないと言われたときは特に注意が必要です。

レベルⅡ：「ジャングルジムで遊んだ」「カレー食べた」などあったことだけ言う。
　　　　　→少し楽しくなってきた。

レベルⅢ：「○○くんインフルエンザで休んだ」「○○くんがころんだ」など友達のネガティブな話や，「○○くんが先生に怒られた」「○○くんが叩いた」など自分を棚にあげて友達の悪口を言う。少し優越感をもてた。
　　　　　→Ⅰ，Ⅱ，Ⅲのときは，家庭でしたお手伝いなどの良いことを先生に伝えて，先生からもお手伝いを頼んでもらい，褒められる機会を誘導してあげてください。

レベルⅣ：自分が褒められたことを話す。

レベルⅤ：友達が褒められたこと，友達の良いところを話す。ここまでくればもう大丈夫。

レベルⅥ：一部始終を説明できる。Ⅲでは自分を棚にあげて友達のネガティブ部分を報告するが，自分の良かったことも悪かったことも言える。

表7-6②　集団のなかでの居場所によって集団適応度（自信の程度）を知る方法

レベルⅠ：集団に入れず，ひとりで遊んでいる。

レベルⅡ：友達の遊びを遠巻きに見ている。
　　Ⅱa：誘われても入れない。
　　Ⅱb：誘われれば入れる。

レベルⅢ：誘われなくとも入れるが，NoやHelpが出せず我慢（過剰適応）している。園では問題なく見えるのに，家庭では問題が多く（癇癪・暴言・暴行など），家族を困らせる。
　　Ⅲa：好きな遊びだけ，または好きな友達のいる遊びだけに入る。
　　Ⅲb：友達の集団に入るが自己主張はできないので，よけいに我慢が必要。
　　（ⅢとⅣの間：園から悪い言葉を覚えて帰り，家庭で予行演習する）

レベルⅣ：NoやHelpが出せるようになる。
　　Ⅳa：Noが言える。自己中心的で先生や友達を困らせる。
　　Ⅳb：NoもHelpも出せる。友達とケンカしても仲直りできる。

で，その行動をあえて無視し「ご飯の用意，手伝ってくれるとうれしいな」など，お手伝いをお願いすると困った行動をやめてお手伝いしにくるようにもなります。

　子どもの困った行動をなくそうとすると，マ
イナスを増やすことになるので，マイナスになりそうな場面を減らし，プラスになるように努力していると，自然に子どもの笑顔に多く出会うようになります。

## (4) 集団適応できたときのサイン

実際の育児場面では，さらにさまざまな困難が待ち受けているでしょう。しかし，集団のなかで自己肯定して自分を出せるようになったかどうかは，お子さんの話す内容から推測できます。自分の属している集団（幼稚園・保育園・療育・学校・学童・放課後デイなど）で楽しく過ごせるようになると，家族が根ほり葉ほり聞かなくとも，そこであったことを話し出します（**表7-6①**）。人の良いところが言えるということは自分の良いところもわかっている証なので，レベルⅤ，Ⅵまでできていたら，その後はかなり安心してよいと思います。

一方，集団のなかで過剰適応し園の先生からみると何も問題はないのに，家庭では，ちょっとしたことで癇癪を起こしたり，弟や妹を虐めてお母さんを困らせる発達障害児がいます。ASD + DCD や ASD + ADD（不注意主体の注意欠如症）のお子さんはレベルⅢに長くいることが多いように思います。集団のなかで No や Help を出して，さまざまな問題を解決できるようになるには，自分への自信が必要です。集団のなかでの居場所によって，お子さんの内心の気持ちを推し量ることができる方法として，

多くのお子さんを診てきた経験から**表7-6②**をつくりました。ASD + ADHD 児は，早目にレベルⅣbになって先生や友達を困らせる傾向もあります。

## (5) おわりに

幼児期のその子の発達に合わせた育て方は，発達障害がなくてもあっても，すべてのお子さんの育児にとって，大切な心がけといえます。発達障害のお子さんは本人も生きにくさを感じながら生きているために，問題行動を起こしやすく，日々否定に出会いやすいです。その子たちへの対応は，発達障害をもたないお子さんにとってのベストの育て方を教えてくれているともいえます。お母さん自身が子どもの頃どう育てられたのかも大きく影響しますが，「子育て親育ち」の言葉どおり，お母さん自身が育て方を知って変わることで，お子さんも育てやすく変化します。1日に何度も抱きしめる機会をつくること，できないことは二人羽織で手伝うこと，「お願いします」「ありがとう」「そうそう」「ごめんね」「おお助かり」などの魔法の言葉をうまく使えるようになること，などを実践してほしいと思っています。

# 第8章　医療的対応の必要な乳幼児

　乳幼児のなかには，呼吸の補助，栄養についての配慮，投薬など，さまざまな医療的な対応を必要とする子どももいます。そのような子どもたちは，どんな困難があっても力いっぱい生きるのだという気持ちにあふれていて，忍耐強さ，前向きさ，命の輝きなど，いろいろなことを大人に教えてくれる存在です。この章では，そのような子どもたちの発達を促していくことについて考えていきます。

## 1　医療的対応を必要とする乳幼児によくみられる症状の概要

　脳性麻痺をはじめとする何らかの姿勢運動障害がある乳幼児の場合，筋緊張が高いために反り返ったり姿勢が落ち着かず抱きにくかったり，逆に身体が柔らかすぎたり，頸のすわりが遅かったりといった姿勢の症状や，そのほかさまざまな症状がみられます（表7-2参照）。哺乳については時間がかかったり，嘔吐が多かったりするため，結果として体重が増えにくいことがあります。呼吸がゼーゼーしやすいといった呼吸器症状を認めることもあります。眠りが浅く，夜中に何度も起きてしまうなど，睡眠リズムが整いにくい場合もあります。抱きにくい，哺乳させにくい，眠りにくいといった状態が続くと，お世話をしている大人の疲労もたまってきます。

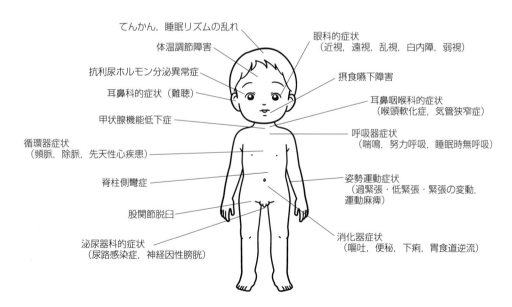

**図8-1　医療的対応を必要とする乳幼児にみられる症状の例**

注：ここにあげた以外にもさまざまな症状がみられることがあります。

さらに，身体の状況によっては，小児科だけでなく，外科，耳鼻科，眼科，泌尿器科など，いろいろな診療科への通院が必要なこともあります。図8-1に，医療的対応を必要とする乳幼児にみられることのある症状のいくつかをあげましたが，このほかにもさまざまな症状がみられることがあります。医療的対応の必要な子どもは，日常生活上の対応のほか投薬や頻回の通院なども加わるため，家族の多忙さへの理解とともに十分な支援が必要となります。

また，たとえば緊張が強く努力呼吸（呼吸が楽でなくて，努力を要する呼吸になっていること。胸骨上方や肋骨の間が陥没する，肩で息をするなどがみられる）があると嘔吐を生じやすい，というように，これらの症状が相互関係をもつ場合や，あるいは一つの症状から次の症状へと波及していく場合もあり，多くの症状が同時に関連性をもって存在します。

そのような状態について，ひろとくん（症例1）と，みさきちゃん（症例2）の場合を通して，具体的にみていきます。

## 症例1　ひろとくん：脳性麻痺による緊張亢進とそれにともなう嘔吐

【受診までの経過】

満期で出生しましたが，呼吸や心臓の動きが非常に弱かったため，呼吸管理などの治療を受けました。ミルクを哺乳することが難しく，鼻から胃まで通したチューブからミルクを注入していました。

【初診時の様子】

生後5ヶ月時の初診では，全身の緊張が強く，仰臥位では反り返りがみられ，腹臥位では両肘支持が難しく，頭部を挙上することができませんでした。引き起こし反応では頸の後屈がみられ頭部を挙上できず，ランドー反応では上肢と下肢の伸展がみられました。腱反射の亢進，伸展反射の陽性がみられ，脳性麻痺（痙直型四肢麻痺）と診断され，緊張緩和や姿勢の安定のため，リハビリテーションが開始されました。

【その後の経過】

乳児期からけいれん発作がみられ，抗てんかん薬を開始，1歳6ヶ月から発作は消失しました。緊張が大変強く反り返っていて，それとともに嘔吐が反復してみられました。引き込むように喘鳴をともなう呼吸をして，この呼吸状態も嘔吐を誘発しているようでした。緊張と努力呼吸でエネルギーを使うことと，嘔吐で栄養が入りにくいことから，体重がなかなか増えませんでした。このように複数の症状がお互いに影響し合っていました（図8-2）。座位保持装置などの装具で姿勢を安定させ，ボツリヌストキシンの注射で緊張を和らげるといった対応がとられました。現在は，嘔吐なく過ごしていますが，喘鳴や努力呼吸は続いていて，その症状を緩和するための治療を続けています。

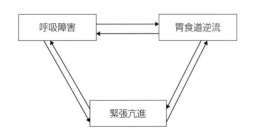

全身の緊張が亢進していると，姿勢保持が楽ではなく，呼吸も努力様になり全身の緊張がさらに亢進するということにつながります。努力様呼吸があると，吸気時に陰圧がかかって，胃から食道に食べ物が逆流しやすい状態（胃食道逆流）となります。胃食道逆流があると逆流したものが口腔まで上がってきて気管のほうへ誤嚥される場合があり，そうすると呼吸障害の症状が増強します。

図8-2　症状の相関関係の例［呼吸障害と胃食道逆流と緊張亢進］

　みさきちゃん：脳性麻痺の経過中に脊柱側彎症と股関節脱臼を合併

**【受診までの経過】**

在胎40週，3400gで生まれ，生後1ヶ月までの新生児期に髄膜炎に罹患し，四肢麻痺を生じました。生後3ヶ月からけいれんの発作がみられるようになり，点頭てんかんと診断されました。

**【初診時の様子】**

生後10ヶ月時の初診で，四肢の伸展，腱反射の亢進がみられ，脳性麻痺（痙直型四肢麻痺）と診断されて，リハビリテーションが開始されました。

**【その後の経過】**

12歳頃から脊柱側彎症の進行がみられ（図8-3），15歳から反復的に肺炎を起こすようになりました。出生の時点から側彎症があったわけではなく，成長とともに進行し，特に思春期に

なって側彎症がぐっと進んだという状況でした。側彎症の進行とともに，胸郭は左右で厚みと幅が異なる変形をきたしてきたため（図8-4），痰を喀出しにくかったり，左右の肺で換気が均等に行えない状態になっていました。また，15歳頃から嘔吐が増え，逆流性食道炎と診断されました。同じ頃から，右股関節脱臼を生じました（図8-5）。みさきちゃんの場合は，脊柱側彎症の進行とともに，呼吸器症状，消化器症状，脊柱以外の骨・関節の症状と，いろいろなところに影響が波及していきました（図8-6）。

リハビリテーションを続けるとともに，抗潰瘍薬などが処方され嘔吐はなくなりました。股関節脱臼に対しては，股関節外転装具を装着した後，股関節の手術を受け，みさきちゃんの身体に合った座位保持装置を使用して，楽な姿勢

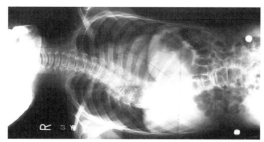
①12歳　脊柱X線

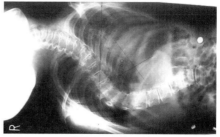
②15歳　脊柱X線

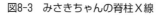
12歳から15歳の間に，脊柱側彎症の進行がみられます。

**図8-3　みさきちゃんの脊柱X線**

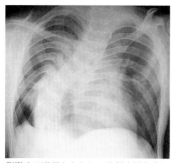

側彎症の進行とともに，胸郭変形を生じています。

**図8-4　みさきちゃんの胸部X線**

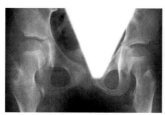
①12歳　股関節X線

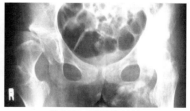
②15歳　股関節X線

12歳のときには股関節の脱臼はみられませんでしたが，15歳のときには右股関節脱臼を認めています。

**図8-5　みさきちゃんの股関節X線**

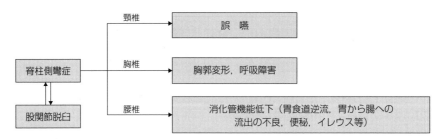

脊柱側彎症が存在すると，脊柱が右か左に弯曲するだけでなく，脊柱の回旋による歪みもともなうため，胸郭も変形し，左右の肺で厚みや広さが異なる状態になります。すると左右の肺の換気状態に差が出て，呼吸障害を生じやすくなります。脊柱側彎症で胸腰椎のあたりに変形があると，胃や腸の位置関係にも影響を及ぼし，胃食道逆流や腸の通過障害を生じやすくなり，便秘や腸閉塞（イレウス）を合併することがあります。頸椎に左右差や後屈，回旋があると，食物や唾液の嚥下の際に，うまく食道のほうへ通過する代わりに気管のほうに侵入して，誤嚥を生じてしまう場合もあります。このように，脊柱の状態は姿勢そのものの安定さにかかわるだけでなく，内臓機能とも深い関係があります。また，側彎症があると，骨盤の位置にも左右差やねじれを生じるので股関節が脱臼しやすくなります。逆に股関節脱臼があると，左右の骨盤の位置に差がでますので，脊柱側彎症が増強することにつながります。

**図8-6　症状の波及の例　[脊柱側彎症]**

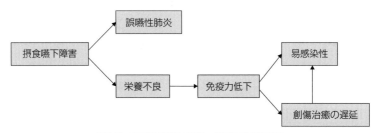

**図8-7　症状の波及の例　[摂食嚥下障害]**

がとれるよう体位を工夫して，痰が排出しやすくする対応をとりました。

　栄養摂取の面からみても症状の関連性が存在します。摂食嚥下機能については，第2節，第3節でもう少し詳しく述べますが，摂食嚥下障害が存在すると，食物や唾液の誤嚥を生じて誤嚥性肺炎を合併する場合があります。また，摂食嚥下障害のために十分な食事が摂取できず，たんぱく質・ミネラル・ビタミン類等が不足すると，感染防御のための免疫反応を適切に誘導するのが難しくなって，感染症にかかりやすくなったり，あるいは一度感染症にかかると重症化したり，治癒までに時間がかかったりすることがあります。また，体に何らかの傷を生じたとき，人の体はその傷を修復する力がありますが，栄養不足で免疫力が低下していると，傷が

治るのに時間がかかることがあります（**図8-7**）。

　体重増加不良は，食事摂取の難しさがあるときのほか，緊張が亢進していたり，努力呼吸があったりして，エネルギーを余分に消費する場合にも生じます（**表8-1**）。

　このようなさまざまな症状は，生まれてすぐにはみられなくても，成長とともに姿勢の左右差や，緊張の亢進または低下が持続するなかで，だんだんと明らかになってくる場合が多いです。

　そして，このような子どもたちにとっては，ボイタの診断学に沿った正常運動発達の道すじを経験できるように援助すること，ボイタ治療によってできるだけ正中位に近づけて，さまざまな身体機能をよりよい状態に保つことが大切になります。

表8-1　運動障害児にみられる体重増加不良の主な原因

- 緊張亢進（エネルギーの消費）
- 呼吸障害（エネルギーの消費）
- 摂食嚥下障害（栄養不足）
- 誤嚥（肺への負荷）
- 胃食道逆流症（嘔吐，誤嚥の誘発）
- 下痢の反復（エネルギーの喪失）
- 感染症の反復（発熱によるエネルギーの消費，有症状の治療期間中は栄養が十分摂取しにくい）

表8-2　食事の意義

- 生命維持，活動エネルギーのもと
- 免疫機能の向上
- 創傷治癒機能の促進
- 構音機能と密接に関係
- 食事の場はコミュニケーションの場
- 食事は生活リズムの一環

表8-3　摂食障害でよくみられる訴え

- 食事摂取量が少ない
- 体重増加不良
- 食べるのに時間がかかる
- 食事中にむせる（くしゃみがでる場合もある）
- 食べはじめるとゼーゼーが増える
- 嘔吐しやすい
- 噛まずに丸のみにする
- 口から食べ物や飲み物がこぼれる
- スプーンやコップを噛んでしまい，いったん噛むと放しにくい
- 流涎が多い
- 偏食がつよい
- 過敏性がある

## 2　代表的な症状の概要

### (1)　摂食と嚥下

　食事は栄養摂取の場ですが，生命活動のうえでいろいろな意味をもっています（表8-2）。

　摂食嚥下機能には，口腔　舌　咽頭　喉頭食道の構造のほか，姿勢・体の緊張の様子・呼吸機能・筋力・認知力など，さまざまな要素が複雑に関与しています。こうした機能に障害が起こると，摂食に関していろいろな症状がみられることがあります（表8-3）。

　食事の流れとしては，まずは食事が準備されているときに食材を切る音が聞こえたり，料理の香りがしてきたり，そして目で見てその料理を確認したりと，聴覚・嗅覚・視覚からスタートします。この認知期の間に今から食べるのだなということが認識され，身体が食べる体勢に入りやすくなります。口唇で食べ物をとらえると（準備期），口腔，咽頭，食道へと進んでいきます（図8-8）。口唇から食道までの摂食嚥下にかかわる器官は，図8-9のとおりです。

　食物が口唇に近づいてくると口唇を開いて取り込みますが，この時しっかりと口唇を閉じて（口唇閉鎖）取り込めることが大切です。乳児期に手やオモチャをなめていることが，この口唇閉鎖のしやすさにつながります。口を閉じていることで，次の咀嚼も嚥下もしやすくなります。食べ物が口腔に入ってくると，舌がなめらかに動いて食べ物をひとまとまりにして（食塊の形

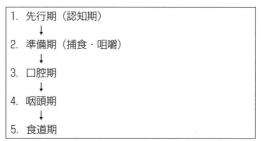

1.　先行期（認知期）
　　↓
2.　準備期（捕食・咀嚼）
　　↓
3.　口腔期
　　↓
4.　咽頭期
　　↓
5.　食道期

図8-8　摂食嚥下の流れ

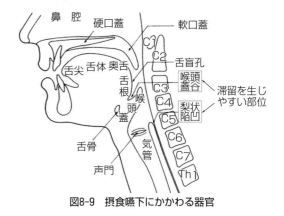

図8-9　摂食嚥下にかかわる器官

成），咽頭へと送り出します。そして，食物をゴクンと飲み込むとき嚥下反射が起きますが，この嚥下の瞬間に喉頭蓋が閉鎖することが大切

### 表8-4　摂食と嚥下に関与する筋群

| 摂食に関与する筋群 | 嚥下に関与する筋群 |
| --- | --- |
| • 表情筋群<br>• 咀嚼筋群 | • 舌骨上筋群<br>• 軟口蓋筋群<br>• 咽頭筋群<br>• 舌骨下筋群 |

### 表8-5　運動障害児の摂食機能上の症状

• 頭部や体幹の緊張の亢進または低下や姿勢の非対称があり，食事姿勢のコントロールが難しい
• 股関節が伸展してしまうなどのため，安定して座りにくい
• 上肢をひいてしまい，身体の前に出すのが難しい
• 食物や食具などを握っていることが困難，放すのが困難
• 手を口に運びにくい，目と手の協調動作が難しい
• 口腔運動機能の障害
• 口腔内と口周囲の感覚過敏
• 口腔反射の異常（緊張性咬反射）
• 経験不足

### 表8-6　誤嚥を疑わせる症状

• 食事中のむせ（ただし，むせをともなわない誤嚥もある）
• 食事中，あるいは突然に生ずる喘鳴
• 肺炎・気管支炎の反復
• 発熱の反復
• 血液検査での炎症反応（CRP）の慢性陽性
• 体重増加不良

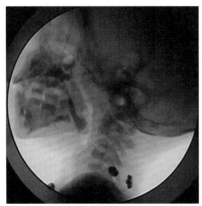

**図8-10　ビデオ嚥下造影検査**
造影剤を含む食物を摂取していただき，咀嚼嚥下の様子をビデオに記録し，誤嚥や滞留の有無などを確認します。

です。咽頭は，食物の通り道としても気道としても使われますのでやっかいです。食物は口腔から食道へ，空気は鼻から気管へと入っていきますが，通り道が咽頭でクロスしており，普段は開いてつねに空気が出入りしているところに，食物が嚥下される瞬間だけ喉頭蓋が閉じるというしくみです。このタイミングがうまくいかないと，食物や水分や唾液が気管に入る誤嚥が起きてしまいます。成長とともに頸の長さが長くなると，危険域の通過距離も長くなり，誤嚥のリスクが高まるといわれています。解剖学的には，喉頭蓋谷と梨状陥凹に食物が滞留しやすく，長く滞留するほど誤嚥のリスクが高まります。

　解剖学的構造を機能させているものとして，摂食嚥下に関与する筋が多く存在しています（表8-4）。舌も筋ですが，その他にも顔面や頸部の筋が連携してはたらいています。咀嚼嚥下だけでこれだけたくさんの筋が寄与しており，食事姿勢を保つには全身が関与してきますので，運動障害のみられる子では，摂食上のいろいろな課題がみられます（表8-5）。このことからも，姿勢や筋力の大切さがわかります。

　摂食嚥下機能に対するアプローチについては，第3節で述べますが，誤嚥を疑わせる症状は**表8-6**のとおりです。誤嚥には，水分誤嚥と食物誤嚥があります。誤嚥があるかどうかは，ビデオ嚥下造影検査などで精査します（**図8-10**）。この検査では，誤嚥の有無を確認するだけではなく，どのような食事姿勢で，どのような食事形態，どのくらいのひとくち量だと一番安全に食べられそうかなども検討します。また，胸部単純X線検査では誤嚥がはっきり写らなくても，胸部CTでは所見がみられる場合があります（**図8-11，8-12**）。

　経口摂取が難しい場合は，栄養チューブを使った経管栄養で栄養を補給します。全部経管栄養となることもありますし，経口摂取と経管栄養を併用することもあります。経管栄養の方法としては，鼻腔から胃までチューブを挿入する経鼻経管栄養や，胃瘻造設の手術を受けてそのチューブから栄養を補給する胃瘻栄養などがあ

ります（**図8-13，8-14**。胃瘻については第3項参照）。

　なお，栄養摂取の内容についてですが，発達促進や体調維持のためには食物繊維の豊富な食材を取り入れ，現代の生活で不足しがちなミネラルも含めてバランスよく摂取することが大切です（**表8-7**）。

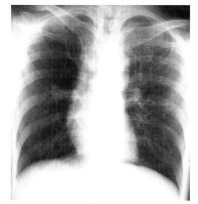

**図8-11　胸部単純X線**
誤嚥の所見がはっきりしません。

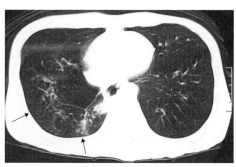

**図8-12　胸部CT**
誤嚥の所見がみられます（→）。

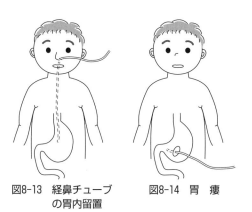

**図8-13　経鼻チューブ**
　**の胃内留置**

**図8-14　胃　瘻**

## （2）　呼吸機能

　生命維持に必要な酸素の生体内への取り入れと二酸化炭素の排出（ガス交換）にかかわる器官が呼吸器系です。呼吸器系は，気道，肺，胸郭から成り立っています（**図8-15**）。

　呼吸が楽に行えないときは，呼吸回数が早くなったり，喘鳴がみられたり，胸骨上部や肋骨弓の下方がへこむ陥没呼吸がみられたりします（**表8-8①**）。唾液，鼻水，痰などの分泌物が咽頭にたまると喘鳴や息苦しさの原因になります。場合によっては，分泌物が気管のほうに誤嚥されることもあります。

　呼吸が楽でないと，呼吸することにエネルギを費やしてしまい，疲れやすかったり遊びに集中できなかったりということも起こってくる

**表8-7　発達促進や体調維持のための栄養摂取内容のポイント**

- 食物繊維の豊富な食材を摂取する
- 不足しがちなミネラル（マグネシウム，亜鉛，セレン等）を含むものを取り入れる
- 水分を十分摂取する
- オメガ3（αリノレン酸，DHA，EPA等）を含むものを摂取する
- トランス脂肪酸（マーガリン，ショートニング等）をできるだけ避ける
- 白砂糖，人工甘味料をできるだけ避ける
- 食品添加物をできるだけ避ける

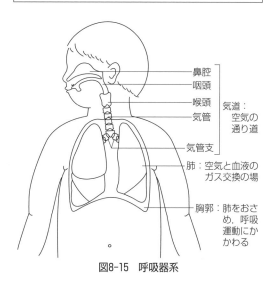

鼻腔
咽頭
喉頭　┐
気管　│気道：
　　　│　空気の
　　　│　通り道
気管支　┘
肺：空気と血液の
　　ガス交換の場
胸郭：肺をおさめ，呼吸運動にかかわる

**図8-15　呼吸器系**

ので，普段から呼吸が楽にできるための対策を
とっておきます（表8-8②）。緊張していると呼
吸が楽にできませんので，まずはリラックスで
きて胸郭が動きやすい体位をとります。クッシ

### 表8-8　呼吸障害に関連して

〈①症状〉

- 呼吸が速く浅い
- 喘鳴：ヒューヒュー，ゼーゼーと音がする呼吸
- 努力呼吸：鼻翼呼吸，下顎呼吸，陥没呼吸（胸骨上部や肋骨下が陥没する呼吸）
- 口唇・爪のチアノーゼ
- 経皮酸素モニター上の酸素飽和度の低下
- 意識混濁

〈②日常生活上の対策〉

| 目　的 | 対　策 |
|---|---|
| 緊張をとり，気道を開き，胸郭が動きやすくする | ポジショニング<br>• クッション，タオル，コイル等も使用<br>• 身体がベッドや椅子に接するところ（支持面）が多くなるようにする<br>• 四肢の位置は本人の関節可動域の中間位をとることを基本とする |
| 緊張をとり，左右の肺がバランスよく換気できるようにする | 体位変換 |
| 排痰しやすくする | 加湿，吸入<br>十分な水分摂取 |
| たまった分泌物を取り除く | 吸引 |

〈③主な医療的対応〉

- エアウェイ挿入
- 気管切開
- 喉頭気管分離
- 呼吸器の導入
- 機械的咳介助
- 酸素投与
- 去痰剤等の投与
- 気管支拡張剤等の吸入

### 表8-9　腹臥位の特徴

- 痰や唾液を排出しやすい
- 下顎の後退や舌根沈下を避けやすい
- 背部の胸郭と肺をひろげやすい
- 肺の背側や下葉に痰がたまるのを防げる
- 本人の姿勢の特徴に配慮した腹臥位であれば，緊張が緩和することが多い
- 窒息の危険性に対する注意を要する

ョンなどを利用して，支持面の多い体勢をつく
ります。気道が開きやすいように，形状をいろ
いろ変えられるコイルやタオルを使用して頸部
の位置を調整したり，呼吸がしやすい腹臥位や
前傾座位を取り入れたりすることがあります。
経鼻エアウェイを鼻からのどまで挿入すること
によって，陥没呼吸が減って活動に取り組みや
すくなったり，笑顔が増えたりすることもあり
ます。

　いろいろな姿勢をとれたほうが肺のどこに痰
がたまっても出しやすくなるので，可能であれ
ば普段から仰臥位，腹臥位，側臥位といろいろ
な体位をとる練習をしておくとよいでしょう。
場合によっては，腹臥位装置を使用して安全に
安定した腹臥位がとれるようにすることがあり
ます。腹臥位は気道をひろげ排痰しやすくする
体位ですが，窒息には注意を要します（表8-9）。

　胸郭の動きをよく保つには，肋間筋や横隔膜
がしっかり動くことや，非対称姿勢から進行す
る胸郭変形をできるだけ少なくしておくことが
大切になるので，十分な理学療法が重要となり
ます。

　体位の工夫，分泌物への対応，理学療法など
に加えて呼吸補助が必要な場合は，気管切開，
喉頭気管分離，呼吸補助機器の使用などの医療
的対応も行う場合があります（表8-8③）。

### （3）　消化器機能

　消化器系は，口腔から肛門までの管状の消化
管と，唾液腺（消化腺），肝臓，胆嚢，膵臓とい
った付属器官などから成り立っています（図
8-16）。

　消化吸収機能をもつだけでなく，人体最大の
免疫器官でもあり，また，神経伝達物質が分泌
されている場所でもあります。自律神経支配を
受けている繊細な臓器で，ストレス状態の有無
が消化管活動に影響を与えます。

　運動障害のある子どもは，消化器症状をとも

なってくる場合があります（**表8-10**）。腹筋が弱く腹圧をかけにくい，水分を十分とりにくいなどの要因から，便秘になることが多いですが（**表8-11**），逆に下痢になる場合もあります。胃から小腸への流出が遅い場合や，胃の入り口（噴門）の逆流防止機構が弱い場合は，嘔吐を反復することがあります。哺乳や食事の際に空気も一緒に嚥下している場合（呑気）も，嘔吐につながることがあります。運動障害の経過とともに脊柱側彎症を合併してくると，胃から食道への逆流を生じることがあります（胃食道逆流）。そうすると，嘔吐を生じたり，食道下部あたりで出血を生じたりすることがあります（胃食道逆流症，逆流性食道炎）。腸の動きが弱い状態で感染症や高度の便秘が重なった場合，あるいははっきりした要因が思い当たらない場合でも，腸の動きが止まってしまうことがあります（腸閉塞（イレウス））。通常，腸閉塞になると嘔吐と腹痛と腹部の膨満を生じるのですが，運動障害がある子どもの場合は，そのような腸閉塞症状がはっきり現れないうちになっているということもあります。また，体格がやせていて側彎が進んできた場合に，脊椎と上腸間膜動脈の間に十二指腸が挟まれて嘔吐を生じることもあり

ます（上腸間膜動脈症候群）。

胃食道逆流症が存在すると，出血性の嘔吐を生じる場合があり，また，胃から咽頭まで逆流してきたものが気管に入って誤嚥性肺炎を生じる場合もあります。胃食道逆流の可能性が考えられる場合は，上部消化管内視鏡（口から内視鏡を挿入して，食道や胃の粘膜の状態をみる検査），上部消化管X線透視検査，24時間 pH モニタリングといった精密検査を行います。上部消化管X線透視検査（造影剤を口から，あるいは経管栄養のチューブから胃に入れて，X線透視で造影剤の流れを確認する検査）では，逆流が存在するかどうかの確認のほか，どのような体位だと胃から十二指腸への流出がよいかも検討されます。24時間 pH モニタリングでは，胃から食道に酸性の胃液が逆流すると食道下部の pH が下がる（酸性になる）ため，その値をみて逆流を検出します（**図8-17**）。逆流の程度が強い場合は，胃瘻造設術と噴門形成術を施行して逆流防止に努めることがあります。なお，胃瘻造設術については，最近は内視鏡下手術として施行されることが増えています。消化管症状に対しては，理学療法で筋力向上や側彎進行防止に努めるほか，消化管機能の改善を目的として薬剤の処方が行

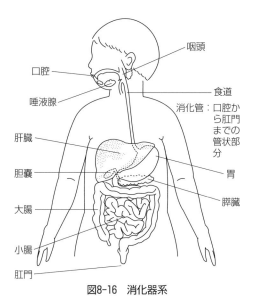

図8-16　消化器系

表8-10　運動障害児にみられることのある主な消化器症状

- 便秘
- 下痢
- 嘔吐の反復
- 呑気
- 食道裂孔ヘルニア
- 胃食道逆流症
- 腸閉塞（イレウス）
- 上腸間膜動脈症候群

表8-11　運動障害児にみられる便秘の発生要因

- 自律神経系の障害（消化管運動の低下）
- 中枢神経系の障害（便意を生じにくい，生じてもいきみにくい）
- 腹筋，骨盤底筋などの筋力が弱い
- 脊柱側彎症などの変形にともなう通過障害
- 摂食障害（十分な量の食物や水分を摂取しにくい）

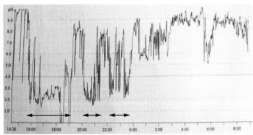

**図8-17 24時間 pH モニタリング**

24時間にわたり食道の pH をモニターして，どのような時間帯にどの程度逆流があるかを調べます。逆流しているとき，食道の pH が下がります（←→）。この結果を参考にして，逆流防止施術の適応があるかどうかなどを検討します。

われることもあります。

### (4) てんかん

てんかんは，「種々の成因によってもたらされる慢性の脳疾患であって，大脳ニューロンの過剰な発射に由来する反復性の発作（てんかん発作）を特徴とし，それにさまざまな臨床症状及び検査所見がともなう」（Gastaut, 1973／和田訳, 1974）と WHO（世界保健機関）では定義されています。子どもの脳は大きく変化していく発達期にあり，大脳への刺激に対する感受性が高いと考えられます。てんかんの発作は全身痙攣だけでなく，体の一部だけの痙攣や，目が一方に偏位するだけ，しばらく動きが止まるだけなど，さまざまなかたちで現れることがあります。発作の起こり方によって，部分発作か全般発作かに分けて考えられますが，実際は分類するのが難しい場合もあり，また複数の発作型が合併することもあります。時には，てんかん発作なのかそうでないのかの判断が難しく，診断までに時間がかかる場合もあります。てんかんの診断は，発作の様子の聞き取り，脳波検査，頭部 MRI 等の画像検査，血液検査等を総合して行われます。特に発作の様子の確認が大切で，いつ起こったのか，誘因と思われるものがあったか，全身の発作か，あるいは体の一部分の発作か，眼球の偏位があったか，意識はあったか，

顔色はどうだったか，どれくらいの長さだったか等，その時の様子が詳しくわかると，発作のタイプを見極めやすくなります。

てんかんの治療は，発作のタイプにあった抗てんかん薬の投与と，睡眠リズムや生活リズムを整えることで行われます。子どもの場合，てんかん発作が繰り返し起こる状態が続いていると，知的発達や運動発達が抑制される場合があります。抗てんかん薬が効いて発作が減少してくると，発達もまた進みやすくなるようです。また，睡眠がよくとれている子どもは，てんかん発作が起きにくい傾向がみられます。日中はしっかりと遊んだりリハビリテーションを行ったりして，心身を覚醒させておくことで，夜に睡眠をとりやすくなると考えられます。逆に入眠困難，途中覚醒，昼夜逆転などの睡眠障害があると，てんかん発作も生じやすい傾向がみられますので，睡眠リズムのコントロールが大切になります。

また，てんかんにともなって感覚過敏あるいは感覚鈍麻の傾向がみられる場合があります。保育やリハビリテーションの活動のなかで感覚遊びなど，さまざまな経験を積みながら，あらゆる感覚に慣れていけるようにしていきます。てんかんのある子どもにとって，発達が進んでいく時期は，発作を生じやすい時期でもあります。頸がしっかり支えられるようになってきた，手と手を合わせるようになってきた，しっかり見るようになってきた，といった時期は，大脳のなかで新しい回路をつくろうとしているときであり，それが発作の刺激となるかもしれません。しかし，それらの機能がしっかり確立すれば，大脳のなかの回路も安定したものになって，少々のことでは発作が起きなくなることが期待されますので，抗てんかん薬の助けを借りつつ，発達を促すとりくみをしていきます。子どもの脳は成長にともなって変化していくので，てんかん発作の様子や頻度が変化することがありま

す。てんかんの発作が変化するのは，発達し続けているからだと捉えて，根気よく抗てんかん薬の調整をしつつ見守っていきます（**表8-12**）。

なお，ボイタ治療を受けておられる子どもの場合，てんかん発作が頻発している時期は，ボイタ治療の内容を調節することがあります。点頭てんかんの発作が頻発しているときには，ボイタ治療のうちの「反射性腹這い」を控えるなどして，発作のコントロールができてくるのを待ちます。ボイタ治療で全身の筋活動が向上すると，全身の循環がよくなり覚醒度も向上し，支持機能のよくなった部分の感覚機能も改善します。また，だいたい決まった時間に訓練を行うことにより，生活リズム，睡眠リズムが整うことにもつながります。発作の現れ方が非対称姿勢になるものの場合，発作を繰り返すうちに，発作のないときでも非対称姿勢を増強しやすくなることがあります。この場合も，ボイタ治療

---

### 表8-12　子どものてんかんに関連して

〈特　徴〉
- いくつかの発作型が併存しやすい
- 発達とともに発作型や頻度が変化しやすい
- 発達が進みかけるときに発作が増えることがある
- 大きい発作が多いときは，発達が停滞することがある
- 感覚障害（感覚過敏，感覚鈍麻）を合併することがある
- 睡眠リズムと関係がある

〈発作の誘因となることのあるもの〉
- 不眠，眠気のある状態
- 便秘
- 音や光の刺激
- 天候，気圧の変化
- 疲労
- 活動不足
- 発熱
- 月経（思春期以降）
- 服薬忘れ

〈基本的対応〉
- 服薬と生活リズムを整えることの両方が大切
- 遊びやリハビリテーションを日中に行い，心身を覚醒させ，充実させておく
- できるだけ生活リズム，睡眠リズムを整えておく

---

を行ってできるだけ姿勢を整えておくとよいでしょう。

### (5)　睡眠リズム

発達期の脳にとって睡眠は大切です。睡眠の内容および長さは，年齢とともに変化していきます。そのなかでも，乳児期は一生のうちで睡眠時間がもっとも長く，その中身も幼児期や成人とは違って動睡眠（大人のレム睡眠に相当）中心で，神経回路をつくりつつ試運転している状態といわれます。生まれて1ヶ月までの新生児期には，1日15〜20時間程度眠ります。哺乳のときだけ起きている感じです。その後，徐々に覚醒している時間が長くなっていきます。出生当初の睡眠周期は25時間ですが，地球上の昼夜，1日24時間の周期に徐々に適応していき，通常生後4ヶ月頃には，1日24時間の日内リズムが確立するといわれます。夜間の眠っている間に，脳神経回路がつくられていくほか，骨や筋肉をつくる成長ホルモンが分泌されたり，傷ついた細胞が修復されたりします。その他，心拍数，呼吸数，血圧，体温，副腎皮質ホルモン，甲状腺ホルモン，睡眠ホルモンのメラトニンなども，日内で変動します。睡眠リズムが整っていることが，安定した健康状態の維持と心身の発達の基礎になります（**表8-13**）。

日中にたくさん遊んで身体が適度に使われて，子どもが気持ちのうえでもよく遊んだなと満足している状態があると，夜に入眠しやすいと考えられます。また，食事，入浴などを含めて，おおまかに生活リズムが決まっていると子どもは寝やすいです。保育や療育に通ったり，リハビリテーションを行ったりすることも，一日の流れやリズムをつくるうえで役立ちます。また，ボイタ治療を行うことは，しっかりとした刺激が身体に加わるため，睡眠リズムの確立に有用です。日中は明るく適度に声や音が聞こえ，夜は暗く静かな環境を確保することも入眠のしや

すさにつながります。私たちは地球上に生きているので，地球の1日24時間，昼と夜のリズムと調和して生活できると体調も整いやすいのです（表8-14）。

表8-13　睡眠の意義

- 神経回路の構築に関与
- 細胞修復に関与
- 睡眠中に成長ホルモンが分泌されることによる身体の成長
- コルチゾール，メラトニンなどのホルモン分泌や，体温，自律神経活動（心拍数，血圧呼吸数など）の概日リズムの確立
- 日中の活動性の向上

表8-14　睡眠リズムを整えるための基本的対応

- できるだけ朝の光を浴びる
- 日中に療育やリハビリテーションでしっかり活動し，身体を活性化させる
- 食事や入浴の時間を，だいたい決めておく
- 日中は明るく，声や快適な音が聞こえる環境で過ごし，夜は暗く静かな環境で過ごす
- カフェインや過度の糖分など，覚醒刺激のあるものを入眠前に摂取することは控える
- 不眠の身体的要因をできるだけ取り除く（アトピー性皮膚炎による痒み，便秘，下肢の冷え，緊張，呼吸困難，疼痛等）
- 場合により睡眠導入を助ける薬剤（メラトニン，漢方薬等）を併用することがある

表8-15　ボイタ治療で期待される効果

- 調和のとれた姿勢の確立
- 支持のよい姿勢の確立
- 移動運動の向上
- 協調運動の向上
- 上肢機能の向上
- ボディイメージの向上
- 感覚の改善
- 眼球運動の改善
- 表情筋の活動性向上
- 咀嚼嚥下機能の向上
- 発声機能の向上
- 呼吸機能の改善
- 消化器機能の改善
- 膀胱直腸機能の改善
- 睡眠の改善
- 変形進行の抑制

## 3　リハビリテーションを中心とした対応

### (1)　全身の器官・内臓機能への効果がみられるボイタ治療

　ボイタ治療は，子どもから成人まで適応のある治療法で，特に子どもでは中枢性協調障害や脳性麻痺のほかにも，さまざまな疾患が対象となります。ボイタ治療の内容については，第9章で詳しく述べられています。ここでは，全身への効果について補足します（表8-15）。

　ボイタ治療は，脊柱の伸展を促し，筋活動を賦活し，姿勢の非対称性を緩和し，体幹や四肢の支持の力を増強します。これらのことは，さまざまな器官の機能によい影響を与えます。安定した姿勢，正中位に近い姿勢を誘導することや，顔面や頸部の筋のはたらきが促進されることから，周囲が見やすくなり，咀嚼・嚥下・発声がしやすくなります。実際，ボイタ治療の最中には，眼球運動や嚥下の反応が誘発されることが観察されています。また表情筋が動かしやすくなって，表情を出しやすくなります。ボイタ治療を行っているときに，子どもの胸からおなかのあたりを見ていると，呼吸が深くなることが観察されます。胸筋や腹筋がよりよくはたらくことで，より深い呼吸をすることができるので，体内に酸素をより多く取り入れ，二酸化炭素をより多く排出することができます。すると腹圧をかけやすくなるので，しっかり咳込んで，咽頭や気管にたまった痰も喀出しやすくなります。腹筋がよくはたらいているほうが，消化管も動きがよく，便秘が軽減される場合があります。

　また，第1節で述べたように，側彎症があるかどうかは，呼吸機能と消化器機能には特に関連が深いので，ボイタ治療でできるだけ脊柱の伸展を図っておくことが，体調維持にもよい影

響を与えると考えられます。過緊張が緩和されることで，緊張による発熱を抑制できる場合もあります。また，姿勢運動へのはたらきかけは，脳へと伝達される，つまり感覚として入力されますので，運動機能がよくなることは，感覚がよくなることにもつながります。このように，しっかりとボイタ治療を施行することは，姿勢が安定し，移動運動が促進されるということにとどまらず，安定した体調を保つことにも有効です。結果として，楽しく遊んだり外出したりすることも含めて，QOLの向上や，自分の力を発揮して生きられることにつながっています。

## ⑵　子どもの力を最大限に引き出す作業療法

作業療法では，その子どもの活動性やコミュニケーションの発達を促し，楽しい経験を増やすために，広範な方法でアプローチしていくことでさまざまな効果がみられます（**表8-16**）。

作業療法では，どうすればその子どもが手を使いやすくなるか，安定した姿勢で活動できるかなど，作業療法士による創意工夫がなされ，場合によっては用具を手作りして対応する場合もあります。食具や食器のほか，ハサミや鉛筆についても，持ちやすいように工夫します（図8-18，8-19）。椅子も，本格的な座位保持装置を

作成していく前に，手作りの椅子を作業療法士が工夫して作成することもあります（**図8-20**）。

楽しい遊びは，子どもにとっては発達が促される重要な活動です。作業療法では，姿勢を安定させる工夫をしながら，子どもといろいろな遊びに挑戦します。見たり，聞いたり，触ったりという感覚は，経験する機会が少ないとその

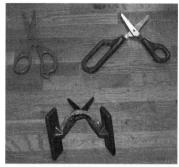

図8-18　自助具：ハサミの工夫

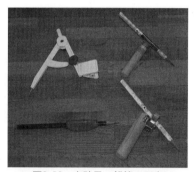

図8-19　自助具：鉛筆の工夫

#### 表8-16　作業療法の主な効果

- 上肢機能の改善
- 座位姿勢の安定
- 摂食嚥下機能の改善
- QOLの改善
- 日常生活動作の向上（衣服着脱，食事，排泄など）
- 遊び，楽しみの展開
- 自助具，椅子，上肢支持装置などの作成
- 感覚統合能力の向上
- 協調運動の改善
- 眼球運動の改善
- コミュニケーション能力の向上
  （コミュニケーション機器の導入を含む）
- 社会的経験の向上（買い物体験など）
- 社会性の向上
- 学習支援による学習能力の向上
- 自己肯定感，達成感の向上

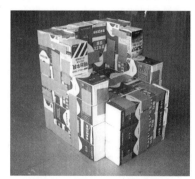

図8-20　牛乳パック利用の椅子

牛乳パックをたくさん組み合わせてつくった，手作りの椅子です。上肢を置ける肘かけの部分もつくってあります。本格的な椅子（座位保持装置）を補装具としてつくる前に，一時期このような手作りの椅子で対応することがあります。

能力が伸びていきにくいものです。そのため，たとえ完全には自分でできなくても，手を添えてもらって他動的にでもよいのでいろいろな感触のオモチャに触ったり，音を鳴らしたりという経験を重ねていくことで，感覚が発達していきます。

　遊ぶ際の姿勢としては，頸が後屈しすぎないようにすることで，自分の手やオモチャを見やすくなり，肘を前に出すようにすることで，オモチャを触りやすくなります。ここで，姿勢を整えながら遊びを楽しむということについて，あやかちゃんの場合を紹介しながら述べていきます。

〈あやかちゃんの遊びの様子〉

　あやかちゃんは，生後1ヶ月のときに痙攣発作を生じ，アイカルディ症候群およびウエスト症候群と診断されました。1歳1ヶ月のときに遠方から来院されて，ボイタ治療，作業療法，言語療法を開始しました。その後，1歳2ヶ月で親子入院し，集中リハビリテーションを受けました（図8-21）。低緊張がありますが，音をしっかり聞いて，しっかり見ようとし，遊びや人への興味がはっきりしています。ボイタ治療を行うとともに，仰臥位で手をオモチャに伸ばしたり手を上げたりがしやすくなり，腹臥位でも手を前に出しやすくなり，両肘支持の形をつくると頭部を挙上しやすくなりました。作業療法では，頭部を安定させる姿勢をとることにより，音がするほうや物があるほうに目を向けやすくなり，姿勢を整えることで，オモチャに手を伸ばしやすくなりました。音の鳴るオモチャが大好きで，楽しそうな表情で，大人とも笑顔で目を合わせながら遊びます（図8-21）。あやかちゃんは，その後，地元でリハビリテーションと療育を継続した結果，支えると座位がとれるよう

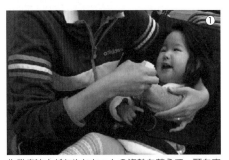

作業療法士があやかちゃんの姿勢を整えて，頸を安定させ肘が身体の前に出るように支えることで，オモチャに触れやすくしています。素敵な笑顔です。

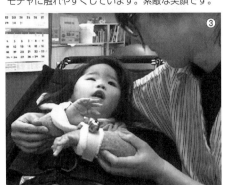

今度はお母さんと一緒に遊びます。両肘を支えてもらって鈴を鳴らしています。

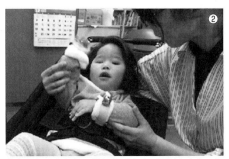

楽しいねと，お母さんの顔を見ています。

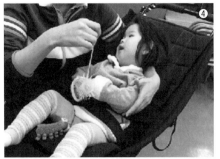

手でつかみやすい素材のオモチャで遊んでいます。作業療法士が肘を支えて，手が前に出しやすいようにしています。

図8-21　親子入院したときのあやかちゃん

になり，寝返りもできるようになりました。

### （3）楽しく食べ，楽しく表現するための言語療法・摂食機能療法

言語聴覚士によるリハビリテーションには，コミュニケーションに関するものと，摂食機能に関するものがあります（**表8-17**）。ここでは，摂食機能への対応を主に述べます。なお，接触機能へのアプローチは，コミュニケーションの発達と密接に関係しています。

哺乳の時期には，哺乳に時間がかかったり，嘔吐しやすいなどの症状がみられることがあります（**表8-18**）。哺乳姿勢が安定するよう抱っこ

**表8-17　子どもに対する言語療法の主な内容**

- 摂食機能・口腔機能の向上
- 言語理解と表出の向上
- 構音の向上
- コミュニケーション能力の向上
- 代替コミュニケーションの導入
- ソーシャルスキルトレーニング
- 学習支援

**表8-18　哺乳障害の症状**

- 時間がかかる
- 空気を一緒にのむ
- 嘔吐しやすい
- 乳首を嫌がる
- ミルクぎらい
- 体重増加不良

**表8-19　楽しく安全に食べるための対策と食事姿勢の基本**

〈楽しく安全に食べるための対策〉
- 食事姿勢
- 食事形態
- 食事の一口量，摂食スピード
- 食具の工夫
- 口腔過敏等への対応
- 食事環境

〈食事姿勢の基本〉
- 上肢は前に出す
- 深く座らせる
- 下肢は突っ張らないようにする
- 足底を床につけるようにする
- 身体に合った椅子を使用する
- 座位が不安定な場合は，座位保持装置やカットテーブルを使用することがある

のしかたを工夫したり，哺乳瓶の乳首の種類を検討したりします。哺乳困難や摂食困難（摂食障害の症状については表8-3参照）を認める子どもの場合，言語聴覚士とともに，より哺乳しやすい方法や食事形態などを検討します。なお，食事姿勢や食具の工夫には作業療法士も携わります（**表8-19**）。

安定した食事姿勢のためには，身体に合った椅子を使用します。乳児期は，背もたれのあるラックなどを使用しますが，姿勢が不安定な場合は，タオルなどを使って調整することもあります。幼児期に入ると，股止めのある椅子を使用することや，座位保持装置をつくる場合もあります。基本的には身体が反りすぎないようにし，上肢は身体の前に出しておくようにします（**表8-19，図8-22**）。

ひとくちに食物といっても，咀嚼嚥下しやすい食材や逆に困難さをともなう食材もあるので（**表8-20**），その子のその時期の摂食機能に合わせた形態にしていきます。大きなものは一口大にカットしたり，パサパサ，バラバラして口内でまとめにくいものは，マヨネーズなどを利用してまとまるように和えるなど，調理に工夫を加えると食べられることがあります。サラサラの水分が飲みにくいときには，少しとろみをつけるとよいことがあります。概して，好きな食べ物は上手に食べやすい傾向がみられます。

スプーンの素材や大きさ，深さ，握りやすさ，お皿の深さや形なども食べやすさに関係するので，言語聴覚士，作業療法士とともに検討して

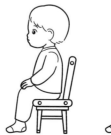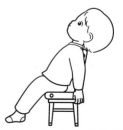

**図8-22　食べやすい姿勢（左）と，食べにくい姿勢（右）**

いきます（図8-23）。

口腔内や顔面の感覚過敏や筋肉の固さがある場合は，口腔マッサージ，顔面マッサージなども行っていきます。

食事環境としては，気が散らない環境で，子どもに「ごはんだよ」と声をかけてから食べはじめるなど，食べる構えがとりやすいようにします。家族やお友達と一緒だと，食べる楽しさも増します。一緒に食べる人が楽しそうに，お

いしそうに食べていると，食事は楽しい時間という印象をもってくれるでしょう（表8-21）。また，体調やしっかり目覚めているかどうかによっても食事機能は影響されます。眠いときには，いつもよりも上手に食べにくいことがありますので，気をつけて様子を見ます。

誤嚥（第2節第1項参照）があり，経管栄養を施行するという場合であっても，言語療法士による摂食機能療法を受けて摂食嚥下機能を高めることで，経口摂取を少し併用できるようになる場合があります。その場合は，摂食姿勢，食事形態，ひとくち量，摂食スピード，使用するスプーンの種類などを十分に吟味します。たとえ経口摂取が難しいという場合でも，口周囲や頬部，口腔のマッサージを行い，唾液を上手に嚥下できるようにしておくことや，口腔内ケアを行って口腔内を清潔にしておくことは気道感染症を防ぐ効果があるため，体調よく過ごすために大切です。顔面や口周囲のマッサージを行うことは，表情筋が鍛えられて，よりはっきりとした表情を出していくことにもつながります。

食事の場は，コミュニケーションの場といわれます。たくさん話しかけながら，もし可能であれば，どちらのおかずを「食べる？」などと聞いて，言葉で表現できない子どもには視線で示すなどのかたちでよいので，子どもが選べそうなら選ばせてあげましょう。たとえ経口摂取が難しくて経管栄養だとしても，食事がコミュニケーションの機会であることには変わりありません。経管栄養であっても，「今からごはんだよ」と声をかけて，匂いをかがせて「いただきます」をして，終わりには「ごちそうさま」をしましょう。経管栄養のときの注入ボトルは，子どもの目に見えるところに設置することで，いきなり，あるいはいつの間にか，栄養物が体に入ってくるのではなく，今からごはんだと理解しやすく，体に入ってくるのが何かを目で見て確認でき，体も消化の準備をしやすくなりま

表8-20　一般に嚥下しにくい食品の例

| ・サラサラした液体 | 水，お茶 |
|---|---|
| ・硬くて咀嚼しにくいもの | ゴボウ，イカ，タコ，こんにゃくゼリー |
| ・パサパサしたもの | 食パン，カステラ，ゆで卵，焼きいも |
| ・バラバラになるもの | クッキー |
| ・口腔内にはりつきやすいもの | わかめ，のり，葉ものの野菜，トマトの皮 |
| ・粘度のありすぎるもの | もち，硬めのマッシュ，増粘剤を入れすぎた飲み物 |
| ・酸味の強いもの | 酢の物，柑橘類 |
| ・水分・固形物に分かれるもの | 味噌汁，分粥，スイカなどの水分の多い果物 |
| ・吸って食べるもの | 麺類 |
| ・本人の嫌いな食べ物 | |

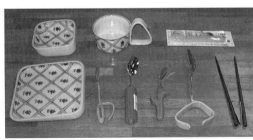

図8-23　工夫された食具
柄の部分が作業療法士による手作りのスプーンもある。

表8-21　食事環境の工夫

- あらかじめ声をかける
- 食べ物を見せたり，においをかがせたりする
- 子どもが口を開いてくれるのを待つ（できるだけ口を無理にこじ開けない）
- みんなと一緒に食べると食が進みやすいことが多い
- 一緒に食べる人は，楽しそうに，おいしそうに食べる

す。摂食嚥下機能は年齢とともに変化していくため，摂食嚥下機能の再評価が適宜必要となります。

　なお，口腔機能，摂食嚥下機能を向上させるための取り組みをする場合，ボイタ治療でできるだけ脊柱の伸展した正中位に近い姿勢がとれ

るようになっておくことは大切です。まず体幹が正中で保持できていることで頸部や顔面の筋肉も動かしやすくなります。頸が後屈・側屈していないほうが，口を閉じて捕食したり咀嚼できるため，嚥下運動が起こりやすく，むせにくくなります。なお，ボイタ治療中には舌の運動

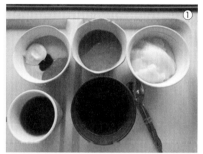

今日のひなたちゃんのお食事は，主食はゼリー粥，おかずはペースト，お汁とお茶はとろみつきです。今日の献立は，コールドサーモン（卵，トマト，サラダ菜添え），和風煮（きぬさや，れんこん，人参，ごぼう等），すまし汁です。

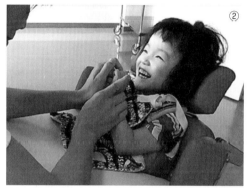

「いただきまーす」

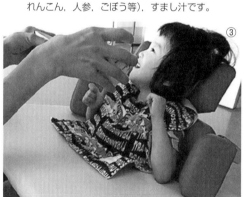

「煮物とお魚とどっちにする？」と尋ねてもらっています。

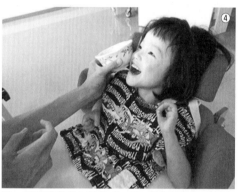

ほっぺに器を触れさせてもらって，「温かいおかずだよ」と教えてもらっています。

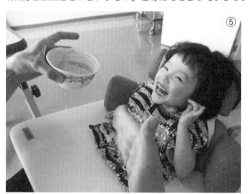

「このおかずはお魚だよ」とサインで教えてもらっています。

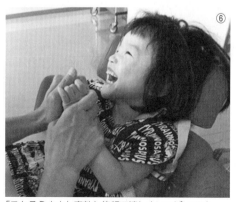

「ごちそうさま」素敵な笑顔で嬉しさいっぱいです。

図8-24　単独入院したときのひなたちゃん

も誘発されるため，普段の舌の運動にもそれが反映されることがあります。食事においては，咀嚼も反復運動で，自分の手で食べ物を口に運ぶという場合はその動作も反復運動で持久力を要するものであるため，その土台としての安定した体幹と，より強い筋力が必要とされます。ここで，食事形態に配慮しつつ摂食機能の向上をはかり，コミュニケーションの場としても食事を楽しむということについて，ひなたちゃんの食事の場合を紹介します。

〈ひなたちゃんのお食事の様子〉

　ひなたちゃんは，在胎25週826gで生まれました。1年以上に及ぶ呼吸管理などの治療に専念したのち，1歳4ヶ月でNICUから退院しました。脳性麻痺と診断され，栄養については経管栄養でした。1歳7ヶ月のときからボイタ治療や作業療法，言語療法を開始しました。食事については，初めはほぼすべて経管栄養でしたが，摂食訓練を行い，現在は，誤嚥のリスクに注意しながら1日3回の経口摂取と胃瘻からの注入を併用しています。食事は大好きで，ニコニコ顔で意欲的に摂取しています。5歳6ヶ月のときには，集中リハビリテーションのため入院し，摂食療法にも取り組みました（図8-24）。

　食事をとるときは，食べ物を見たり，匂いを

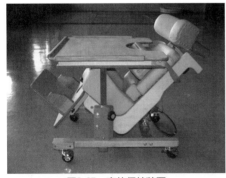

**図8-25　座位保持装置**
座位保持装置などの補装具を導入することにより，食事姿勢が安定したり，目や手を使って遊びやすかったりする。

かいだり，温かさや冷たさを感じたり，咀嚼したり，嚥下したりを経験することに加え，「いただきます」をしたり，食事の内容などについてのさまざまなやりとりもなされます。このような一つひとつが子どもにとっての豊かな経験といえます。

　また，摂食機能の向上に取り組むことで，口唇，舌，口腔，のどを使っていろいろなトーンの声，音を出していくことや，いろいろな表情を出すことにつながり，言語とコミュニケーションの発達に結びつきます。

### (4)　運動障害のある子に対するその他の治療

　運動障害のある子への治療的対応の主体は，リハビリテーションですが，その他の対応として，下肢装具や座位保持装置（図8-25）などの補装具の導入や，緊張を緩和する薬剤の処方，整形外科的手術，ボツリヌストキシン療法，バクロフェン髄注療法なども行われることがあります。装具療法や整形外科的手術等を受ける場合は，その前後に理学療法をしっかり受けることが治療効果を高めるために大切です。

## 4　総合的なアプローチ

### (1)　毎日の生活のなかで協調運動と感覚の発達を促す

　第1章でも述べたとおり，乳児期には仰臥位で自分の手をなめる，手と手を合わせる，足と足を合わせる，手で足を持つなどの協調運動がみられます。運動の困難があり，自分の手で自分の手や足を触ることができない子どもの場合は，大人が子どもの手を持って，子どもが自分の手をなめたり，自分の手や足に触れたりするのを手伝います。大人が手を添えて，子どもが自分で触る経験をすることで，自分の体への認識が深まります。腹臥位での両肘支持がまだ難

しいという場合は，大人が肘のあたりを支えて両肘支持の状態をつくり，子どもの目の前にオモチャを見せるなどして練習します。正常運動発達で経験する過程を，たとえ自力でできなくても大人の手を添えて経験させることが大切です。

　子どもが自分を理解するため，自分を取り巻く世界を理解するため，そして快い楽しい経験をするために，感覚の発達を促進することも重要です。つぶつぶ，ざらざら，べとべとなど，いろいろな材質のオモチャに大人が手を添えて触れさせてあげることで触覚が研ぎ澄まされていきます。運動発達に遅れがみられる場合は，たとえば立って歩いていたら触っているであろうものにまだ触ったことがないといった，未経験な状況も起こりえます。そのような場合は，抱き上げて，水道の栓をひねらせてあげたり，電燈のスイッチを押させてあげて，押せば電燈が点くことを学ぶなどして，経験を補うことによって，物事への理解が深まります。たとえば大人も，自分の知らない機械の使い方を理解するためには，解説書や図だけを見るより実物を見てかつ自分の手で触ったほうが理解しやすいですが，子どもの場合も同様です。自由に動けない子どものそばにオモチャを置くなら，手で触れられるところに置く，見やすいところに置く，といった配慮も大切です。

　さらに，大人からお世話される立場だけでなく，自分が誰かにしてあげる経験ができるとよいです。たとえば，お母さんが手を添えて子どもに物を持たせて，お父さんにハイと渡す，といったことです。1歳を超えているなら，たとえまだ歩いていなかったとしても外出のときには靴を履かせてあげるとよいでしょう。通園をしているのであれば，通園カバンを子どもの膝の上に置くなど，子どもから見える位置にのせてお出かけするとよいでしょう。大人は，ただしてあげるというのではなく，子どもに声をか

けながら見せる，説明する，可能なら選ばせる，手を添えつつ自分でさせることで，子どもの発達を促し，その子の喜びを増やすことができます。大人のそうした対応により，子どもは目や手を使い，感覚を向上させ，遊びを楽しみ，経験を増やし，楽しさを他の人と共有していきます。リハビリテーションとしてそのような活動の作業療法を行いますが，家庭や療育の場でも，一連の生活の流れのなかで行うことでより理解が深まり，大人や他の子たちと遊ぶことの楽しさ，やりとりのある関係の楽しさもいっそう大きくなります。大人は，身体の運動制限があっても子どもの思いは同じであるということを理解して，子どもをひとりの人として尊重する心をもってていねいに接するように心がけましょう。

## (2)　早期療育の重要性

　聖ヨゼフ医療福祉センターでは，1ヶ月程度の集中リハビリテーションを親子入院で行うことがあります。入院時年齢は，生後5ヶ月頃から1歳台の乳幼児が主ですが，それ以上の年齢の子どももいます。乳児期に一度入院してから，2回目，3回目と再入院して，集中リハビリテーションを行うこともあります。入院中は，理学療法（ボイタ治療），作業療法，言語療法を集中して行い，保育のクラスにも参加していただきます。アンケートで入院中に保護者の方が感じられた変化について尋ねると，姿勢の安定や運動機能の変化に加えて，「表情が豊かになった」「オモチャへの興味がはっきりしてきた」「目でよく追うようになった」といった，赤ちゃんの発達全体の変化がみられるようです（**表8-22**）。寝返りができるようになったり，座位が安定したりという，姿勢運動に関するものが多いですが，それ以外に，「手の使い方が上手になった」「食事が食べやすくなった」「表情が豊かになった」などのさまざまな変化に気づか

表8-22　親子入院でみられた変化（保護者へのアンケートをもとに抜粋）

| | |
|---|---|
| ◆姿勢運動に関するもの<br>・仰向けやうつ伏せが安定した<br>・寝返り・腹臥位回旋・ずり這い・四つ這い・つかまり立ち等の移動運動ができるようになった／より安定してきた<br>・向き癖が軽減し，反対側も向けるようになった<br>・頸のそりが軽減して，頸がのびるようになった<br><br>◆座位に関するもの<br>・安定して座れるようになった<br>・椅子に座らせてもいやがらなくなった<br>・椅子に座って食べやすくなった／遊びやすくなった<br><br>◆手に関するもの<br>・手がよく開くようになった<br>・オモチャに手を伸ばせるようになった<br>・オモチャを扱えるようになった<br>・手づかみで食べられるようになった<br><br>◆食事に関するもの<br>・ミルクを吐くのが減った<br>・食べられる量が増えた<br>・食べ物を取り込む／噛むのが上手になった<br>・子どもに合う食形態／食べさせ方がわかった<br>・落ち着いて食べられることが増えた | ◆視覚に関するもの<br>・人や物をよく見るようになった<br>・よく目で追うようになった<br><br>◆表情に関するもの<br>・表情が豊かになった<br>・笑顔が増えた<br><br>◆発声に関するもの<br>・声をよく出すようになった<br>・しっかり泣くようになった<br><br>◆コミュニケーションに関するもの<br>・人に向かってバイバイするようになった<br>・「ちょうだい」というと持っているものを渡すようになった<br>・他の子どもへの興味が出てきた<br>・人のまねをするようになった<br><br>◆遊びに関するもの<br>・好きな遊び／オモチャができた<br><br>◆体調・体格・筋力に関するもの<br>・体力がついた<br>・胸郭がひろがった<br>・筋力がついた気がする |

れています。また，このアンケートでは，同じようにリハビリテーションを頑張るために入院している他の親子とふれあう機会があったのも大変よかったと，保護者が感想を述べられています。

　親子入院をはじめとして，乳児期早期からこのようなリハビリテーションや療育を行っていくことは，子どもの発達を促進していくために大切です。図8-26に，当センターで行っている

乳児期：・親子入院による集中リハビリテーション
　　　　　（理学療法，作業療法，言語療法，保育）
　　　　　　　　↓
　　　　・外来リハビリテーション
　　　　・チューリップクラス（外来での保育，診察，摂食指導）
　　　　　　　　↓
1歳～：・ひばり学園（当センターの運営する児童発達支援センター）への親子通園
　　　　　（リハビリテーション，保育）
　　　　　　　　↓
　　　　・保育園，幼稚園等の併行通園
　　　　　　　　↓
6歳～：・就学

図8-26　当センターにおける早期療育の流れの例

早期療育の流れを例として示します。当センターは，コミュニケーションは乳児期早期からはじまることから，早期から療育を行うことが大切だと考えています。オモチャをしっかり見る，見てなめる，触る，いろいろな遊びを大人や他の子どもとともに楽しむ，（経管栄養も含めて）食事をとるなどがすべてコミュニケーションであると捉えて，それらを早期から経験してもらいます。子どもの体調が安定していれば，生後5ヶ月くらいから開始し，次の親子療育先や保育園など，遊びの場が確保されるまで継続します。

　子どものいろいろな症状から，日常のなかで家族が育てにくさを感じたり，不安や孤立感を感じたりするかもしれません。そのようなとき，相談にのってくれる療育の先生や，一緒に子育てする仲間がいることは，大変力づけられることでしょう。たとえいろいろな症状をもっていたとしても，子どもは大人の予想を超えるような力を発揮してくれますし，一人ひとりペース

表8-23　早期療育の重要性

〈子どもへのサポートとしての意義〉
- リハビリテーションを統合し，生活のなかに生かす
- 経験不足を補う
- 楽しい遊び・経験をひろげていく
- 子ども同士の交流のなかで発達を促す
- 自己評価を高める
- 自立していくことを援助する

〈家族へのサポートとしての意義〉
- 不安や孤立感の解消につながる
- 情報提供・情報交換の場になる
- 療育に携わる者が子どもと家族への理解者となる
- 子どもの成長を喜び合う場になる

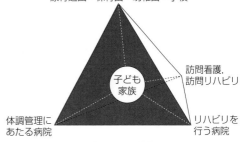

図8-27　各機関との連携・情報交換

は違っても，着実に発達を示してくれます。療育の場では，そのような子どもたちを見守りながら，リポートしていくことについて話し合ったり，成長を確認しあったりして，子育ての喜びを分かち合うこともできます（**表8-23**）。

　乳児期，幼児期の療育の先には，就学や地域での活動と，さらに広い世界が待っています。

　体調よく過ごして，いろいろな楽しい経験を重ねていけるようにするには，体調管理に対応する病院，リハビリテーションを行う病院，訪問看護ステーション，療育通園先や学校など，いろいろな機関が，子どもと保護者を中心にして連携をとっていくことが大切です（**図8-27**）。さまざまな人間関係のなかで，子どもが成長していけるのが，真に豊かな人生といえます。

# 第9章　ボイタ法の治療

　ボイタ法は，チェコ共和国出身でドイツに在住していた小児神経科専門医であるボイタ教授によって創案された診断とそれに基づく治療法になります。筋緊張の緩さや反り返りやすさ，左右差など姿勢運動発達の未熟さを示す子どもや，脳性麻痺の危険性があるとされる子どものための治療法として進歩発展してきました。

　この方法は，脳に一定の刺激を与えることにより，もともと人間がもっている潜在的な運動能力を引き出そうとするものです。たとえば反り返って寝返りをしている，お座りのときに背中が丸くなっている，また歩き方が不安定であるというように，一つひとつの姿勢が十分に発達しないまま，間違った寝返り・ハイハイ・歩くなどの運動をしている場合などに有効な治療です。この治療をすることにより姿勢を左右差なく安定させ，正しく運動ができるように筋肉の活動を調整します。

　そしてこの治療は，毎日続けることで効果をもたらす方法になります。そのため，ご家庭で親または養育者の方にも継続して行っていただく必要が出てきます。そしてご家庭になるべく負担をかけず，安心して行える，その一助となるように，この章ではボイタ治療の特徴や基本的な手技を紹介し，治療導入時の注意事項および子どもへの配慮についても説明します。

## 1　ボイタによる「姿勢運動発達」の診方

　ボイタ治療は，正常運動発達の過程において必要な筋肉の活動を引き出すことで，運動の障害を改善しようとする方法です。そのためボイタによる運動学的に分析した姿勢運動の見方を知る必要があります。その基準となる正常運動発達の考え方を紹介します。

　一般に，乳児の運動発達の最終目標の1つは，立って歩くことです。2つ目は，手が本来の手として機能を発揮できるようになることです。寝たままの姿勢から四点支持を経て立ち上がる機能を獲得することを垂直化といいます。その垂直化が育つ間に，足による支持機能が発達し二足歩行が可能になっていくと，上肢が支持から解放され把握機能などの巧緻動作が可能になると考えられています。この2つの機能は別々に発達するのではなく，それぞれが相互に関係しあって発達します。

　そこでボイタ法では，垂直化と移動運動，そして手の機能の発達という観点から，乳児の運動発達の過程を分析しています。

### (1)　正常運動発達の捉え方

#### ・合目的的な運動発達

　乳児のとる姿勢や運動は，外界に対する興味や意欲・欲求（以下，モチベーション）が高まることにより引き起こされます。モチベーション

の高まりから目的に向かうことで起こる運動を
「合目的的運動」といいます。

　合目的的運動は,「欲しいものを取ろうとす
る手や足による把握運動」と「それを追い求め
る移動運動」として現れます。そのためボイタ
法では,正常運動発達を以下のように分けて観
察します。

- 　腹臥位の発達のなかで,(垂直化につなが
  る)支持・起き上がり運動の観察
- 　仰臥位の発達のなかで,把握機能・協調
  運動等(合目的的な相運動;後述)の観察
- 　移動運動の発達は,腹臥位・仰臥位の両
  面から観察

この正常運動発達の詳細は,第1章を参照し
てください。

## ・「前進運動」という診方

　ボイタによる姿勢運動発達の診方では,合目
的的運動発達を新生児から人特有の二足歩行ま
での発達過程で起こる「前進運動(前に進む移
動運動のこと)」として捉えます。

　人はおおよそ1年かけて,立って歩くまでに
発達します。移動運動はその過程で順序よく寝
返りからはじまり,四つ這いから伝い歩きをし,
最後に二足歩行を獲得します。

## ・移動運動を構成する三要素

　それぞれの移動運動を運動学的に掘り下げて
いくと,ある共通する要素がみられます。この
要素が組み合わさって一つの移動運動が成立し
ます。それを,「移動運動を構成する三要素」
と呼びます(なお,5章では少し異なる表現で紹
介されています)。

### ①姿勢の反応能

　無意識のうちに姿勢の変化や重心移動の変化
に適応し,自動的に調節する能力のことです。

　たとえば歩いているときに,背筋が自然に伸
びて体幹が安定している,手足の振り出し方の

左右バランスがとれているなど,移動運動を調
和のとれた状態にコントロールする能力のこと
をいいます(中枢神経系でコントロールされてい
るので,目には見えません)。

### ②支持・起き上がり機構

　移動運動には,必ず体幹を支える支持機能が
あります。上肢や下肢では各発達時期(寝返り
や四つ這い時など)における定まった支持点が
あります。その部位で体幹を支え重力に抗して
持ち上げる機能と,前方へ重心移動をさせる機
構が起こります(実際に観察できます)。

### ③相運動

　移動運動中に起こる四肢の振り出し運動のこ
とです。支持した側に相応したスムーズな交互
運動が起こります。四肢だけでなく頭・目・手
部・足部を自由に動かせる機能についても同様
に表現します(②と同様に実際に観察できます)。

　正常であれば,この三要素により効率よく調
和のとれた状態で移動運動が起こります。逆に
この要素が崩れていれば異常な状態で姿勢運動
が出てきます。また移動運動に限らず,さまざ
まな把握動作や姿勢変換など自発運動の全般を
観察する際にも,この三要素の見方が活用でき
ます。

　ボイタ治療では,まず目で観察できる②支
持・起き上がり機構と③相運動の機能を分析し,
①姿勢の反応能の崩れを判断します。そのよう
にして,運動障害の原因を突き止めます。

## ⑵　治療の基準となる理想的な姿勢運動発達

　移動運動の三要素で姿勢運動を分析する際に,
機能の良し悪しを判断する基準があります。運
動発達の基準となる理想的な姿勢運動発達につ
いて説明します。

## ・理想的な運動発達

　合目的的な正常運動発達では,教えられたわ

けでもないのにどの乳児も同時期にほぼ同様な
パターンの動作をします。つまり，各動作に対
して関節の角度やどの筋肉を使うかは生まれつ
き定まっているといえます。そのなかでも，運
動効率がもっともよく，無理・無駄がない，い
わゆる調和がとれた状態での発達を「理想的な
運動発達」と呼びます。これを基準にし，子ど
もの姿勢運動の動作分析をします。

　その手がかりとなるポイントは，次のように
なります（身体部位の名称は，**図9-1①②**で確認し
てください）。

## ①体幹が安定していること

　体幹は，脊柱・肩甲帯・骨盤帯で構成され，
その安定性の発達が必要です。脊柱は体幹の軸
であり脊柱が軸上に伸びていくこと（軸伸展）
が姿勢保持や運動の基本になります。そして肩
甲帯と骨盤帯が脊柱にしっかり保持されている
ことが重要です。

## ②支持点（支持面）が確立していること

　体幹の運動は肩甲帯と骨盤帯から肩関節と股
関節へ伝達されます。上肢や下肢の支持点は，
肩甲帯と骨盤帯の安定により「支持・起き上が
り機構」を確実にします。

## ③適切な重心移動を起こせること

　重心移動は，上肢や下肢の支持点の移行とと
もに起こります。3ヶ月を過ぎると，まず対称
的な姿勢で脊柱に沿って腹臥位では頭側から尾
側の方向へ，仰臥位では尾側から頭側へ重心移
動が可能になります。

　次に4.5ヶ月になると，体軸の伸展と回旋運
動により重心を側方移動させます。この重心移
動は上肢や下肢の支持点の変化による「姿勢の
反応能」として姿勢をコントロールします。ま
た，左右交互に体幹・四肢を動かす運動を可能
にします。7.5ヶ月以降の姿勢変換や移動運動
を可能にするために，支持点の移行に合わせて
骨盤を自在に動かせる「姿勢の反応能」が特に
重要になります。

## ④抗重力機能が備わること

　抗重力機能とは，立位保持をする抗重力筋の
ことだけではありません。腹臥位で体幹を持ち
上げている筋肉や，仰臥位で四肢を上方に持ち
上げる筋肉の活動のことも含めて，抗重力機能
といいます。特に肩関節と股関節の周囲筋の抗
重力活動は重要です。

## ⑤しなやかな姿勢変換

　①～④の機能を徐々に積み重ねていくと，し
なやかな姿勢の変換が可能になります。特に肩
甲帯と骨盤帯の安定は，上肢と下肢の支持機能
と手指機能の発達に重要な役割を担います（移
動運動の三要素で言い換えると，支持・起き上が
り機構と相運動の両方が相関をもって発達します）。

　安定した姿勢保持というのは，ただ「座って
いられる」「立っていられる」といった静的に
止まっていられることだけではなく，周囲を見
回したり・欲しいものに手を伸ばしたり・行き
たいところに移動するといった動的に姿勢を保
つ機能のことも含まれます。安定した姿勢保持
には，肩甲帯や骨盤帯の安定と支持機能の発達
による垂直化，その時の骨盤のコントロールが
重要になります。

　上記の機能の見方が基盤となり，発達の積み
重ねにより複雑化する運動機能を分析すること
ができます。それによって，「腹臥位と仰臥位
の相関」「姿勢と把握などの手指機能の相関」
で捉えることの意味を理解しやすくなります
（**図1-33**を参照）。

　①～⑤の機能のつながりについて，発達に応
じてみていくと次のようになります。

　腹臥位では，重心は尾側へ移動します（**図
9-2**）。モチベーションの向上により，頭部をよ
り高く持ち上げようとして支持機能が発達しま
す。頭部は脊柱の延長上に保持し，はじめ胸郭
を持ち上げます。さらに頭部を上方へ上げるた
めに四点支持になります。腹臥位での支持機能

は，重心の尾側への移動にともなって四点支持まで発達させます。

(a) 3ヶ月：上腕を肩よりも前方に出し頭部を持ち上げ，その分重心を尾側に移動します。両側の肘（正確には上腕骨内果）と骨盤（正確には恥骨）の三点支持で胸郭を持ち上げています。肩甲帯はその胸郭に保持され，頭部も安定して正中位保持が可能になり，前方のオモチャをじっと見るようになります。

(b) 6ヶ月：両側の手掌と大腿前面での支持が可能になり，頭部と胸郭はさらに上方へ持ち上げられるようになります。この時，肘は伸展位を保っています（中間関節である肘の保持は重要な機能です）。骨盤は後傾位を保ち，股関節を伸展して上方に持ち上げています。

(c) 7〜8ヶ月：重心を尾側に移すと今度は膝が屈曲して支持点となり，骨盤を持ち上げて四点支持を獲得します。肩や股関節ではそれぞれ屈曲90°で体幹を支える筋活動がはたらきます。その後，四点支持のままで体幹を前後左右に動かし，支持面の外に肩甲帯や骨盤帯を動かす準備ができます。

仰臥位でも腹臥位と同様の時期に，背中で支える面積を頭側に向かって狭めていきます。骨盤を頭側に後傾させ下肢を腹部に引きつけるように屈曲することで重心を頭側へ移動させます（図9-3）。上肢のリーチは，把握運動の範囲を上方や外側へ広げます。また狭い面積の支持でも倒れず姿勢を保ち，骨盤を上げたり下ろしたりする運動を可能にします。

(a) 3〜4ヶ月：骨盤を脊柱の延長上に後傾し下肢を90°まで屈曲して，肩甲骨の内側で姿勢を保持して，手と手の把握運動を行います。4ヶ月になると，骨盤をさらに後傾し，下肢の把握運動が起こります。

(b) 5〜6ヶ月：下肢を腹部に引きつけ，体幹上部（背面）で姿勢を保持します。膝や下腿

などに手を伸ばして触れるようになります。

(c) 7ヶ月：肩甲帯の狭い支持面でも姿勢を保持し，手・足・口・目の協調運動が可能になります。

このように，重心を頭側に集めることで，頭部の正中位保持や回旋運動，肩甲帯周辺の筋活動が強化され，上肢の把握運動（手指の巧緻動作も含め）を発達させます。

さらに，重心を左右に動かすための機能が，4.5ヶ月から発達します。それは胸椎を軸上で伸展回旋させることで，重心を体幹の外側へ移す機能です。その重心移動は，骨盤を斜めに動かす機能（骨盤の斜位）により起こります。その機能が片手での把握機能を向上させます（図9-4）。

この時期に腹臥位では前方への片手リーチが始まり，少し前方（頭側）へも重心移動ができるようになります。また仰臥位では，オモチャを追って反対側への片手リーチ（手の把握機能）がきっかけで体幹を斜めに傾けます。移動運動のきっかけの機能がはたらきだす時期になります。

(a) 腹臥位では，それまでの対称的な三点支持から斜めの三点支持に変化させ，片手を前方へリーチすることが可能になります。リーチした側の骨盤が斜位となり，膝を屈曲して新しい支持点を形成します。その結果，上半身は片方の支持だけで体幹を保持することができます。

(b) 仰臥位では，リーチと反対側の肩甲骨の外側へと支持面が移動し，合わせて骨盤も同様の方向へ斜位のまま回旋します。自発的な寝返りはまだできませんが，そのきっかけとしての姿勢の変換は，この時期の筋活動として重要です。

理想的な寝返りを始める条件は，①狭い肩甲

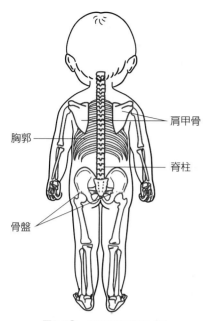

胸郭

肩甲骨

脊柱

骨盤

図9-1①　からだの部位（1）

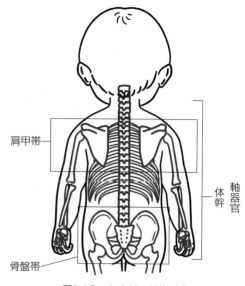

肩甲帯

骨盤帯

軸器官

体幹

図9-1②　からだの部位（2）

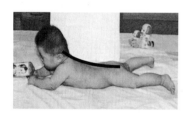

（a）3ヶ月
両上腕骨内果と恥骨の
三点による対称的支持

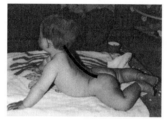

（b）6ヶ月
両手掌と両大腿での支持

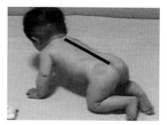

（c）7〜8ヶ月
上肢と膝での四点支持

　　頭部は，脊柱の延長上に保持し，脊柱の軸伸展が起こります。意欲の高まりにともない
　　頭部を垂直方向に持ち上げるため，支持点と重心は尾側へ移動します。骨盤も脊柱の延
　　長上に後傾位（おなかがしまり，背中が反っていない状態）に保持します。

**図9-2　尾側への重心移動と支持点の変化**

注：── 線は，頭部・脊柱・骨盤を結んだ線。

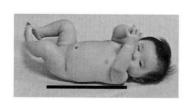

（a）3〜4ヶ月
背中全体での支持面

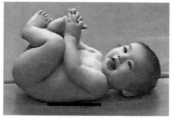

（b）5〜6ヶ月
体幹上部での支持面

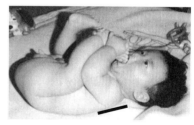

（c）7ヶ月
肩甲帯での狭い支持面。
目・口・手・足の協調運動

　　上・下肢の協調運動にともない，重心が頭側に移動します。重心の移動にともない支持
　　面を狭くし，頭部は脊柱の延長上に強く保持できるようになります。
　　上肢下肢の把握運動の範囲を拡大し，仰臥位での協調運動が完成します。

**図9-3　頭側への重心移動と支持面の変化**

注：── 線は，支持面の長さ。

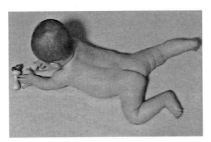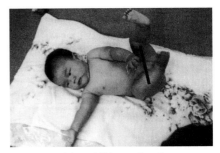

| (a) 側方（外側）へのリーチ | (b) 反対側へのリーチ |

上部脊柱の軸伸展回旋運動により，重心の側方移動が可能になります。そのような片側支持と片手リーチはその後の移動運動につながります。

**図9-4　側方への重心移動：4.5ヶ月の骨盤の斜位**

注：―― 線は，骨盤の斜位を示す。

帯での支持，②対称性の下肢の屈曲・内転，③骨盤の後傾，④正中位を越えるリーチ，⑤骨盤の斜位，となります。つまり寝返りをするためには，3〜4.5ヶ月の仰臥位の機能の積み重ねが必要であるということになります。

　その後の姿勢変換は，姿勢の垂直化へのきっかけとなる姿勢運動発達ともいえます。垂直化にともない移動運動が変化し，そして手指の巧緻動作に関連した発達がみられます。

・座位レベルの姿勢変換（図9-5①）
四点支持，斜め座り，長座位

　7ヶ月を過ぎると四点支持を獲得し，骨盤を前後左右に動かせるようになり，外側へ骨盤を回旋させ一旦斜め座りになります。さらに8〜9ヶ月頃に体幹を回旋させ長座位になります。この時期に骨盤の坐骨結節で支持するようになり，体幹は垂直位で安定し，両手動作を可能にします。斜め座りから長座位になったり，長座位から四点支持になるなどの姿勢変換が可能になります。

・垂直化につながる姿勢変換（図9-5②）
上方へのリーチ，斜め座り，つかまり立ち

　7.5ヶ月を過ぎるとモチベーションの向上により，次のような姿勢変換がみられます。

(a) 上方への把握運動が高まり，安定した側臥位から上方へ手を伸ばして斜め座りが可能になります。この時の上肢は肩よりも高いところへ手を伸ばし，体幹を回旋させ前や後ろのオモチャなどをつかもうとします。片側の手掌と大腿の外側で体幹を保持し反対側の手でのリーチを確実にしています。

(b) この斜め座りから骨盤を持ち上げ，四つ這いをして目の前のテーブルなどに手をつき立ち上がります。

(c) さらに肩より高いところに手をつき，上半身を起こして片足立ちから交互に立ち上がります。

　この時期に，片手を上方へ伸ばし，そのつながりで体幹を垂直に起こしていく姿勢変換が可能になります。このように，動作の変換には「斜め座り」の姿勢がとても大切になります。

・移動運動の姿勢変換（図9-5③）
協調性の四つ這い，片手支持のつかまり立ち，独歩

(a) 8〜9ヶ月頃の四つ這いを見ると，片手と反対側の膝で支持し，その反対の上肢下肢は空間に浮いています。要するに斜めの二点支持で体幹を支え，その反対の手足の相運動を起こしています。体幹は傾くことなく水平に

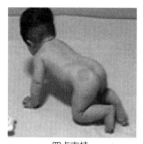

四点支持
両手掌・下腿前面の支持

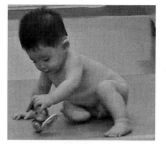

斜め座り
右側の手掌と大腿外側で支持

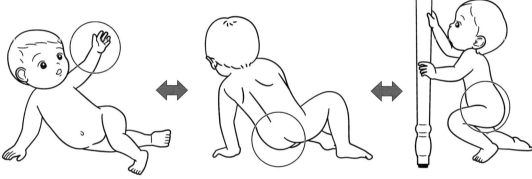

長座位（坐骨支持）
両手動作

四点支持から支持面の外に骨盤を落とし，斜め座りとなれる時期には，次に左手を放し，長座位になります。そして両手が支持から解放され，両手で遊べるようになります。
このように斜め座りを通して，いろいろな座位がとれるようになります。
また，四つ這い（移動）もこの連続した姿勢変換から行うことが可能になります。

**図9-5①　座位レベルの姿勢変換**

（a）側臥位→斜め座り
　　となり，上方へリーチ

（b）長座位→斜めに骨盤を持ち上げ，四つ這いになろうとしています。

（c）つかまり立ち
　　四つ這いから，右手を高く持ち上げ，左膝を立てて，つかまり立ちになろうとしています。

上肢を肩よりも高いところへ手を伸ばす機能が，上半身を垂直に持ち上げます。
同様に，片膝立ちで骨盤を上方へ持ち上げる機能が，つかまり立ちや伝い歩きを可能にします。

**図9-5②　垂直化につながる姿勢変換**

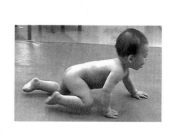

（a）協調性の四つ這い
　　（斜めの二点支持）

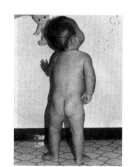

（b）片手支持のつかまり立ち
　　（左手・右足底の二点支持）

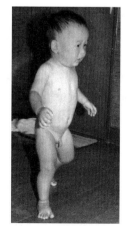

（c）独　歩
　　（右片足支持）

脊柱の伸展回旋運動と骨盤のコントロールにより重心の側方移動を起こします。それにより，片側に支持を反対側へ相転動を調整します。
歩行を可能にするため，さらに股関節の伸展・外転・外旋運動が必要になります。

**図9-5③　移動運動の姿勢変換**

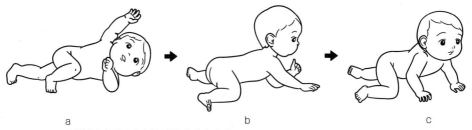

　腹臥位を介さずに，側臥位からそのまま四つ這いになります。
　　a：背臥位から側臥位となり，同側（この図では左側）の上腕・大腿で支持し体幹を持ち上げます。
　　b：反対側の膝と手掌を床につき，前へ起き上がっています。
　　c：そのまま交互性のある四つ這いで前進移動をします。
**図9-6　四つ這いへの寝返り**
出典：第8回脳性麻痺研究会記録　脳性麻痺②『乳児の正常運動発達』富雅男より引用

保ち，重心の側方移動を交互に反復すること
で四つ這いを可能にします。
(b) つかまり立ちでは体幹を垂直に立てた状態
　　で，重心を側方移動し一方の足に体重を移動
　　させます。股関節を伸展位に安定させた状態
　　で，重心移動を下肢に伝達する機能が大切で
　　す。
(c) この後，上肢の支持がなくても，支持から
　　外れた下肢の相運動を起こし，独歩を開始し
　　ます。
　　立って歩くためには，この脊柱の軸伸展回旋
　と，骨盤の運動を下肢に連動させる筋活動が重
　要になります。
　　このしなやかな姿勢変換を獲得した時期の四
　つ這いは，質の高い機能として現れます。それ
　をボイタ法では，「協調性のある四つ這い」と
　して以下のように定義しています（**図9-5③
　(a)**)。
① 四肢は交互に同程度に体重負荷する。
② 指を弛緩性に伸展し，手掌で支持すること
　　ができる。
③ 体幹は，一側へ動揺しない。
④ 下肢を前方へ運ぶ際，足は下肢の軸におい
　　て（回内せずに）弛緩性に底屈している。そ
　　して連合性の背屈を行わずに足を前方に運ぶ。
　　同様の時期に寝返り動作にも変化が起こりま
　す。5〜6ヶ月の頃の寝返りは，下側の肘支持

による体幹の上方への持ち上げは上半身だけで，
腹臥位に寝返るだけです。しかし8〜9ヶ月に
なると，側方への重心移動が成熟し，下側の上
腕と大腿で体幹全体を上方へ持ち上げ，側臥位
からそのまま四つ這いになり前進移動が可能に
なります（**図9-6**)。
　ボイタによる「理想的な姿勢運動発達」を基
準として姿勢運動の正常と異常を比較すると，
発達のつまずきをより具体的に捉えられ，子ど
もの運動発達に欠けているものや異常な姿勢で
動いている状態をつかみやすくなります。

・姿勢運動を量的に・質的に比較して現状を把
握する
　姿勢運動を分析する際は，どの発達レベルに
いるかの目安として，"何ができるか"という
量的な発達をまずみます。次に，"どのように
行っているか"という質的な発達を観察します。
発達のなかで，できるか・できないかだけでな
く，どのようにしているかを分析し，質的に高
い発達を促すことが機能の改善につながると考
えます。
　図9-7，9-8，9-9は，「量的」発達と「質的」
発達の比較を示しています。
　3ヶ月児の治療前・治療後の変化（**図9-7**）で
は，1回の治療の前後での姿勢の変化を示して
います。左右の写真は，どちらも目の前にかざ

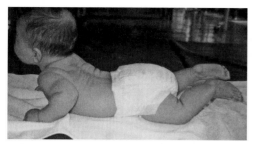

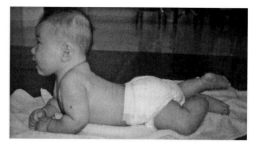

(a) 治療前の非対称姿勢
背中が反り返り，頭部を非対称に持ち上げて，骨盤は前傾位に床に落ちています。肘は後方へ引き，支持機能がはたらいていません。そのため胸郭が持ち上がらず，下肢を突っ張っています。

(b) 治療後の支持機能の改善
前腕での支持が現れ，胸郭が持ち上がっています。反り返りが減少し，骨盤は床についています。脊柱の延長上に頭部を保持し，下肢は緩やかに屈曲することができました。

前方のオモチャを見ようと頭を持ち上げたときの腹臥位の支持機能が，治療により質的に向上した様子を示しています。

**図9-7　3ヶ月児の治療前・治療後の変化**

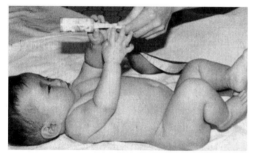

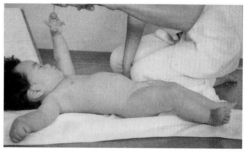

(a) 正常児のリーチ
下肢を頭側に屈曲し肩甲帯での支持を確保して，上肢を伸ばしています。頭部を保持し，目と手の協調運動を確実にします。

(b) 脳性麻痺児のリーチ
脊柱は反り返り肩甲帯での支持ができていません。腹筋の収縮はみられず，右手挙・尖足をともなう病的な状態を示しています。

どちらも正中線へかざされたオモチャへリーチする際の機能を示しています。
理想的な発達では，見つけたオモチャを全身で取りにいきますが，脳性麻痺児では上肢と下肢の協調運動はなく，全身に異常な過緊張が出現しています。

**図9-8　6ヶ月の正常児と脳性麻痺児の比較**

したオモチャを見ようとした際にとった姿勢です。(a) はまだ新生児様の非対称で全身性の緊張をともない上肢での支持がない状態です。(b) は，治療により前腕と骨盤（恥骨）での支持を獲得し，下肢はリラックスしています。重心が尾側に移動して，頭部や胸郭が持ち上がり対称的な姿勢保持が可能となっています。

　図9-8は，正中線への手のリーチにおける6ヶ月の正常児と脳性麻痺児を比較した写真です。この時期の理想的なリーチの姿勢は，(a) のように自発的に全身の筋肉をはたらかせオモチャを取りにいきます。下肢を腹部へ引きつけ90°

まで屈曲し，肩甲帯周辺で体幹部を支え，上肢を楽に伸ばしています。(b) の脳性麻痺児は，オモチャを取るために背中を反らせ，右上肢と両下肢は突っ張り，手拳や尖足をともなっています。量的にはオモチャを取れていますが，質的にはまだ自発的にからだを動かせていない状態を示しています。

　図9-9は，3人の異なった状態の子どものつかまり立ちを比較した写真です。

(a) は理想的な姿勢です。足底で支持し，体幹を垂直に保っています。右足で支えた姿勢は垂直に伸展しています。横に伝い歩きができ

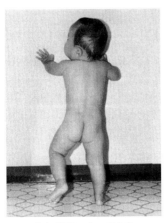

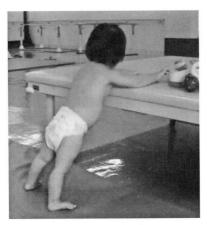

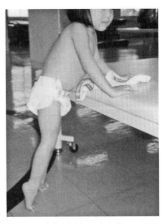

(a) 質的に高い垂直化　　　　　（b）未熟な垂直化　　　　　（c）病的な垂直化
　　　理想的な発達　　　　　　発達遅滞の低緊張児　　　　　脳性麻痺児

（a）図のように，理想的なつかまり立ちから，横に進む伝い歩きが起こります。この
　横歩きは，股関節の伸展・外転・外旋運動により可能になります。足底での交互の支持
　機能が土踏まずを形成し，やがて独歩を開始した際の足底での重心移動を確実にします。

**図9-9　つかまり立ちの比較**

れば，正常歩行を獲得できることが予測され
ます。

（b）のように低緊張の発達遅滞児は，足部は外
　反扁平で膝は反張膝となり体幹を垂直に支え
　きれず，胸を台にあずけています。このまま
　歩けば膝でのコントロールが悪く，不安定な
　歩行になることが予測されます。

（c）は，脳性麻痺児で下肢は尖足し，脊柱は円
　背になり，過剰な筋緊張が全身に出ています。
　左右への重心移動が難しい状態です。

（b）と（c）の子どもでは症状は異なりますが，
　ボイタによる移動の三要素から分析すると，
　どちらも体幹を垂直に保持できず，下肢の交
　互の移動運動が困難な状態を示しています。

　運動障害の原因はどこにあるのか，それはど
の程度の症状なのかを理想的な運動発達と比較
し，異常の原因をつきとめます。

## 2　ボイタ法の治療——基本的な考え方

### （1）ボイタ治療とは

　この治療は，子どもの姿勢や運動が少しでも

よくなるように毎日積み重ねていく治療法です。
1回の治療効果の持続は3～4時間程度と考え
られ，1日に数回行うことで機能の改善をめざ
します。ただし，1日中治療をしているわけで
はなく，決められた時間帯に数十分行うだけで，
あとは自由に生活を送ることができます。つま
り，治療によって基本的な運動能力を身につけ，
それ以外の時間は日常生活や遊びのなかで十分
にからだを使っていくことで機能の改善を図り，
無理・無駄の少ない（より理想的な）姿勢や運
動を獲得していけると考えています。

　実際の治療は，基本的に2種類の手技を使っ
て行います。「反射性腹這い」といわれるものと，
「反射性寝返り」といわれるものになります。
合わせて「反射性移動運動」と呼びますが，詳
細は，第3節「実際の治療について」で説明し
ます。これらは，腹臥位や仰臥位・側臥位から
はじめ，からだの特定した部位を刺激して，反
射的にハイハイや寝返りの運動を引き出すもの
です。

　しかし，単にハイハイや寝返りの練習をして
いるだけではありません。その治療で引き出さ
れる運動には，理想的な運動発達でみられる四

つ這いや歩行のために必要な筋活動のすべてが含まれています（それは，移動運動の三要素の手がかりとなる機能として現れます）。

そのため，発達段階や障害の程度の相違にかかわらず，この治療法を行うことができます。

### (2)　治療の目標

中枢神経系の損傷や姿勢・運動器の障害がある場合は，正常な運動パターンを自発的に発現することができません。そこで，この治療によって質の高い機能を引き出し，少しでも理想的な運動パターンに近づけ，発達促進や機能回復につなげます。

しかし，脳性麻痺のように明らかな病的パターンを示すなど運動障害がはっきりしているとたとえ歩行まで獲得していても病的パターンが残存し，変形や拘縮などの二次的障害が問題になります。二次的症状の予防や機能の現状維持も大切な治療目標となります。

軽症か重症かなどといった運動障害の程度や症状は一人ひとり違いがあり，将来獲得できる機能も異なります。もちろん治療の目標も異なりますが，このボイタによる姿勢運動の見方により子どもの運動障害の問題点を見つけ，それぞれの目標に向かって治療を進めることができます。

### (3)　治療効果の見方

治療が終わった後，すぐに姿勢運動に変化があらわれます。たとえば，固く握った手が開きやすくなった，からだの固さがとれた，またからだが楽に自由に動かせている，活発に遊ぶ，歩き方がスムーズになっている，などの変化が治療効果として観察されます。

また重症児ではからだが柔かくなり呼吸がしやすそうだ，気持ちよさそうに微笑んでいるなどの変化も治療効果といえます。

そして，もう一つの効果は，「協調性複合運動体」と呼ばれる運動で，呼吸・嚥下・眼球運動・排泄にかかわる括約筋などのはたらきも同様に改善します。なぜなら，移動運動に必要な全身の筋肉の活動を引き出すなかで，胸郭の筋肉や腹筋群，舌や口腔周辺の筋，眼筋などの筋肉の活動を同時に引き出しているからです。声が出しやすくなる，食べ物が飲み込みやすくなる，斜視が改善するなどの変化にも目を向けて，治療後の変化をしっかり細部まで見ていくと，治療効果を実感し，治療を継続していく自信にもつながります。

このように，治療における効果の見方は，運動障害の程度等により随分と異なります。しかし，その時一番の問題点に対してアプローチしていく治療ですので，治療による効果や改善した機能を見落とさないようにします。

## ３　実際の治療について

### (1)　反射性移動運動の基本

反射性移動運動の基本には，３つの「出発肢位」があります。反射性腹這いは腹臥位から，反射性寝返りは仰臥位と側臥位から行います。それぞれの出発肢位をとり，体幹および上肢と下肢に計10個ある「誘発帯」を利用して，「反応」という定められた筋活動を引き出します。

この反応を反射的に全身運動として誘発します。反射として引き出すため，いつの時期からでも，年齢を問わずに誘発することができます。また，子どもの意欲や経験も必要としません。

「出発肢位」

治療を始める前にとる定められた姿勢です。もっとも安定した姿勢レベルの腹臥位・仰臥位・側臥位のいずれかをとります。脊柱・頭・上肢・下肢の適切な角度や位置が重要になります。

[誘発帯]

　からだの特定の部位に存在し，骨膜または筋膜へ刺激します。

　正確な場所で正確な方向へ適切な圧刺激をかけます。

[反　応]

　誘発帯を刺激すると，運動障害にかかわらず一定の正しい筋肉の活動が起こります。それぞれの出発肢位から定められた運動を起こすことが必要です。

　その正しい反応は，理想的な運動発達の筋活動（運動学的要素）を有し，移動運動を構成する三要素を内蔵しています。"協調性複合運動体"として，呼吸・嚥下・眼球運動・排泄にかかわる括約筋などのはたらきも含みます。

　また，全身の反応を高め，治療効果を上げるために「反応の集積」を行います。

[反応の集積]

　反応が起こりにくい場合，あるいは反応をもっと強化したい場合などは，誘発帯を複数組み合わせたり，圧迫する時間を長くして刺激を変化させることで，反応として生じた運動に抵抗を加えます。前者を刺激の「時間的集積」，後者を刺激の「空間的集積」といいます。

　また子どもの状態に応じて，出発肢位を保持する部位を換えてさらに反応を強化する場合があります。そうすることで，はじめは部分的で不十分な反応であってもだんだんと理想的な全身反応が起こるようになります。

　そのようにして，反射性腹這いと反射性寝返りの2つの運動パターンを活性化します。

・反射性腹這い（図9-10）

[出発肢位]

　腹臥位で頭を一側に30°回旋して，脊柱をできるだけまっすぐにします。

　顔を向けた側（顔面側）の上肢とその反対側

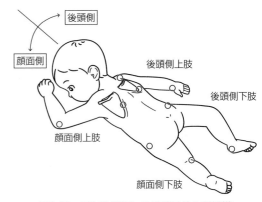

図9-10　反射性腹這いの出発肢位と誘発帯

（後頭側）の下肢は，外側に"く"の字になるように軽く屈曲し，肘と踵をそれぞれ床につけます。

　後頭側の上肢と顔面側の下肢は，自然に伸ばします。

　注意点としては，脊柱がまっすぐになっていること，顔面側の肘と後頭側の踵の位置が一定の角度で止まっていることが大切です。

[誘発帯]

　9ヶ所あります。一度に全部を触れられないので，2ヶ所もしくは3ヶ所を組み合わせて刺激します。

[反　応]

　床につけた肘と踵でからだを支え，前に進もうとする動きが出てきます。そして，その支持・起き上がり反応に合わせて，反対側の上下肢が交互の相運動を起こします。

・反射性寝返りI相（図9-11）

[出発肢位]

　仰臥位で頭を一側に30°回旋して，脊柱をできるだけまっすぐにします。

　他の部分は自然に伸ばします。

[誘発帯]

　1ヶ所です。

[反　応]

　3ヶ月から4.5ヶ月で起こる理想的な運動発

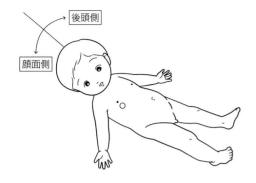

図9-11　反射性寝返りⅠ相の出発肢位と誘発帯

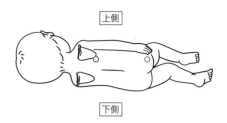

図9-12　反射性寝返りⅡ相の出発肢位と誘発帯

達の筋活動が誘発され，顎を引き脊柱を軸伸展し，頭を反対へ向けようとします。すると腹筋がはたらき，両下肢が90°屈曲するまで持ち上がり，骨盤は後傾から斜位になる全身の動きが起こります。

・反射性寝返りⅡ相（図9-12）

「出発肢位」

　側臥位で頭部と体幹はまっすぐで前後に倒れないように保持します。

　下側の上肢と下肢は，定められた角度で保持します。

「誘発帯」

　２ヶ所あります。体幹が崩れないようにバランスよく同時に圧をかけます。

「反　応」

　7.5ヶ月から８～９ヶ月で起こる理想的な運動発達の筋活動が誘発され，それは側臥位からそのまま四つ這いになる寝返りの運動として活性化されます。

(2)　反射性移動運動の治療手技

　基本的には一人の子どもに対して症状にかかわらず，反射性腹這いと反射性寝返りの両方の手技を行います。

　右側からと左側からの両側を行い，支持・起き上がり運動と相運動の筋活動の両方を活性化

する必要があります。そして反応の強化のために反応の集積を行います。

　一日数回の治療により活性化された反射性移動運動の反応は，治療後も長く継続されています。その結果，自発運動（合目的的運動）は，その筋活動の影響を一日中受け，姿勢・運動に持続的な改善が得られます。

　ボイタ治療は基本的な徒手療法なので，特別な道具は必要なく，適切な場所があれば十分に行えます。今回は，治療台で行う様子を紹介しますが，日本の生活習慣にあわせて，床や畳にマットを敷いて行うことも多くみられます。

# 反射性腹這い （左顔面側）

反射性腹這いの基本反応

　乳児にみられるハイハイとは異なる前進運動パターンを誘発します。しかし，肩甲帯や骨盤帯等の局所的な運動反応をみると，理想的な運動が月齢を超えた組み合わせで出現します。そして，歩行サイクルのような交互性の運動を反復し，移動運動の構成要素である「1．姿勢の反応能」「2．支持・起き上がり機構」「3．合目的的相運動」を含む協調された運動パターンを誘発します。

(1)　**左顔面側の出発肢位をとり，誘発帯を刺激する**（図9-10参照）

- 子どもの右側のおでこが床につくように頭部を30°回旋させ，治療者の腹部で子どもの後頭部を軽く保持し，上肢下肢も一定の角度に（無理のない範囲で）出発肢位にとどめます。
- 左肘と右踵の誘発帯に，指先で圧刺激を加えます。

(2)　**四肢の交互運動として出現する反応**

①支持反応（図9-13）
- 左肘支持が起きることで肩甲帯と腹部の筋収縮がはじまり，胸郭が持ち上がります。
- 顎を引き，全脊柱が軸伸展します。その延長に骨盤を水平位まで後傾し，右踵は蹴り出す反応が出てきます。
- 頭部は反対側に回旋しようとしますが，回旋しないように保たれているため，体幹筋の活動がさらに高まります。
- 肩甲帯と骨盤帯での保持と，左肘—右踵の二点支持の反応が高まり，全身は左肘の方向に重心移動をする反応がはじまります。

②相運動の反応（図9-14）
- 左下肢は，支持反応に合わせて屈曲運動が起こります。このとき，下腿を床にすりながら腹部の下に向かって屈曲しようとします。
- 右上肢も同様に頭側への振り出し運動が起こります。
- この左下肢の屈曲運動反応を最終域まで起こすことで，左膝での支持・起き上がり機構を誘発します。

(3)　**反応を集積する**

　子どもの状態に応じて，出発肢位を保持する部位を換えたり，頭部の回旋運動に抵抗をかけて，さらに反応を強化し全身性に反射性腹這いを起こします。

①左下肢を完全屈曲して，反応の集積を起こす（図9-15）
- 左下肢の屈曲運動（相運動）の最終域で膝の位置を固定します。

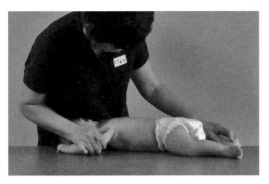

（支持反応）
左肘（上腕骨内果）と右踵が床にとどまり，支持反応がはじまります。支持点の出現により，腹筋群の収縮が起こり，胸郭の持ち上げと骨盤の後傾がはじまります。

**図9-13　反射性腹這い　支持反応**

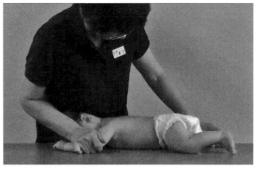

（相運動を起こす）
右手は肩の外転・外旋の運動にともなって，小指側から指を開いてきます。
左下肢は骨盤の斜位をともなった内転・屈曲運動が起こります。その際足部は背屈・外反位になります。
このとき，右足部では歩行時立脚期の蹴り出し運動が起こり，それに連動して左下肢を屈曲する交互運動に相当する筋活動が起こっています。

**図9-14　反射性腹這い　相運動の反応**

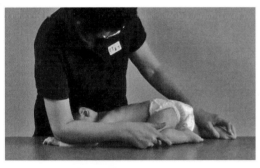

（支持起き上がり運動の集積）
左側の肩甲帯と骨盤帯の起き上がり運動によって，肘と膝での支持がより活性化されます。
その結果，頭部・体幹を抗重力に持ち上げ，腹圧のかかった状態を保持します。そして，頭側へ重心移動を賦活します。特に下肢に起こる反応では，歩行周期でいえば，両方の下肢の立脚期の筋活動が賦活されます。

**図9-15　反射性腹這い　反応の集積①**

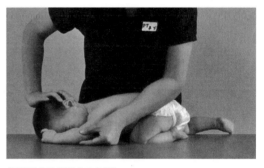

（協調性複合運動体の集積）
支持反応の高まった左手には橈背屈をともなった把握運動が起こります。右手には手掌支持をする時期のような手の開排が起こります。
抗重力に持ち上げられた胸郭では深い胸式呼吸が起こり，腹圧の高まった腹部では内臓の活動や骨盤底筋群の収縮がはじまります。

**図9-16　反射性腹這い　反応の集積②**

- 左膝（下腿上部）での支持反応を誘発して，骨盤の起き上がり反応を強化します。
- 体幹は腹圧のかかった状態で伸展位を保ち，左肘の方向（頭側・背側・外側）にしっかりと重心移動を起こします。

②頭部に適切な抵抗を加え，反応の集積を起こす（図9-16）

- 頭部に適切な抵抗を加え，正中線上で回旋角度を調整し，左肘支持と肩甲帯の起き上がり反応を強化します。
- 頭部に適切な抵抗を加えることで，眼球や口角・舌を反対側へ強く動かす筋の収縮を起こすことができます。
- また，骨盤の動きに抵抗をかけているため，骨盤周囲筋群のはたらきも強化します。

# 反射性寝返りⅠ相　（右顔面側）

## 反射性寝返りの基本反応

　反射性寝返りの出発肢位はⅠ相とⅡ相に分けられますが，反応は，仰臥位から側臥位を経て四つ這いにいたるまでの一連の寝返りの筋活動を誘発します。誘発された反応には，理想的な運動発達にみられる全身性の筋活動が含まれています。治療手技上，仰臥位と側臥位の２つの出発肢位で行います。

### ⑴　右顔面側の出発肢位をとり，誘発帯を刺激する（図9-11参照）

- 仰臥位で，上下肢は自然な伸展位をとります。頭部は右側に30°回旋し，治療者の腹部と手掌で頭部を保持します。
- 右胸部誘発帯に母指で圧刺激を加えます。

### ⑵　反応が起こる

- 胸部誘発帯の刺激によって，正常運動発達では３ヶ月で生じる対称性姿勢から4.5ヶ月で生じる骨盤の斜位までを誘発します。
- 頭部を出発肢位にとどめて刺激を続けることで，上肢と下肢の上方への持ち上げと，頭側と側方への重心移動を引き起こします（骨盤の後傾と斜位）。

#### ①体幹の反応（図9-17）
- 顎を引き脊柱が軸伸展すると，背部は床上に固定されます。
- 深い胸式呼吸を起こし，胸郭運動が強まります。
- 腹筋群が収縮して骨盤を後傾位に保持し，下肢を腹部に引きつける屈曲運動が起こります。
- 腹圧が高まる反応は，骨盤底筋にはたらきかけ，膀胱・直腸の括約筋を活性化します。

#### ②上肢と下肢の屈曲運動の反応（図9-18）
　重心が頭側へ移動するなかで狭い肩甲帯での支持が高まり，肩関節で上肢を上方に持ち上げ，下肢の屈曲は最大90°まで角度を大きくします。

### ⑶　反応の集積を起こす（図9-19）

- 頭部の回旋運動に抵抗をかけ筋収縮を強化すると，正中を越える瞬間に嚥下運動が起こります。同時に，顔面・口腔周辺の筋を同じ方向へ収縮させ，眼球・舌の運動等も誘発します。
- さらに頭部の回旋反応に抵抗を加え続けると，重心を後頭側（ここでは左側）へ移行させる反応を誘発します。
- 左上腕に支持反応を起こして腹筋群の収縮を強め，骨盤を左肩の方向へと斜めに動かします。
- 骨盤の左への斜位が起こり，その分体幹の重心を左側に移動します。

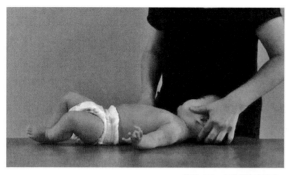

前頸部の筋が収縮して顎を引き，脊柱にも軸伸展反応が誘発されます。そして頭を反対側へ回旋する運動が起こります。胸郭運動がはじまり，大きな胸式呼吸がゆっくり起こります。肩甲帯での支持が高まり腹筋群の収縮は頭側に向かい，同様に骨盤も頭側に（正中位まで）後傾します。

**図9-17　反射性寝返りⅠ相　体幹の反応**

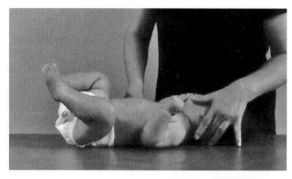

両肩甲帯の支持が高まり，全身性に左右対称的な反応が活性化されます。
上肢はゆるやかに伸展・外転・外旋運動が起こり，下肢は内転をともなった屈曲運動（90°まで）がはじまります。
頭部の回旋運動が正中を越える瞬間には，嚥下運動が起こります。

**図9-18　反射性寝返りⅠ相　上肢と下肢の反応**

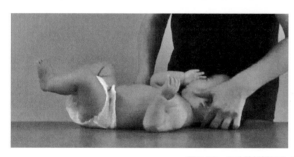

下肢は足部まで90°を保持します。
肩甲帯の支持が正中から左側（後頭側）へ移行し，左上腕は床に固定され支持反応が起こります（肩関節 90°までの外転位でとどまる）。
体幹の重心は左側に移動し，腹筋群は左右に分化した収縮を起こし，骨盤を斜位に傾けます。
全身反応の集積により，眼球・下顎・舌の筋群は，後頭側に収縮します。

**図9-19　反射性寝返りⅠ相　反応の集積**

# 反射性寝返りⅡ相　（側臥位 左下）

### (1)　左下の出発肢位をとり，誘発帯を刺激する（図9-12参照）

- 左下の側臥位をとり，下側の上肢は脊柱と直角に前方に出して置き，下肢は膝を軽く曲げて踵が体軸の延長線上にくるように準備します。上側上肢は体側に沿わせて保持します。
- 上側の肩甲骨内側と骨盤の腹側にある誘発帯を同時に指先で圧刺激を加えます。

### (2)　反応が起こる（図9-20）

　　2つの誘発帯の刺激によって，正常運動発達では7.5ヶ月で生じる側臥位姿勢から寝返って四つ這いへ向かう8〜9ヶ月頃の寝返り運動を誘発します。下側では支持・起き上がり機構を，上側ではそれに連動した相運動を誘発します。

#### ①支持・起き上がり反応
- 脊柱は軸伸展し，腹筋群の収縮がまず対称的に起こります。同時に肩甲帯と骨盤帯の保持も高まります。
- 下側の上腕・体幹外側・大腿で支持反応が起き，体幹を垂直位に安定させます。
- 次いで下側の肩から肘へ，大腿外側に沿って膝へ支持面が移行し，体幹を上方へ持ち上げ，四つ這いへと起き上がらせます。

#### ②相運動
- 下側の支持・起き上がり反応に合わせて，上側下肢の屈曲運動がはじまります。
- 上側上肢は止められたままですが，体側を横切るような相運動の筋活動が起こります。
- 肩甲帯と骨盤帯周辺，そして腹筋群の筋活動は，四肢の交互運動を調節するための複雑な活動を担います。

### (3)　反応の集積を起こす（図9-21）

#### ①支持・起き上がり反応
- 出発肢位を保持し誘発帯での刺激を継続することで，肩甲帯と骨盤帯周辺，そして腹筋群の筋活動が高まり，寝返る方向（上方かつ頭側）へ体幹を重心移動させる筋活動が起こります。
- 脊柱の伸展活動が高まり，頭部も脊柱の延長上に持ち上げます。

#### ②相運動
- 体幹の起き上がり反応に合わせて，上側下肢は屈曲運動を強め，その最終域で膝を前方へ突き出します。
- そのとき下側の肘での支持が起こり，下側の起き上がり機構が強化されます。

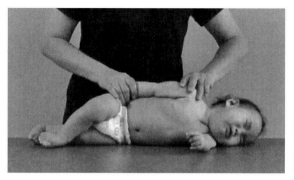

胸郭と骨盤が垂直に保持されるように，体幹筋群を誘発します。脊柱の軸伸展をともない，下側（左）の肩関節と股関節での支持反応がはじまります。
同時に上側（右）の下肢が空間に持ち上がり，外転・外旋・屈曲運動がはじまります。

**図9-20　反射性寝返りⅡ相　反応**

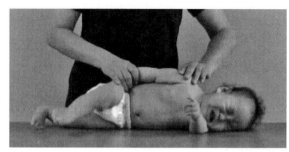

上腕と大腿に支持が移行すると，体幹は抗重力に持ち上げられる反応が起こります。脊柱の伸展活動が高まり，頭部も空間（脊柱の延長上）に持ち上がります。
下側肘での支持が起こると，手は橈背屈をともなった間排が起こります。
反応の最終域で上側膝を前方へ突き出します。このとき下側では起き上がり機構が起こっています。

**図9-21　反射性寝返りⅡ相　反応の集積**

　このように反射性寝返りでは，Ⅰ相とⅡ相を合わせて最終的に四つ這いにつながる一連の運動反応として寝返りを活性化します。

　この第3節では，ボイタ治療である反射性移動運動の原則を紹介しました。実際の治療では，腹臥位・仰臥位・側臥位の3つの基本姿勢は変わりませんが，誘発帯や抵抗のかけ方の組み合わせを変化させたさまざまな「バリエーション」という変法を応用します。そうすることで，より的確に治療目標に対応し，個々の症状の改善を可能にします。

## 4　ボイタ法の治療を行う際の注意事項

### (1)　治療を始める前の注意

　まず子どもの生活リズム（睡眠・食事・排泄）が整うことが大切です。そのうえで，治療を1日数回規則正しく適量で行うと，からだが楽に効率よく動くようになり，より活発に遊べるようになります。その結果，意欲や好奇心が向上することで，生活経験が豊富になり，からだのみならず心の成長にもつながります。

　逆に，治療の量が多すぎると遊ぶ気力や体力を消耗し，生活のリズムが乱れます。また，からだの状態を考慮しない治療は筋肉や関節に負担がかかり，からだには悪影響となります。

　治療の効果を上げるためには，一人ひとりに適した治療の量を決める必要があります。子どもの健康状態をよく観察し，1日の生活リズムとして，どの時間帯で，どのくらいの量の治療を行うかを検討することが重要です。

### ・治療の適量とは

　乳児期のボイタ治療では，通常1回5分から20分の治療を，1日に数回（4回まで）ほぼ毎日行うことで効果を上げます。治療により活性化された運動パターンは，3〜4時間程度の効果があり，何度が繰り返すことで姿勢，運動，認知面等に持続的な改善をもたらします。

　ただし，1日4回という数字にそれほどこだわる必要はありません。基礎疾患によっても運動障害の状況が変わるため，多少の治療の強さや頻度に違いが出ることはあります。また，幼児期以降は，保育所・幼稚園に通う時期や就学時期を迎えるとその社会経験を積む時間も大切になり，必然的に回数の確保がしにくくなります。そうなっても，それぞれの発達時期（乳幼児・学童期・青年期・成人期 等）の成長にプラスになるように，個々の運動発達の問題と生活環境とを合わせて考え，1日の回数や時間と量を決めていきます。

　どの発達時期においても，"改善したいことは何か"という治療目標をしっかり把握して，必要とされる適正量を見つけます。

### ・時間帯はどう選ぶか

　特に乳児期は，眠いときや遊び疲れた直後は機嫌が悪く，目標とする反応が出にくいので避けるようにします。

　効果的なのは，朝起きてその日の行動を始める前の1回の時間帯と夕方の1回の時間帯を大切にすることです。朝一番に行うと，からだが軽くなり動きやすい・ころびにくい・手が使いやすい等の効果をもたらします。夕方の1回の治療は，正しい運動感覚へ修復するのに役立ちます。日中過剰に努力して全身を使っていたり，少し無理な動作をしている場合もありますので，そのからだをほぐすことが目的になります。

　また，寝つきの悪い状態のときは，就寝前に行うとその後の寝つきがよくなり，熟睡してからだの疲れをとり，体調を整えるのに役立ちます。

　このように子どもの年齢や症状に合わせて，時間帯を調整します。

### ・適応疾患

　ボイタ治療はどんな運動障害に対しても，理学療法領域の基本治療として適応できます。

　反射性移動運動により姿勢運動を改善し，同時に協調性複合運動体として呼吸・嚥下・眼球運動や排泄にかかわる筋活動も改善します。そして改善された領域の自律神経系や内臓機能，また視知覚の改善，ボディイメージやバランス感覚の向上にも影響が及ぶことが期待できます。

　そのような症状をともなう疾患に対し，積極的に施行することができます。

たとえば，比較的多く治療を行っている疾患を以下にあげます。

- 治療対象と診断された中枢性協調障害（脳性麻痺危険児，重症中枢性協調障害，非対称性の強い中症～軽症中枢性協調障害等）
- 先天性の脳障害による運動障害（脳性麻痺等）
- 末梢神経麻痺（分娩麻痺，二分脊椎等）
- 脊柱の病気や機能障害（脊柱側彎症等）
- 股関節の発育障害（臼蓋形成不全，股関節脱臼等）
- 筋疾患
- 呼吸・嚥下・咀嚼機能の問題
- 発達障害における身体機能障害（感覚異常，ボディイメージと運動イメージの障害，姿勢制御障害，発達性協調運動症（障害）等）

　さらに，乳幼児のみならず，学童期・青年期・成人期の運動障害にも適応できます。たとえば，以下のような後天的な障害にも治療が可能です。

- 肩関節周囲炎（五十肩・腱板損傷等），半月板損傷等の整形外科的損傷の後遺症　等
- 中途障害の脳障害（脳卒中・パーキンソン病等）や脊髄損傷の後遺症　等

・禁　忌

　理学療法が禁止される身体状況や疾患は，すべて施行できません。たとえば，妊娠中・急性の熱傷または炎症性疾患，ある種の心臓病や筋肉の病気等があげられます。それ以外に，理学療法が可能な場合でも以下のことに注意します。

①侵害刺激

　侵害刺激は逃避反応を引き起こし，逆効果となります。無理な出発肢位や過度の刺激は，筋肉や関節に負担をかけ，子どもに痛みを与えかねません。そのような侵害刺激はからだに悪影響を及ぼします。子どもの表情・発声・呼吸の様子に注意を払いながら治療を行うようにします。

②オーバーワークは禁物

　疲れすぎは，遊ぶ気力や体力を消耗し治療効果の妨げになります。特に筋疾患では，日常生活でも疲れすぎないよう気をつける必要があるので量の調整が大切です。オーバーワークにならないように，その子に合った治療の適量を早く見つけることが重要です。

⑵　体調管理

　治療をできるだけ継続させるために，子どもの体調を把握し，治療の不足や過度にならないように心がけます。そのためには，食欲・機嫌・顔色・遊び等の状態を見守り明確に把握する必要があります。治療中に疲れがみえたり，治療後に疲れが残り食欲が落ちるようなら，無理をせず治療の量や回数の軽減を図ります。

　治療上必要なもう一つの配慮は，病気のときの対処のしかたです。体調を崩したり，病気になったときは，その時の状態に合わせて次のような対処が必要となります。

・治療継続の目安

　一つの目安として表9-1に基準をあげています。風邪のひきはじめや軽い症状であれば普段の健康状態を1として，1/2以上であれば一度治療をしてみて疲れが出るようなら休止します。休ませるときはしっかり休ませ体力を戻します。逆に，風邪の治りかけには早めに治療を再開し，排痰を上手にできるようにすることで，風邪を早く治せる場合もあります。

　このように治療を休止した後の再開は，1日の回数や1回の治療時間を減らしたところから始めます。次の治療時間までの様子を見て，機嫌がいいなら普段の治療に戻します。

・感染症にかかったら

　感染症にかかった場合は，ただちに治療を休

表9-1 治療継続の目安

| 状態：普段の状態全体を1とする（食欲・機嫌・動作） | | 治療の仕方 |
|---|---|---|
| 2/3以上 | 少し機嫌が悪い<br>いつもより食欲がない | 普通通りの治療 |
| 2/3 〜 1/2 | 機嫌悪い<br>食事量が減少<br>疲れている様子 | 短い治療<br>主治医に相談 |
| 1/2以下 | 38度以上の発熱<br>10回以上の下痢<br>1日中の咳<br>けいれん後の24時間<br>頭部打撲後の24時間 | 休止 |

出典：聖ヨゼフ医療福祉センター

表9-2 感染症の場合

| 病名 | 治療の休止と再開 |
|---|---|
| はしか | 10日間は休止 |
| 水疱瘡 | かさぶたが取れたら開始 |
| おたふくかぜ | 5〜7日間は休止 |
| 突発性発疹 | 解熱後の翌日より開始 |
| 風疹 | 機嫌をみて，表9-1 治療継続の目安　を参考に |

出典：聖ヨゼフ医療福祉センター

止します。基本的に外出禁止や入浴禁止期間は治療を休止します。そして，全身状態を確認し，**表9-2**を目安に，治療を再開します。

・予防接種をした場合

　予防接種後は，原則24時間治療は休止します。ワクチンの種類により判断が難しいときは，主治医に相談します。

・てんかん発作について

　てんかん発作（引きつけ）のある場合は，治療を特に慎重に行う必要があります。まずは，主治医に症状を報告し治療の可否の判断を待ちます。

　主治医の許可が出ている場合でも，突然大きな発作を起こしたときは，その日1日治療を休止します。容態の変化に注意し，24時間後から

様子を見ながら再開します。また，毎日小さい発作のある場合は，治療により増悪しなければ継続します。

　疲れているときや眠気のあるときに発作が起こりやすい子どもは，治療の量や回数を加減して発作が増悪しないように状態を把握して，治療を継続していくことが可能です。

　いずれにしても，勝手に判断せず主治医に相談します。

・水分補給の大切さ（表9-3）

　治療中は汗をよくかきますので，水分をしっかり補給します。また，体調不良時に脱水症状を起こさないように注意をします。たとえば，胸筋や腹筋の弱い状態（脳性麻痺等）では，上手に咳をして痰を外に出すことができません。水分不足のときは痰の粘 稠 度（ねんちょうど）が増し，咳による排出がしにくくいつまでもゼーゼーしていたり，重篤化すると呼吸困難になることがあります。また，風邪による胃腸炎を起こすと，下痢をしたりおなかにガスが溜まって苦しくなってしまうこともあります。このような症状は，普段から食べたり飲んだりすることが苦手な症状をもつ子どもにみられますので，日常的に水分不足にならないように気をつけておくことが大切です。

表9-3 体重1kgあたりの水分量

| 新生児 | 150 ml |
|---|---|
| 乳児 | 150 ml |
| 幼児 | 100 ml〜120 ml |
| 学童 | 50 ml〜100 ml |

出典：聖ヨゼフ医療福祉センター

(3) 必要な配慮

・ボイタ法の治療の導入時の配慮

　治療を続けるためにいくつかの配慮と工夫が必要になります。

　まず，治療を開始するにあたって，子どもの

生活リズム（食事・排泄・睡眠）が整っているかを把握し，精神的にほぼ落ち着いているかを確認します。そのうえで直接からだに触れてもよい状態かを確かめます。

　第3節で述べたように，この治療は，治療台や床にマットを敷いて寝かせて行います。子どもは抱っこや着替えなど心地よいタイミングで姿勢を変えられれば喜びますが，そうでない場合はからだを反らして嫌がったり泣き出したりします。そうなると治療をする前から不機嫌となりボイタ治療を行うどころではなくなります。いきなり一方的に治療台に寝かせて出発肢位をとったり，誘発帯を刺激したりして治療を始めることは避けなければなりません。

　治療の際にはその子どもの状況を判断し，具体的に導入方法を考えます。決して焦らず，無理なく工夫して少しずつ反射性移動運動を導入できるように，不快感や痛み・苦しみなどの侵害刺激を与えないような配慮をします。

　子どもの姿勢運動の改善を考えるのであれば，それ以前に精神的な不安や皮膚感覚の過敏性を考慮して，治療を受け入れてもらうところからゆっくりと導入する必要があります。

・子どもへの配慮①：泣くこと

　反射性移動運動を手技として利用したボイタ治療は，乳幼児期においてもっとも有効です。しかし，子どもが治療に慣れて受け入れるまで，治療は少々困難でやりにくいものです。

　治療場面での子どもは，望ましい反応が起こっているときには力強く大きな声で泣きます。治療のなかで泣くことは，反応で腹圧がかかり胸郭が広がり大きな呼吸ができた結果として起こる生理現象です。治療がうまくいかず痛い・苦しい思いを表現しているときの泣き方はとても激しいので，その違いはすぐに聞き分けられるようになります。そして，泣かれることに動揺しないように心がけ，子どもの様子をつねに観察しながら治療することが大切です。

　通常短期間で慣れてくるので強くは泣かなくなり，治療の最中だけ泣いて治療が終われば泣き止むようになります。

　子どもの気持ちを無視して一方的に治療をするのではなく，子どもの感情表現（泣くこと・発声・呼吸など）を受け止めながら治療を行う配慮が必要です。それでも強く泣くときはしっかり抱きしめると子どもは安心して落ち着きます。乳児期は治療中の配慮によって親子の絆がより深められると考えられます。

・子どもへの配慮②：日常生活

　乳幼児期に毎日しっかり治療をしておくと，体幹や四肢が使いやすくなります。使いやすくなった体幹や四肢を日常生活のなかでしっかり使うことが，今度は治療の反応が出やすくなるという相乗効果を生み出します。

　たとえば，まだ寝返りができない場合でも，仰向けの状態のままにしておくのではなく，うつ伏せや横向けにする等，こまめに姿勢を変えます。またハイハイや寝返りができるようなら，十分にさせていきます。

　しかし，座る能力が十分でないときには無理に座らせたり，まだ立ち上がる力がないのに無理に立たせたり，歩行器に乗せたりしないようにします。なぜなら，まだできていないことをすると，背中を丸くしたままのお座りしかできなくなったり，無理に立たせることで，足の突っ張りが強くなり骨が変形する等，悪い姿勢を強めたり，発達を遅らせることになってしまうからです。

　大事なことは，子どもが自分の力で座ろうとしたり，立ち上がろうとしたりする意欲や機能を身につけることです。

・家族の協力

　発達が障害されている乳幼児の療育（医療・

教育・育児）にとってさらに大切なのは，親や家族がその子どもの障害や治療について正しく理解し，互いに協力し合うことです。

ボイタ治療は，家庭でも行う必要があるので家族のあり方が大きく影響します。親が，治療終了後にしっかり子どもを抱きとめて，ほっとする時間を確保できるように家族みんなで協力することが大切になります。つまり，治療後は治療した人が子どもとしっかり触れ合うことが大切になります。

ボイタ法は姿勢や運動にはたらきかける治療ではありますが，乳児期からの「運動」「精神」「感覚」等の発達全般にはたらきかける治療法でもあります。したがって，子育ての一環としてのボイタ法を考えていきます。

・きょうだいへの配慮

治療を受ける子どもと同様に，そのきょうだいに対する配慮も大切にします。なぜなら，治療している子どもに家族みんなの気持ちが集中しやすいため，気がつかないうちにきょうだいが"置き去り状態"になっていることがしばしば見受けられるからです。そうならないように，きょうだいが孤立感を感じたり情緒不安定にならないように心がけます。きょうだい関係や親子関係では，目に見える問題行動だけでなく内に秘めた心の痛みに気づくことが大切です。きょうだいを大切に育てることは障害をもつ子どもを大切に育てることとつながっています。

どの子どもにおいても，親（養育者）が一番のオアシス（安全基地）です。親（養育者）との情緒的絆（愛着形成）は，子どもの他者に対する基本的な信頼関係を築き，まだ知らない世界に飛び込む勇気や意欲を育てます。それは，社会性やコミュニケーション能力を発達させる第一歩と考えます。

ボイタ治療を家庭で行うことは大変です。しかし，家庭でこの治療を行う意義もあります。

家族の負担にならないような工夫や配慮を十分に考慮して行うことが必要と考えています。

## 5 ボイタ法の治療のまとめ

### (1) ボイタ法の治療の取り入れ方

反射性移動運動によって引き出せるのは，人の姿勢や運動の"基礎的能力"となります。つまりその能力を十分に発揮できるように，日常生活など治療以外の場面での工夫を考え，"応用能力"をつけることが大切です。

運動発達には定まった順序があります。ゆっくりであっても，順序よくその発達に即した能力をつけることが大切です。そのためには，環境を整備し，かかわり方を工夫することが必要になってきます。

ボイタ治療以外の時間に子どもと一緒に遊んだり，治療により改善された自発運動を活発に行える場面，いわゆる「家庭」「他の療法」「保育・教育」等を提供する必要があります。その場面を通して，子どもはからだの動かし方や手の使い方を覚え，ADL（食事・更衣・歩容等の日常生活動作）での運動機能も改善されると考えます。

また，座ることや立つことができない場合でも，幼児期以降の集団生活で必要になる日常生活用具（座位保持椅子，装具，歩行器，杖 等）を工夫して，ボイタ治療と併行して使っていくことは可能です。

### (2) 子どもの情緒的安定：自立と自律を促す

ボイタ治療によって，「把握機能」「起座等の姿勢変換の獲得」と，「四つ這い・歩行などの移動運動」や「言語」等に関する運動の協調性の改善が起こります。運動が発達・改善すると同時に子どもは積極的になり多様な場面に即した行動力が備わるようになります。それは生活

の「自立」につながります。そして自分の思い
や要求を容易にしっかりと表現し相手に伝えよ
うとしてきます。すると，欲求不満になること
が少なくなり，落ち着いて穏やかになります。

　このように運動が改善するなかで起こる体性
感覚や固有感覚の改善は，精神面の安定につな
がります。子どもは欲求を叶えるために努力し，
実現した喜びを感じて満足し，他の子どもたち
のなかで楽しい経験を重ねる度に成長していき
ます。

　しかし運動障害があると，生活の自立には限
界が訪れます。"ここまではできる"が，"ここ
からは難しい"という事実を自覚できれば，む
やみに大人に頼らず自分をコントロールする
「自律」が芽生えます。自律により他者に対す
る基本的な信頼関係を築きます。

　このように，ボイタ治療によって活性化され
る姿勢や運動の調節機能は，生活の自立と自律

の向上につながります。

### (3)　ボイタ法の治療を受けるには

　ボイタ法による診断および治療を行っている
医療機関は全国にありますので，最寄りの市区
町村に訪ねてください。

　ただし，ボイタ治療は，国際ボイタ協会から
認定を受けた理学療法士と作業療法士でないと
行うことはできません。その認定は，ボイタ法
のセラピスト講習会を受講し，その技術と理論
を習得しなければ取得できません。講習会受講
希望者は，日本ボイタ協会のホームページをご
覧ください。

　また，教育機関および療育関係の職種の方に
向けて，ボイタ法の紹介講習会や正常運動発達
講習会も開催しています。合わせてご覧くださ
い。

# 第10章 こんな子に役立つ育児体操
## ——経過観察中に育児体操を

1 理想的姿勢運動発達の構造

## 1 理想的姿勢運動発達の構造

育児体操について述べる前に，理想的姿勢運動発達の構造について簡単にまとめます。

・新生児

人の新生児は頭を支えて正面を向く姿勢にさせると，原始反射様の（皮質下の）機能で白黒のある動くもの，つまり人の目を見ます（ちなみにチンパンジーやゴリラの目には白目がありません）。

・生後2ヶ月

生後2ヶ月になると，仰臥位で足元から話しかけたとき，手足を緊張させて（生理的ジストニー運動）頸を伸ばして顎を引き，目を見て笑い声を出して応えます。この時，腹臥位でも前腕で支えて左右に向きを替えることができます。これが脊柱の軸伸展の始まりであり，姿勢運動発達の人間の個体発生への移行期でもあります。生後2ヶ月は人が類人猿を超えるときなのです。この段階で両足の把握反射をもつ赤ちゃんは，仰臥位で寝かせると一方の足指でもう一方の足指をつかもうとして両足を床上で触れ合わせ，それによって自然に膝を曲げる動きが誘発されます。この時，手を見るのは正中線上ではなく側方ですが，両手は手背と手背を正中線上胸の前で合わせることができます。

・3ヶ月

3ヶ月になると，仰臥位で両足裏を合わせて

膝関節90°・股関節90°まで持ち上げ重心を頭側へ移動し，手と手を合わせ眼前にもってきて見たり（輻輳の発達），手首を顔のほうへ回して指をなめます（舌・唇の動きの発達）。腹臥位では両肘支持ができるので，重心は尾側へ移動し手関節背屈して小指側から指を開いて把握が始まります。

・4〜6ヶ月

4〜6ヶ月になると，仰臥位で両手でオモチャを持ち，見たりなめたりして遊びながら手口目足の協調運動や，両眼立体視・視知覚認知・摂食や構音のための口腔機能を発達させていきます。

・4.5ヶ月以後

一方の手を正中線を越えて伸ばせるので重心の側方移動が可能となり，片肘支持による寝返りが完成します。腹臥位でも片方の肘・同側の大腿・反対側の膝の3点で支えて重心を側方に移動できるため，頭と非支持側の手が自由になり，横にあるオモチャにリーチできます。

このように，新生児のもつ原始反射（第1章参照）がその後の自発運動の発達を導く大切な役割を果たしていること，頸椎の対称的な伸展と回旋をともなった3〜6ヶ月の発達をきちんとたどることなどが，四肢の協調運動の原点として二足歩行を支えていることをわかっていただけたと思います。

発達障害（神経発達症）のある子どもを診察

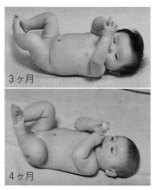

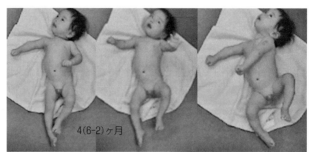

3ヶ月

4ヶ月

**正常運動発達**

4(6-2)ヶ月

**脳性麻痺児**
右向きぐせの強い脳性まひ児では，頸椎軸の伸展回旋ができず，頭の後屈を強めて追視。

**発達障害児**
脳性麻痺児より程度は軽いが頭部の後側屈が強く，追視時，頸椎軸の伸展回旋ができません。両下肢を持ち上げた足-足協調ができません。

3ヶ月

3ヶ月

6ヶ月

図10-1　頭頸部の姿勢と四肢協調運動の関係

していると，学童期でも輻輳ができないお子さんにしばしば出会いますが，生後3ヶ月の時に輻輳ができず，4ヶ月時に両眼立体視が育っていなかった可能性があります。そのようなお子さんは，眼球運動だけでなく両手動作も苦手で，姿勢（体幹）の歪みもみられます（家森，2017）。脳性麻痺児も発達障害児も，頸部の後側屈が継続し，背柱軸の伸展と回旋ができないまま発達するためではないかと考えられます（図10-1）。

## 2　姿勢と身体機能と心の関係

ここで，姿勢や身体機能がどのように赤ちゃんの心を育てるかについて述べたいと思います。

姿勢と機能について，図10-2に示す4人の赤ちゃんで説明します。胎在30週前後の早産で生まれた生後6ヶ月の赤ちゃんたちです。

Aくんは右向きぐせがありますが，左肩を上げて頸を縮めやすい赤ちゃんです。おっぱいを飲むのが下手で音を立てて飲み空気も飲み込むので，げっぷと一緒におっぱいを吐くことも多いうえに，オナラも多い赤ちゃんです。時々不

機嫌で泣くのは腹痛のせいかもしれません。

Bくんは胸を突き出した姿勢をしています。先天性喘鳴（ぜいめい）でいつもゼーゼーしています。Bくんは正中位になることができます。足については，AくんもBくんも背屈した足を正中線上にもってこれているので，今後寝返りが左右ともできて交互性の腹這いや四つ這いに移行すれば，歩行については問題なく発達できそうです。

Cくんも右向きぐせですが，Aくんと違って，頭の後屈が目立ちます。本児もゼーゼーする喘鳴があります。下肢が伸展して尖足で突っ張ることも多い赤ちゃんです。将来ジャンプできるようになっても着地で突っ張る可能性があります。足を持ち上げたときの位置は右よりも左が正中線から離れていますので，歩行に際しては左よりも右に強い外反扁平足になることが予測できます。Cくんは将来発達障害になる傾向の赤ちゃんです。

Dちゃんの姿勢は将来歩けなくなる脳性麻痺児の姿勢です。他動的に向き替えさせましたが，右を向いたときにも左を向いたときにも骨盤は前傾し，大腿は外転したまま下肢を持ち上げる

| Aくん | Bくん | Cくん | Dちゃん |
|---|---|---|---|

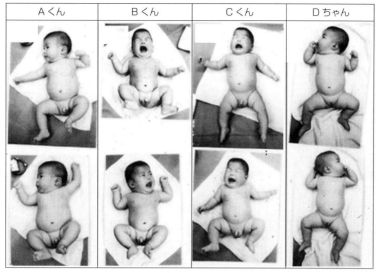

図10-2　姿勢と機能と心の関係

ことができません。便秘があります。

　AくんとBくんには育児体操（うつ伏せ練習＋仰向け体操），CくんとDちゃんにはボイタ治療＋育児体操（毎回のボイタ治療後の抱きしめ＋膝上遊びでの視線あわせと四肢協調運動誘発＋うつ伏せ練習）を処方しました。

　以上をまとめると，姿勢の悪い部分は機能が悪く，運動発達が遅れ，病気になりやすく，疲れやすいです。その結果，お子さんだけでなくお母さんにとっても心の負担になりやすいといえます。

## 3　育児体操の構造と目的

### (1)　育児体操の構造

　発達性協調運動症（障害）は向きぐせからはじまります。向きぐせが強いと，愛着関係・輻輳・両眼立体視・視知覚認知・口腔機能（哺乳・摂食・構音）・四肢協調運動・目と手の協調・手指分離運動など，幼児期学童期以後に必要な機能が未発達になる可能性があります。

　乳児期早期に理想的正常運動発達のキーポイ

ントになる姿勢運動を経験させることが，その後のよりよい発達のスイッチになります。

　すべての発達の土台づくりとなるのは次の6項目になります（正常発達に絶対必要な要素を含む）。

### ①向きぐせ予防

　向きぐせを予防するために（向きぐせがどうして困るかは【コラム4】参照），頸の後ろを伸ばして，顎を引かせ，頭を左右へ回せるように導きます。その結果，体幹の安定した四肢協調運動へつなげていきます。これによって自己のボディイメージを育てていきます。

### ②うつ伏せ練習

　うつ伏せ練習によって前腕支持・肘支持・手支持を完成させます。これが手指の不器用さの予防になります。

### ③左右への寝返り

　左右への寝返りが1ヶ月以内に両方できることを目標とします（頭を左右対称的に回旋できれば，必ず左右とも寝返りができるはずです）。左右の側臥位体験から始めます。発達障害児は頭を後屈させて反り返った寝返りをするために一方の寝返りは早期にできますが，反対側ができな

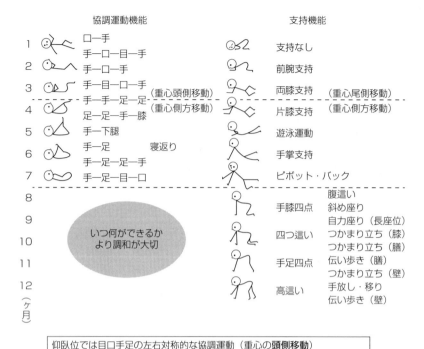

| | 協調運動機能 | | | 支持機能 | |
|---|---|---|---|---|---|
| 1 | | ロ―手<br>手―ロ―目―手 | | 支持なし | |
| 2 | | 手―ロ―手 | | 前腕支持 | |
| 3 | | 手―目―ロ―手 | | 両膝支持 | （重心尾側移動） |
| 4 | | 手―手―足―足 （重心頭側移動）<br>足―足―手―膝 （重心側方移動） | | 片膝支持 | （重心側方移動） |
| 5 | | 手―下腿 | | 遊泳運動 | |
| 6 | | 手―足　　　寝返り | | 手掌支持 | |
| 7 | | 手―足―足―手<br>手―足―目―ロ | | ピボット・バック | |
| 8 | | | | 手膝四点 | 腹這い<br>斜め座り |
| 9 | | いつ何ができるか<br>より調和が大切 | | 四つ這い | 自力座り（長座位）<br>つかまり立ち（膝） |
| 10 | | | | 手足四点 | つかまり立ち（膳）<br>伝い歩き（膳） |
| 11 | | | | 高這い | つかまり立ち（壁）<br>手放し・移り |
| 12 (ヶ月) | | | | | 伝い歩き（壁） |

> 仰臥位では目口手足の左右対称的な協調運動（重心の**頭側移動**）
> 腹臥位では左右対称的な肘支持・手支持（重心の**尾側移動**）
> その後，重心の**側方移動**左右
> それらのことが基本となって脊柱を軸とした交互性の移動運動ができます
> 3ヶ月以内の遅れは正常範囲，3ヶ月以上の不調和は異常

**図10-3　理想的な姿勢運動発達**

いことも多く，できても1ヶ月以上の遅れが出ます。左右の寝返りが6ヶ月までにできれば，月齢後半の運動発達は逆転飛越しを起こさず，スムーズに展開します。8ヶ月・10ヶ月健診では必ず寝返りが左右ともできているかをチェックしてください。寝返りが左右ともできていないことが，四つ這い・座位などの遅れの原因になっています。

④斜め座り

長座位の前に斜め座りができている必要があります。赤ちゃんが座るのは，座って両手遊びをしたいためです。斜め座りができていないのに両手で支えた支座位を練習させると，背中の丸いお座りになるだけでなく，両手で遊べないためにストレスが溜まる可能性があります。

⑤逆転・飛越し・非対称の修正

脳性麻痺児も発達障害児も，発達の逆転・飛

越しと寝返りの非対称をもちます。

⑥指先まで開いた手支持での四つ這い

四つ這いは，歩くためというより，縄跳び・鉄棒・跳び箱など，より高度な協調運動の土台であり，学齢期以後に必要な目手口の同時処理機能・視知覚認知機能などの土台にもなっています。

これらがすべての発達の土台づくりとなるもので，下記7項目などの目的に使うことができます。

- 育児上の問題点の解消。
- よい母子関係を育てる。
- 赤ちゃんが何をしたいかを理解しやすい。
- 姿勢運動発達の順序や意味を説明しやすい。
- 赤ちゃんの問題点を改善させながら経過観察できる。

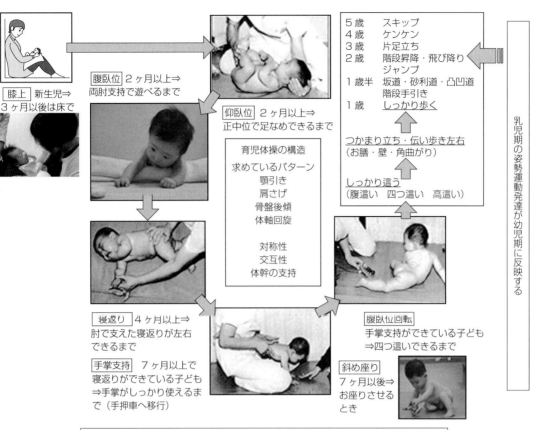

図10-4　ドクター家森の育児体操

・ボイタ治療の意味について説明しやすい。

・重症心身障害児や知的障害児にもはたらきかけることができる。

### (2)　育児体操の目的

#### ①予防的介入の意義

　この章に示す育児体操に特徴的で大切な項目として予防的介入があります。ボイタの発達診断の根底には，"**運動学は神経学**"（Kinesiologie ist Neurologie）があります。理想的姿勢運動発達はきわめて運動学的ですが，赤ちゃんがその月齢で何をしたいと思っているのか，次にどう

しようとしているのかまでみえてくるような発達診断学ともいえるかと思います。第9章で紹介したように，ボイタ治療は出発肢位と誘発帯を適切に組み合わせて理想的姿勢運動発達に必要な要素を促通するものです。育児体操はボイタの理想的姿勢運動発達を他動的に体験させるもので，その行程のなかに新生児期からの発達を誘導する原始反射を加えました。それは予防的介入だけでなく，脳性麻痺（CP）などの障害の発見の機会にもなります（7章2節参照）。

　昨今，妊娠出産をめぐる医療も妊産婦や赤ちゃんの生活環境も大きく変わりました。以前な

ら生まれることも育つこともできなかった赤ちゃんがたくさん育っています。その分，経過観察を要する赤ちゃんが増えていることにもなります。しかし，どんなに状況が変わっても，今も赤ちゃんが立って歩き，言葉を話し，道具を使えるまでに1年半近くを要し，脳のなかでの統合の発達が，見たい・なめたい・触りたいという赤ちゃんの意欲から出発していることは変わりません。今や胎児のときから人の発達がみえるようになりました。AI時代になっても，人の心の育ち，つまり目と目を合わせ，耳をお母さんの胸につけて胎内で聞いた音を聞くことで，安心の気持ちを獲得することは変わらず続くことでしょう。それらを自然には獲得できない赤ちゃんに対して，簡単な日常的介入を意識的に行うのが乳児期早期の育児体操といえます。赤ちゃんの気持ちにピッタリ合えば赤ちゃんの笑顔が増えます。育児体操による予防的介入は3〜4ヶ月健診までのすべての赤ちゃんが対象です。新生児訪問で体操を行うことは，産後う

つの予防のためにも大切です。

② 経過観察中の治療的介入

　経過観察中の育児体操は**図10-3**と**図10-4**を使います。これは治療的介入も含み，医師や保健師の経過観察中に最適です。保育園では，すべての赤ちゃんとのコミュニケーションを促す遊びにもなります。

(1) まず図10-3を使って左右別々にできていることに○をつけて，逆転・飛越し・非対称を見つけます。

(2) 次に図10-4を使ってできていないところを埋め合わせます。

### 4　育児体操の種類とその目的

　ではここからは，具体的に育児体操の種類とその内容を紹介していきます。**表10-1**に全体像を載せていますので，あわせて確認してください。

表10-1　育児体操の種類と開始時期

◆**膝上遊び**
　①視線あわせ
　②哺乳のための反射の誘発
　③足の把握反射の誘発　　　　　　　　　　新生児→3ヶ月
　④手の把握反射の誘発

◆**うつ伏せ練習**
　①うつ伏せ練習A（前腕支持誘発）………2ヶ月〜肘支持できるまで
　②うつ伏せ練習B（両肘支持・手関節背屈の誘発）
　　………………………………………………3ヶ月

◆**仰向け体操**………………………………………2ヶ月

◆**寝返り体操**………………………………………4ヶ月

◆**ピボット練習左右**………………………………7ヶ月

◆**斜め座り練習左右**………………………………7ヶ月〜自力座位まで
　座位での両手遊び練習（片膝座位・椅子座位）
　　………………………………………………8ヶ月〜自力座位まで

◆**両手支持練習**
　①両手支持練習A（パラシュート反応）…7ヶ月
　②両手支持練習B（ゆさゆさ体操）………8ヶ月
　③両手支持練習C（のしのし体操）………1〜6歳でも

# 膝上遊び

・新生児から3～4ヶ月
・視線をあわせて愛着形成する
・原始反射を誘発し，その後の発達へのスイッチを入れる

## ①　視線あわせ

　新生児は20cmの距離で視力が0.02といわれていますが，白黒のコントラストのあるもの・動くものを見る反射的な反応（皮質下に中枢がある）があり，赤ちゃんの頭を支えて目を見ながら大人が左右へ動くとその動きを追って視線を動かします（**図10-5①**）。この時お母さんにも赤ちゃんにも，愛情ホルモン・信頼ホルモンなどといわれるオキシトシンが分泌されるため，産後うつの治療につながる可能性があります。この反応は赤ちゃんの意思によるというよりは反射的です。また，2ヶ月になると目が合った途端，声が出る場面にも出合います。

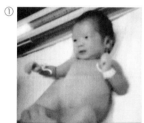

**視線あわせ**
生後5日目の赤ちゃん
頭を支えて目を合わせ，お母さんが左右へ動くとそのまま左右へ視線を動かします。

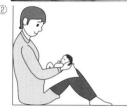

**膝上遊び**
お母さんは壁にもたれて座り，膝の上にタオルを置いて赤ちゃんをのせます。
まず，赤ちゃんの両方の足裏同士を合わせて足の把握反射を誘発します。
次に頭の後ろを支えて顎を引かせます。
お母さんの足の位置で調節して，視線の合う位置にして笑顔で話しかけます。
赤ちゃんの肘が後方に引き込まれないように注意します。
このかたちで追視や指なめなどをさせます。

**図10-5　視線あわせと膝上遊び**

## ②・哺乳のための反射の誘発

　膝上遊び（**図10-5②**）で，お母さんまたは赤ちゃんの指を赤ちゃんの口角にあてると，赤ちゃんは指に吸いつこうとしますが，まだ舌を側屈しにくいので指のほうへ顔を回します（ルーティング反射〔探索反射〕：**図10-6①**）。お母さんの乳房は左右にあるので，自然に左右へ顎を回すことになり頸椎の左右への回旋運動を起こします。乳首が口のなかに入ると，今度は吸啜反射（**図10-6②**）や嚥下反射がはたらいておっぱいを飲み込むことができます。新生児期から哺乳の前に左右の口角と舌に触れ，ルーティング反射を左右3～5回起こしてからおっぱいを含ませることで哺乳力アップにつながります。赤ちゃんが吸ってくれることでお母さんのオキシトシン分泌量もアップします。母乳が出にくいときは，赤ちゃんの哺乳反射が弱かったり左右差があることがありますので，哺乳反射は必ずチェックしてあげてください。自分の指をなめることができる赤ちゃんは，おなかが空いても自分で指をなめて少しは待つことができます。よく泣く赤ちゃんは指なめがしにくい赤ちゃんかもしれません。自分で左右の指をなめることができるようになれば，反射を誘発する必要はなくなります。

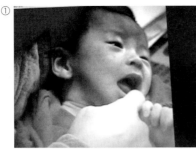

**ルーティング反射（探索反射）**
膝上遊び（図10-5②）で，お母さんまたは赤ちゃんの指を赤ちゃんの口角にあてると赤ちゃんは指に吸いつこうとしますが，まだ舌を側屈しにくいので指のほうへ顔を回します。
お母さんの乳房は左右についているので，自然に左右へ頸を回すことになり，頸椎の左右への回旋運動を起こします。

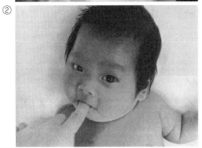

**吸啜反射**
指が口のなかに入ると，今度は吸啜反射や嚥下反射がはたらいて母乳をしっかり飲み込むことができます。

図10-6　反射の誘発

### ③　足の把握反射の誘発

　足の把握反射も赤ちゃんが生まれつきもっている反射で，正常発達に導く役割を果たします（図10-7）。新生児も膝を屈伸しバタバタ足を動かしている間に足と足が触れ合いますが，把握反射のある赤ちゃんでは相手の足をつかみます。そのとき足指を底屈させて相手の足をつかむと自然に膝が曲がります。2ヶ月になり正中位が保たれると右足も左足も相手の足をつかみ合うことができるようになります。3ヶ月になると手と手を合わせる前にまず，両足を合わせて持ち上げ，重心を頭側に移動させ体幹を安定させてから手と手を合わせて目の前にもってきて見ます（輻輳の始まり）。このように足の把握反射は頸椎の伸展を促すことで四肢協調運動の発達へのスイッチのようになっています。

　オムツを替えるたびに，赤ちゃんの足の裏同士を擦り合わせてから持ち上げ，姿勢をまっすぐにして目を合わせ「オムツ替えようね」と笑顔で話しかけてからオムツを替えてあげてください。その後，自分で足を持ち上げることが増えると思います。

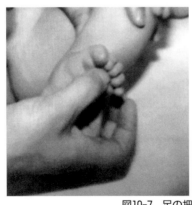

足指の付け根の皮膚に軽く触れると，ゆっくり指を曲げます。決して強く押さないようにします。両方の足裏同士を合わせても，自然と起こる反射です。

図10-7　足の把握反射

#### ④　手の把握反射の誘発

　生後6日目や10日目の赤ちゃんでも，顔を向けている側の手を反対側の手よりもよく動かすという観察があります。私たちの観察でも，把握反射の強い時期であってもオモチャを見せると，じっと見て口をパクパクさせ手指足指を開いては握る動作がみられ，目・口・手・足の機能のつながりがうかがえます（**図10-8**）。両手の把握反射があってはじめて，両手を合わせて口にもってきたり，両手を正中位で合わせるために脊柱をまっすぐにしようとします。また，把握反射に導かれて物をつかむ動作の練習もできます。手の把握反射も足の把握反射と同じように，協調運動発達のスイッチを入れる役割をもちます。

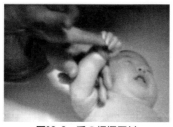

図10-8　手の把握反射

## 【コラム1】新生児もお母さんの顔がしっかり見えている

①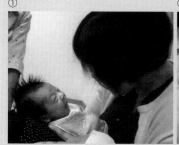
②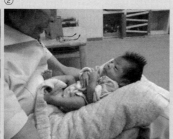

①②は在胎36週で生まれた同じ赤ちゃんです。早く生まれたので予定日の頃です。
①はお母さんが笑顔で話しかけたときの大笑い，②は医師が頸をしっかり伸ばして姿勢を安定させたときです。手をしっかり開いて両手を合わせています。

③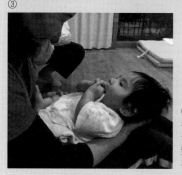

③は生後4ヶ月ですが，手をなめたり手と手を合わせたりができず，哺乳は音を立てて飲む赤ちゃんです。
頸を伸ばし膝外転を誘発すると，「両手を正中位でなめ」はじめました。

図10-9　視線あわせでの反応

# うつ伏せ練習（重心の尾側移動）

- 2ヶ月
- 両肘でしっかり上体を支えることを目的としている

---

① うつ伏せ練習A（前腕支持誘発）

- 2ヶ月から肘支持ができるようになるまで行います。
- 前腕で支えさせ，左右交互に目を隠すと，反対側に向き替えます。大体は泣きますが，往復3回くらい向きを替えれば十分です。頸椎の左右への回旋を誘発し頸椎伸展を促すことができます（図10-10，10-11）。

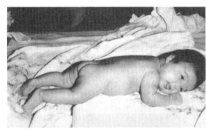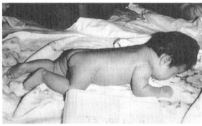

図10-10　うつ伏せ練習A

【右向きぐせのある3ヶ月の赤ちゃんのうつ伏せ練習A】

1．まず他動的に左へ向かせ，目を隠して暗くすると手で支えて自力で右へ向きを替えます（図10-11①）。
2．次は右側から目を隠しましたが，左への向き替えは失敗しました（図10-11②）。
3．もう一度，他動的に左を向かせ，目を隠すと右への向き替えは成功です（図10-11①）
4．右から左は，2回目も失敗です（図10-11②）。
5．3回目も左から右は成功しました。向きを替える速度は段々速くなります（図10-11①）。
6．右から左も3回目は成功しました（図10-11③）

①左から右への向き替えは3回とも成功

左　→　右

②右から左への向き替えは失敗

左　←　右

③右から左への向き替えは3回目に成功

左　←　右

図10-11　右向きぐせのある3ヶ月の赤ちゃんのうつ伏せ練習A

## ②　うつ伏せ練習Ｂ（両肘支持・手関節背屈の誘発）

- ３ヶ月以後に行います。
- まず正中線上の手元にオモチャを置いて，両目で見るように促して触れさせます（**図10-12①**）。肘が前に出にくい場合は，高さを調節してタオルを丸めたものを腋下に置き，両肘か手首を持って前方に引っ張り，肘で支えさせるようにします（**図10-12②**）。次にオモチャを左右へ動かします。オモチャが小指に触れるとつかもうとして小指を伸ばします（**図10-12③**）。タオルでうまくいかないときは，座布団を利用することもできます（**図10-12④**）。
- しっかり支えるとしっかり見ます。頭を持ち上げてしっかり見ることで，腹筋が強くなり飲んだり食べたりが上手になります。腹筋が強くなると，乳児期後半の手支持につながり，将来のスプーン・箸・鉛筆・定規など手指の使い方に影響します。

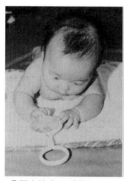

①正中線上の手元にオモチャを置いて両目で見るよう促して触れさせます。

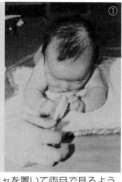

②肘が前に出にくい場合は，高さを調節してタオルを丸めたものを腋下に置き，両肘か手首を持って前方に引っ張り，肘で支えさせるようにします。

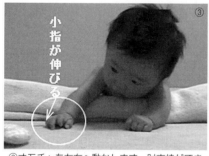

③オモチャを左右へ動かします。肘支持ができていると小指から把握反射が消え，オモチャが小指に触れるとつかもうとして小指を伸ばします。

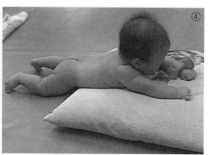

④タオルでうまくいかないときは，座布団を利用することもできます。

**図10-12　うつ伏せ練習（両肘支持）**

## 【コラム2】正常なうつ伏せと異常なうつ伏せの違い

### ・正常パターンのうつ伏せ

　3〜4ヶ月になると肘支持ができます（図10-13 I）。肘支持ができると，小指側から把握反射が弱まってきますので，小指にオモチャが触れると触れたものをつかむために小指から開いて手関節が背屈します。このことが，6ヶ月以後の手支持につながり，将来のお箸や鉛筆の持ち方につながっていきます。手関節が背屈していれば，肘支持ができていることを意味します。うつ伏せ練習Bの際に参考にしてください。

### ・異常パターンのうつ伏せ

　頸を引っ込めた頭部後屈・肩の拳上をともなう上肢の引き込み・腰椎前彎が全例共通にみられる所見です。肘の支持点で立てた線より頭が前にあると，手元が見えますが，後にあると手元が見にくい状態になります（図10-13 II）。

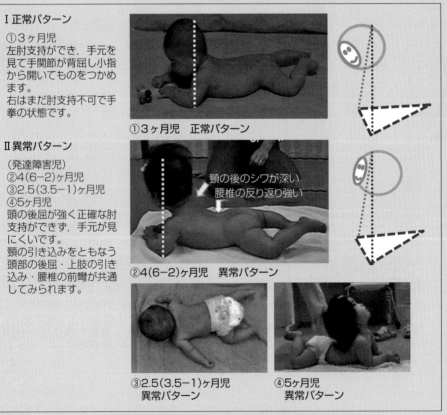

I 正常パターン

①3ヶ月児
左肘支持ができ，手元を見て手関節が背屈し小指から開いてものをつかめます。
右はまだ肘支持不可で手拳の状態です。

II 異常パターン

（発達障害児）
②4(6−2)ヶ月児
③2.5(3.5−1)ヶ月児
④5ヶ月児
頭の後屈が強く正確な肘支持ができず，手元が見にくいです。
頸の引き込みをともなう頭部の後屈・上肢の引き込み・腰椎の前彎が共通してみられます。

①3ヶ月児　正常パターン

頸の後のシワが深い
腰椎の反り返り強い

②4(6−2)ヶ月児　異常パターン

③2.5(3.5−1)ヶ月児
異常パターン

④5ヶ月児
異常パターン

図10-13　正常なうつ伏せと異常なうつ伏せ

# 仰向け体操

・2ヶ月
・正中位で安定した仰臥位で手足口目の協調運動の練習を目的としている

## ①　仰向け体操Ａ（正中位誘発）

　先述のように足の把握反射と手の把握反射は，2ヶ月の赤ちゃんの脊柱伸展を促し，正中位になれるスイッチの役割を果たします。3ヶ月になると，まず，両足を合わせてもち上げ重心を頭側に移動させ体幹を安定させてから，手と手を合わせて目の前にもってきて見るようになります（眼球を中央に寄せて見る輻輳が始まります）。頭と体は一直線になり，顎引き，肩下げ，骨盤後傾がみられます。

・2ヶ月以後に，足の把握反射を誘発してから，正中位で話しかける体操をします（**図10-14**）。

・3ヶ月になって両手を合わせてなめるようになると，舌の動きがよくなり，おっぱいを飲む量が増えます。

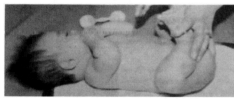

**足裏あわせで足の把握反射を誘発**
オムツを替える度に赤ちゃんの足の裏同士を擦り合わせ，足の把握反射を誘発します。
頸をまっすぐにし，お尻が少し浮く程度で両足を揃えて持ち上げ，しっかり目を見て笑顔で話しかけてからオムツを替えます。

図10-14　足の把握反射を誘発し，正中位で話しかける

## ②　仰向け体操Ｂ（四肢協調運動誘発）

・4ヶ月以後，両手でオモチャを持たせたり，自分の膝を触らせたりして遊ばせます（**図10-15**）。両手でオモチャを持って，見たりなめたりすることで両眼立体視や視知覚認知が発達し，お母さんの顔を覚えられるため，6〜7ヶ月に人見知りが始まります。また，いろいろなオモチャをなめるので，6ヶ月以後の離乳食やマンマンマンなどの喃語のための唇や舌の練習になります。

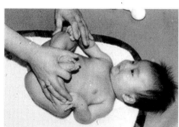 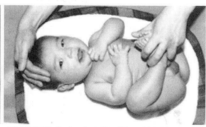 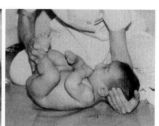

足の裏同士をしっかり合わせ，おなかに近づけると頸が伸びやすくなります。

頸が側屈しやすいときは，頭に手を添えてから，足裏を合わせて持ち，左右に細かくゆらゆらさせながら直します。

どうしても頸が側屈しやすいときには，頭の後に手を置いて頸を伸ばしてからゆらゆらさせます。

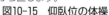
図10-15　仰臥位の体操

なお，実際の症例では，**図10-16**，**10-17**のように仰向け練習の応用をしています。

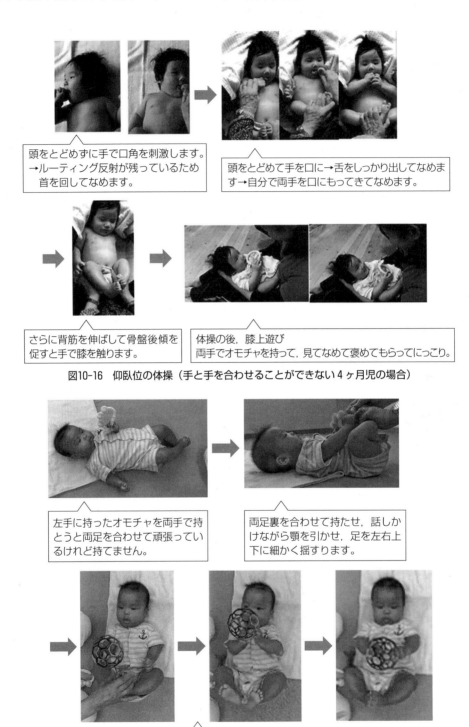

頭をとどめずに手で口角を刺激します。
→ルーティング反射が残っているため
首を回してなめます。

頭をとどめて手を口に→舌をしっかり出してなめます→自分で両手を口にもってきてなめます。

さらに背筋を伸ばして骨盤後傾を
促すと手で膝を触ります。

体操の後，膝上遊び
両手でオモチャを持って，見てなめて褒めてもらってにっこり。

図10-16　仰臥位の体操（手と手を合わせることができない4ヶ月児の場合）

左手に持ったオモチャを両手で持
とうと両足を合わせて頑張ってい
るけれど持てません。

両足裏を合わせて持たせ，話しか
けながら顎を引かせ，足を左右上
下に細かく揺すります。

体操後，別のオモチャを持たせ両手で持った時点で足を持つのを止めましたが，
自分で両足裏を合わせ，しっかり顎を引いてオモチャを見ることができました。

図10-17　仰臥位の体操（両手でオモチャを持ちたいのに持てない5ヶ月児の場合）

## 【コラム3】各月齢の抱き方：仰臥位体操の応用

・3ヶ月まで

　頸が後屈しないように支え，両肘を体の前にもってくるように抱きます（赤ちゃんの上肢が前にくることで反り返りを止める）。赤ちゃんの両大腿の間にお母さんの前腕を入れて，骨盤と脊柱（胸椎あたりまで）をしっかり支えます（**図10-18①**）。

・3〜5ヶ月

　3ヶ月以上になると頸をまっすぐにし，左右に回せるように抱くことが大切です（**図10-18②**）。左右に追視でき，いろいろなものが視線の進行方向において正中線上に見えるようにします。反り返って泣く赤ちゃんも両上肢をしっかり前にもってくると，頭の後屈がしにくいため呼吸がしやすくなるのか，急に機嫌がよくなることもあります。4ヶ月以上では加えて両手で遊べるオモチャを用意するとよいでしょう。

・6〜8ヶ月以上

　左右寝返りができていてパラシュート反応も陽性の赤ちゃんでは，上半身の介助は必要ありません。抱く人の腰にまたがせて腰椎や骨盤をしっかり支えるだけで体幹がしっかりします。しかし，体重が重くなると，抱いて連れ歩くのは大変になります。抱っこ紐を使う場合は，赤ちゃんが進行方向を見られて，つねに何かしていたい赤ちゃんがオモチャで遊べるようにする配慮が大切です。バギーや車のチャイルドシートに乗せる場合も，時間が長くなるときには，いくつかのオモチャや遊びを用意する必要があります。

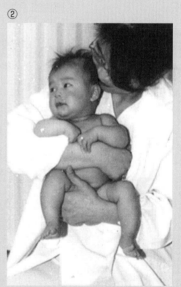

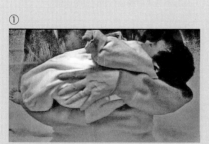

この抱き方で下肢が垂れ下がるようなら，大腿をしっかり開かせ両足が触れ合うくらいの位置にして，後頭結節が肘の上にのるように抱くとよいでしょう。

3ヶ月まで

3ヶ月以上

図10-18　各月齢の抱き方

# 寝返り体操（重心の側方移動）・4ヶ月
・片肘支持の練習を目的としている

　4ヶ月健診のすべての赤ちゃんに対して必ず左右寝返りするよう予防的介入として行います。

　また，症候性危険児・向きぐせの強い子・早すぎる寝返りをしてしまっている子には，治療的介入として行います。

　2〜3ヶ月での寝返りは異常パターンの寝返りです。向きぐせの強い赤ちゃんが，頭の非対称な後側屈が強いため一方に反り返った拍子に寝返ってしまったと考えられます。

　まず，仰臥位で正中位になり足を持ち上げ重心が頭側に移動できること（3〜4ヶ月），腹臥位で片肘支持ができていること（4.5ヶ月〜）が寝返り体操を始める条件です。正しい寝返りは一方の手が正中線を越えてリーチできる4.5ヶ月以後始まります。

## ① 寝返り体操A：側臥位体験左右（寝返り準備）

　4ヶ月以後，仰臥位での協調運動の体操とともに，側臥位体験（図10-19①）をさせてあげてください。特に4ヶ月健診で向きぐせがあり，一方への反り返りによる寝返りが出そうな赤ちゃんにとっては重要な体験です。

## ② 寝返り体操B：寝返り（片肘支持誘発）

　4.5ヶ月以後，寝返り体操を利用して左右の片肘支持を誘発します（図10-19②）。

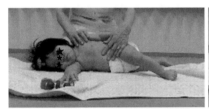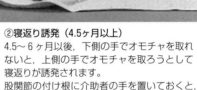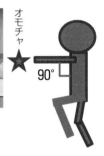

①側臥位体験（4ヶ月以上）
下側上肢が脊柱と直角になるように置き，肘はしっかり伸ばします。
下側の手のそばにオモチャを置いて，赤ちゃんから見えて手で触れられるようにし，取りたい気持ちを誘発します。
赤ちゃんはそれを，じっと見ながら手でつかもうと努力しはじめます。

②寝返り誘発（4.5ヶ月以上）
4.5〜6ヶ月以後，下側の手でオモチャを取れないと，上側の手でオモチャを取ろうとして寝返りが誘発されます。
股関節の付け根に介助者の手を置いておくと，寝返るとき，上側の膝を曲げた正常な寝返りが起こりやすくなります。

**図10-19　側臥位体験と寝返り誘発**

## 【コラム4】寝返りが左右とも必要なわけは？

　2ヶ月で脊柱が伸展し正中位になれると，3ヶ月で下肢を合わせて持ち上げ体幹を安定させて両手を合わせ，左右に追視することもできます。3ヶ月で向きぐせがあっても4ヶ月になり向きぐせがなくなった赤ちゃんは右へも左へも追視します。4.5ヶ月になるとオモチャをつかもうと正中線を越えて手を伸ばすことができるようになると，寝返りがはじまります。正中位になれて左右対称的に追視できると，必ず左右両方で寝返りができます。それに反して，向きぐせがあり頭頸部の側後屈が残っていると，一方への寝返りのみになり，後屈が強いほど反対側への寝返りができません。ボイタ治療をしても，左右で寝返りが出来るのに1ヶ月以上の差があると運動障害が残る可能性が高まります。

## 【コラム５】寝返りの正常パターンと異常パターン

### ・正常パターンの寝返り

①4.5ヶ月以上（図10-20）：仰臥位→不安定な側臥位（骨盤斜位）→腹臥位まで

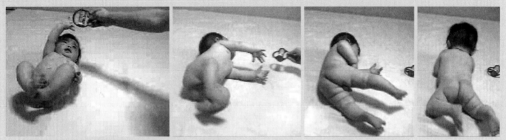

図10-20　正常パターンの寝返り（4.5ヶ月以上；まだ腹臥位は不安定）

　オモチャを見つけると両下肢は屈曲しオモチャを見ながら上側の手で正中線を越えて手を伸ばして側臥位となり，上側下肢は屈曲し下側下肢は伸展へ向かい（骨盤斜位となる），下側肘周辺で支持し腹臥位となります。

②７ヶ月以上（図10-21）：仰臥位→安定な側臥位→斜め座り→座位になったり，四つ這いになったりします。

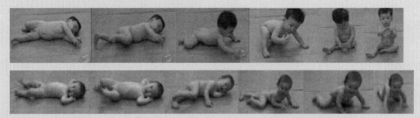

図10-21　正常パターンの寝返り（７ヶ月以上；側臥位安定）

遊びたいオモチャを見つけると，仰臥位から上側になる下肢で蹴って側臥位となり，次に斜め座りを経て座位になったり四つ這いになったりします。

### ・異常パターンの寝返り

　頸の反り返り・下側の肘の引き込み・骨盤前傾・上側の下肢の伸展をともないます（図10-22）。

①発達障害（神経発達症）児の寝返り

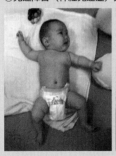
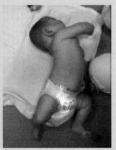

②脳性麻痺児の寝返り

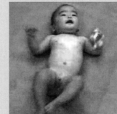
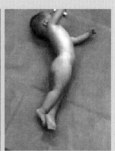

図10-22　異常パターンの寝返り

　正常な寝返りでは，側臥位になったとき下側の上肢で肘支持が出現し上側の下肢が屈曲するのに，異常な寝返りでは，下側肘は引き込み上側の下肢は屈曲しません。

# ピボット練習左右（重心の側方移動）：・7ヶ月
・顎をひいて体をねじることを目的としている

　寝返りの次の移動運動として，ピボット練習左右（**図10-23**）があります（重心は左右へ移動します）。大体は両手で突っ張ってバックしてしまう時期を経て，ピボットがはじまります（バックができれば脳性麻痺の可能性を否定できます）。また，寝返りが一方しかできないとピボットも一方であることが多く，非対称腹這いにつながります。したがって，ピボットが一方のときには寝返り練習とセットで行うことが必要です。

　はじめは赤ちゃんの進行方向の小指近くにオモチャを置いて少しずつ離していくと，オモチャを取ろうとして動きます。

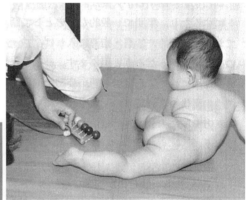

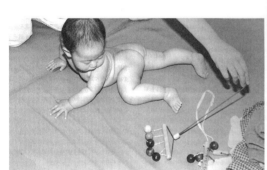

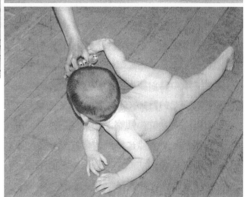

図10-23　ピボット練習

# 斜め座り練習左右
・7ヶ月
・重心の側方移動を目的としている

　ボイタの理想的姿勢運動発達のなかには斜め座りはあり
ますが，両手支えのお座りはありません。したがって，両手
支え座り練習はさせません。左右とも斜め座りのできない
赤ちゃんに両手支え座りをさせると，頸椎前彎と円背を強
めることになります。どうしても他動的に座らせる場合は，
斜め座りにして自分で起き上がらせます（図10-24）。

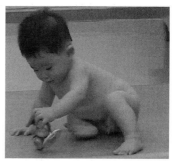

図10-24　斜め座り練習

---

## 【コラム6】座位の正常パターンと異常パターン

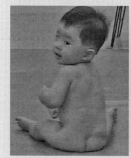 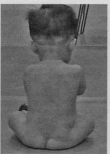 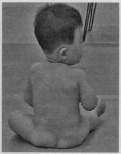

図10-25①　正常パターンの座位
頸が左右に回旋できています。脊柱の左右への回旋をともなっている。

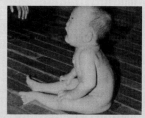

円背での座位

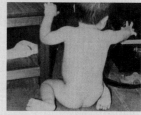

トンビ座り
図10-25②　異常パターンの座位
頸椎前彎と腰椎後彎が見られます。

---

## 【コラム7】両手遊びの練習：片膝座位・椅子座位

　8ヶ月以上の赤ちゃんが這っている途中で座るのは，両手遊び
をするためです。座っても両手遊びができないときには，お母さん
の片方の膝（図10-26）か赤ちゃん椅子に座らせ，赤ちゃんの「股・
膝・足の3関節が90°」になるよう心がけて，適当な高さの机で遊
ばせます。寝返りがまだできていない赤ちゃんでは，両手を前に出
せなかったり背筋が伸びていなかったりします。そのような赤ち
ゃんではこのお座りは無理ですので，両手遊びは仰臥位体操で下
肢をしっかり持ち上げて行い，腹臥位練習や寝返り練習をしっか
りさせてあげてください。

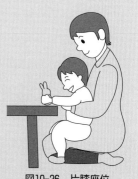

図10-26　片膝座位

# 両手支持練習

- 寝返りができている7ヶ月以上の赤ちゃん
- 指も肘もまっすぐに，背中も反らずまっすぐに，お尻も膝もまっすぐに
- 肩や肘の支持性をよくして，しっかり指を開いて使える手にする

## ① 両手支持練習A（パラシュート反応）

- 7ヶ月以上で，寝返りが両方ともできているすべての赤ちゃんに行います。
- 指も肘もまっすぐに，背中も反らずまっすぐに，股関節をしっかり開いて開始すること。
- 手指をしっかり開かせることで，指先での把握機能を発達させ，将来的に指分離運動を完成に向けることを目的とします。

　正常児は6～7ヶ月頃には，パラシュート反応陽性となります。パラシュート反応（図10-27）は，視覚防衛反応の延長線上にあり，独歩に向けての起き上がりや移動を始める前に，頭を床にぶつけないようにするための防衛反応です。歩き始めはころびやすく，ころんだときにしっかり手で支えて顔や頭を打たないようにするために，歩く前には必ずチェックし，できないときには練習することが必要です。

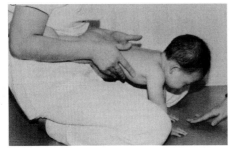 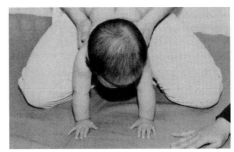

図10-27　パラシュート反応

## ② 両手支持練習B（ゆさゆさ体操）

- 8ヶ月以上で，手支持の弱いお子さんは，パラシュート反応で支えさせた後，前後にゆすります（図10-28）。
- 赤ちゃんの場合は，パラシュート反応を出した後のかたちのまま手や腕を動かさず，お母さんが体を前後にゆするとうまくいきます。這えるようになっている赤ちゃんは，床ではなく椅子やテーブルの上で行いましょう。リズムのよい歌に合わせて行うと喜ぶお子さんが多いです。
　1歳以上の幼児は股関節で支えて，頭よりお尻が少し高くなる位置にすると，噛む力や鼻呼吸が改善し，舌の動きも発達するため発音が改善することもあります。

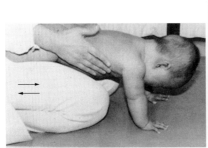 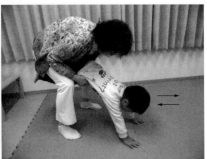

図10-28　ゆさゆさ体操（手掌支持）

### ③　両手支持練習C（のしのし体操）

- 1〜6歳でもできます。
- 不器用なお子さん（スプーン内旋持ち・箸が持ちにくい・鉛筆で○が描けない）・協調運動の苦手なお子さん（跳び箱・縄跳び・鉄棒）・姿勢の悪いお子さんに行います。
- 股関節部位を支えて，両手両足が床につくようにして歩かせます（**図10-29**）。頭よりお尻の位置が高くなることで，顎や指先に体重がかかり，嚙む力が強くなったり，鼻呼吸がしやすくなったり，指先が器用になったりします。

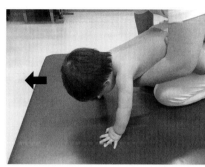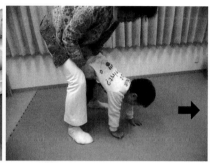

図10-29　のしのし体操

---

#### 【コラム8】四つ這いが必要なわけは？

　四つ這いによって行動範囲が広がることで，人として生きていくために必要な知的能力の基礎を，二足歩行になる前に完成させる機能をもちます。

- 遊びたいオモチャを自分で決めて，自分で取りにいきます（自己決定・自己実現）。
- 「何かな？」と思うものに近づき，触れたりなめたりして確かめます（探索能力・試行錯誤）。
- いろいろな危険に出遭うことで注意深くなります。
- 危険に出遭う度にお母さんに助けを求めたり，お母さんのところへ逃げます（安心の基地の確認）。
- 遠近感・立体感・空間認知・直感・目分量などを経験します。
- 上下肢支持機能・手指機能・口腔機能の改善がみられます。

# 【コラム9】四つ這いの正常パターンと異常パターン

- 正常パターンでは四つ這いの始まりの時には手指の先が曲がっていることはあっても，協調性四つ這いの段階では指は開きます（図10-30，10-31）。しかし，異常パターンでは手拳は共通してみられます（図10-32，10-33，10-34）。
- 重度障害ほど膝での支持でなく下腿での支持のまま前進しており，股・膝・足三関節の屈伸の協調性・交互性が上手くはたらきません。

- ・正常パターンの四つ這い

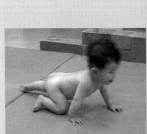 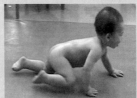 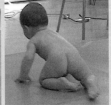

図10-30
①非協調性四つ這い（8ヶ月頃）
膝が肩幅より外にあり，足の背屈がみられます。指は緩やかに伸びています。

図10-31
②協調性四つ這い（10ヶ月頃）
膝は肩幅と同じで，足首は尖足になり膝だけで蹴って進みます。手指はしっかり開いています。

- ・異常パターンの四つ這い（手拳は共通）

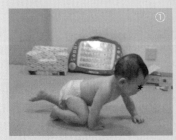 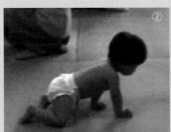 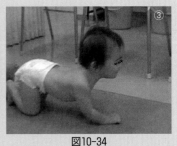

図10-32
①発達障害児1歳過ぎ
上肢が内旋し，手は手拳です。足首は背屈で床から浮いています。

図10-33
②軽度CP（将来歩行可能）
手は手拳で肘を突っ張って這っています。膝を開き歩幅が狭くなっています。

図10-34
③中等度CP（将来未歩行）
頸が反り返り，上肢が内旋し手拳です。下肢は強い屈曲位で歩幅が狭くなっています。

## 【コラム10】育児用品は熟慮して使うこと

　使いすぎなければ育児を助けてくれるものなのに，長時間使用していると赤ちゃんの動きや意欲を制限するオモチャや育児用品があります。日中の動きが少なくなることで，夜寝ない原因になっている場合もあるかもしれません。①仰向きで両手でオモチャを持って見てなめたり，足を持ってなめたりする時間や，②うつ伏せでしっかり肘で支えて遊ぶ時間，③寝返りやハイハイで移動する時間があると，後々の知的能力の基礎が育ちます。

　"ベビーラック"に長く座らせていると①②③とも経験できません。離乳食を食べさせる短い時間だけにしたほうがよさそうです。"おしゃぶり"も泣いては困る場所で泣かれたときには便利ですが，オモチャをなめるのと違うのは，吸う運動ばかりしてしまうことです。抱っこ紐や抱っこベルトによる"抱っこ"も【コラム3】で述べたように，定頸ができるまでは横抱きです。しかし，頸が安定する3〜4ヶ月以上になったら，起きているときには進行方向が見られるように抱くことをお勧めします（図10-18①②）。どちらにしても長く抱いていると①②③とも制限されます。抱っこ紐の場合も**図10-35**の②のように進行方向に向けるようにしてあげてください。

　育児用品を使うときには，「寝返りできる？」「足なめ運動は？」「両手遊びできる？」「動けなくて欲求不満にならない？」「一方を向いて反り返る練習してしまわない？」「黙れの道具になっていないか？」「舌の左右への動きが制限されないか？」などを考えるようにしてください。

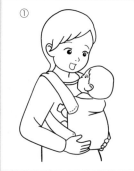 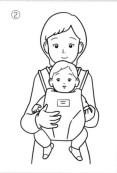

手足がどうなっているかわかりませんが頸が反り返っているのであまり長時間はやめた方がよいと思います。

前方を向いているので前を見ることができます。①よりはよいと思いますが肩がおさえられすぎているため両手でオモチャを持つなどができません。

図10-35　抱っこ紐

## 5　どんな赤ちゃんに，どんな育児体操がよいのか

### (1)　出産から1ヶ月健診まで

①すべての新生児にはたらきかけてほしいこと

　よりよい発達に導くための原始反射の誘発を行うことは，原始反射の存在を確かめる方法でもあり，予防的介入でもあります。

①視線あわせ（**図10-5①**）：おっぱいを飲ませる前・オムツを替える前に，頭を支えて視線を合わせ左右に動きながら笑顔で話しかけてあげてください。

②足の把握反射の誘発：オムツ替えの度に両足裏をすり合わせて足の把握反射を強化します（把握反射が出ないときはCPを疑ってみる）。

③哺乳のための反射の誘発：口角の左右に触れて哺乳のためのルーティング反射をチェックし，自分の手を左右なめさせます。

②低出生体重児（特に1ヶ月以上保育器にいた赤ちゃん）

　成熟児でも，経管栄養や人工呼吸器による援助で動けない期間が長かった赤ちゃんに対しては治療的介入になります。

　特に表7-2：「症候性危険児の症状」に示すような症状のある赤ちゃんには，日に数回行うことをお勧めします。ただし，赤ちゃんに動きが出ない場合は練習せず，主治医・専門医に相談してください。

〈哺乳が下手な赤ちゃん〉

・視線あわせ，哺乳のための反射，哺乳のための反射の誘発を毎回の哺乳の前に行います。さらに，お母さんの膝に赤ちゃんの足裏を合わせてのせ，膝上遊び（**図10-5②**）を行ってください。

〈泣き方が弱かったり，ゼーゼーしていたり，便秘があったりする赤ちゃん〉

・うつ伏せ練習A：（予定日から数えて）修正2ヶ月から前腕支持で一方へ向かせ，目を隠して往復3回左右に向き替えさせる，うつ伏せ練習Aを始めます。

・視線あわせ，哺乳のための反射の誘発，足の把握反射の誘発を行います。

　赤ちゃんにほとんど動きが出ない場合は練習はせず，主治医・専門医に相談してください。

③産後うつの可能性のあるお母さん（治療的介入）

　思春期にうつの経験があったり，不妊治療や低出生体重児で不安な日々が長かったり，身近に相談相手のいない妊婦さんなどは妊娠中からいろいろ相談できる関係の助産師さん・看護師さん・心理カウンセラーさんにかかわっておいてもらって，その人から次のような育児体操を教えてもらったら，お母さんは受け入れやすいかと思います。

①視線あわせ：膝上遊びの所で述べましたが，赤ちゃんが目を覚ましたらまず行ってください。

②哺乳のための反射の誘発：おっぱいを飲ませる前に，頭を支えて左右の口角から指で舌に触れて舌を動かしてあげます。

③おっぱいを飲ませる前後で，赤ちゃんの耳をお母さんの胸に当てて心臓の音を聞かせてあげてください。体をゆらしながら歌を歌ってあげます。特に母乳でなく人工乳のときには必須です。

### (2)　3〜4ヶ月健診

④すべての赤ちゃんに遊びとして教えてあげてほしいこと（予防的介入）

①仰向け体操：視線あわせで笑顔で話しかけながら，足裏同士を合わせてお尻を持ち上げます。両手にオモチャを持たせてなめさせたり，手を

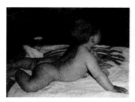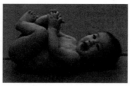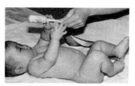

仰臥位：両手でオモチャを持ってなめる。
　　　　リーチし母指を開いて橈側把握。持ち替えできる。
　　　　哺乳瓶を持って飲める。
　　　　両手で片足を持てる（手口目足協調）。
腹臥位：手支持
移　動：骨盤斜位をともなう寝返り（左右）
離乳食：平スプーンから上唇で取り込んで食べる。
社会性：人見知りを始める。まねが始まる。

図10-36　6ヶ月（10ヶ月時にはできていてほしいこと）

膝に触れさせます（オムツ替えごとに意識する）。
②寝返り体操A（寝返り準備）：側臥位にして下側の手元にオモチャを置きます（側臥位の体験。寝返りはさせない）。
③うつ伏せ練習B：タオルを腋下に置いて（座布団に上半身をのせるのもよい），うつ伏せにし，オモチャを左右に動かして追視させたり，オモチャを小指に触れさせたりします。

⑤症候性危険児の症状を示す3～4ヶ月以上の
　　赤ちゃん（治療的介入）
〈哺乳が下手な赤ちゃん〉
　頸の後屈が強い赤ちゃんは舌を引き込んでいるので吸啜力が弱く，いつまでも舌小帯が長く残っていることが多いです。舌の動きに左右差があると陰圧をかけにくく，音を立てて飲んだり空気を飲み込んで，すぐおなかがいっぱいになるため少しずつしか飲めず，またすぐおなかが空くので何度も飲みたがります。飲み込んだガスのため，おなかが膨れていてオナラが多くなり便秘することもあります。
・仰向け体操：顎を引かせ足裏同士を合わせて腹部に近づけ，もう一方の手で骨盤を持ち上げます（これでオナラが出ることもあります）。自分で下肢を持ち上げて遊ぶ機会が増えると便秘も

消えます。
・うつ伏せ練習B：食後は避けてください。症状の強さに合わせて1日1～2分を3～4回ほど行ってください。
・哺乳の度に哺乳反射を誘発します（図10-6②）。
〈呼吸が浅い赤ちゃん〉
　頸を後屈しているだけでなく，胸を突き出していて上肢を引き込んでいる赤ちゃんは，胸筋も腹筋も弱いため，泣き声が小さい・泣き声が長く続かない・あまり泣かない・いつもゼーゼーしている・肺炎になりやすいなどの症状があります。
・仰向け体操：足裏同士をしっかり合わせ，骨盤をしっかり後傾させて手と手が合うようにします。
・うつ伏せ練習B：可能ならば図10-12を行う。
〈睡眠に課題をもつ赤ちゃん〉
　頸の後屈が強いと，鼻づまりしやすく，寝つきが悪く，いびきをかいたり，夜泣きしたり，風邪もなかなか治りにくいなどの症状が出る赤ちゃんが多いようです。このような赤ちゃんは，将来睡眠時無呼吸症候群になる可能性もありますので，一度耳鼻科で診察を受けてください。また，日中しっかり母乳（ミルク）を飲めていないため，夜何度も起きて飲みたがる場合，お

表10-2　向きぐせについての記述

| Robson（1968） | 新生児は成熟児も未熟児も生まれたときには右向きが多い。出産過程での一時的脳損傷や機能不全が原因かもしれない。 |
|---|---|
| Wynee-Davies（1975） | 出生直後にない右扁平が生後2〜3週で出現する。 |
| Yamori（1982） | 新生児は皆，一方を向いている（右向きが多い）。しかし頸椎が伸展すると3ヶ月には向き替えが起こる可能性がある。右向き27.5％：左向き46.2％：向きぐせなし26.4％だった。<br>3ヶ月で頸椎伸展し左右に90度回旋するとき，下肢を使って重心を正中に保とうとする。 |
| Gesell（1947） | 正常児は3ヶ月まで右手優位が多いが，3ヶ月以後は左手優位となる。 |
| Fulford & Broun（1967） | 脳性麻痺の84.2％　運動障害危険児の77.8％が右後頭部平坦。 |
| Yamori（1987） | 330例の乳児期のCTから，脳障害の左右差と頭蓋変形の左右差の関係を調べた結果，右平坦でも左平坦でも，約70％には脳障害の左右差はみられず，脳室拡大は左＞右だった。 |

母さんも睡眠不足になって大変です。日中の動きが少ない赤ちゃんには，しっかり相手をして遊んであげる必要があります。育児体操に加え，朝早く起こして毎日無理のない程度に外出の機会をもつとよいでしょう。

ただし，抱っこ紐を使うなら，赤ちゃんの顔が進行方向を向くようにしてあげてください。まっすぐ前を見て移動すること・いろいろな人や風景を見ながら移動することで気分が晴れます。

• 仰向け体操：仰臥位でしっかり頸を伸ばすとよいかと思います。

• うつ伏せ練習B：仰臥位で寝かせっぱなしにするよりは，日中うつ伏せ練習Bなどで遊ばせてあげてください。

• ボイタ療法：どうしても治りにくい場合でも，ボイタ法の治療を行うとほとんどの睡眠障害はなくなります。ボイタ法をしてもなくならない赤ちゃんは，あとでてんかんなどが出る傾向があるので脳波検査をしてもらってください。

〈向きぐせの強い赤ちゃん〉

生まれて2〜3週すると多くの赤ちゃんが右を向くようになり，生後3〜4ヶ月になると多くは発達障害（神経発達症）があってもなくても向きぐせをもっています。しかし，正常児の場合は生後2〜3ヶ月で正中位になり，3〜4ヶ月には左右の90°追視ができ，追視中も重心を中央に保とうと下肢でバランスをとることで，右向きぐせの赤ちゃんも左向きに変わるのではと考えられます。これに比して，運動障害児は80％が右向きぐせのままで，追視中も重心が一方に偏移し，そのまま発達していきます。脳障害が強いほど頭の後屈が強く変形が強くなります。

向きぐせが強く長く続く赤ちゃんは，脳性麻痺や発達障害（神経発達症）の可能性が高い赤ちゃんです。

• 仰向け体操：正中位にしてしっかり目を合わせ，笑顔で話しかけながら行います。

• うつ伏せ練習B：手元のオモチャをしっかり見せて手に触れさせます。1回数分を日に3〜4回から始めて，回数を増やしていきます。

• 寝返り体操A：反り返らない寝返りが左右ともできるように導いてあげてください。

〈頭の形が悪い赤ちゃん〉

強い向きぐせが長期間続いて起こる斜頭は，脳性麻痺児にも発達障害児にも多くみられます。聖ヨゼフ整肢園を受診した脳性麻痺や運動障害危険児330例の乳児期のCTで調査した結果，変形としては右平坦が多くみられましたが，約70％には脳障害（見かけ上の皮質萎縮や側脳室拡大を含む）に左右差がみられませんでした（家森，

1987)。しかし，右斜頭でも左斜頭でも脳室拡大は左＞右でした。脳障害が強いほど後屈が強く仰臥位の時間が長いと一方へ向いて反り返り，変形を強めることになります（表10-2；【コラム4】参照）。

・ボイタ治療：ボイタ法の治療は必須です。
・うつ伏せ練習Ｂ：うつ伏せ練習Ｂをできるだけ早期から続けることをお勧めします。

〈超低出生体重の赤ちゃん〉

　超低出生体重の赤ちゃんは長頭で頭が前後に長いことが多く，生後6ヶ月くらいまで向きぐせが続く赤ちゃんが多いようです。

・膝上遊び，仰向け体操：頭を支えて目線を合わせます。
・うつ伏せ練習Ｂ・修正3ヶ月になったら積極的に行ってもらいます。

〈反り返って抱きにくい赤ちゃん〉

　【コラム3】の抱き方のところで触れましたが，抱き方で反り返りを留めることができます。頸が後屈しないように支え両肘を体の前にもってくることで反り返りを留めます。脊柱をできるだけまっすぐにし，下肢を曲げて骨盤を安定させると長続きさせることができます。生後3〜4ヶ月を過ぎれば進行方向に顔が向くようにしてあげることで，赤ちゃんは左右も前も見ることができ機嫌がよくなること請け合いです。抱っこ紐も進行方向を向けるものにしてあげてください。

・仰向け体操，うつ伏せ練習：積極的に行ってください。

〈股関節の開きが悪い赤ちゃん〉

　股関節の開きが悪いためレントゲン検査を受けたものの問題がなかった赤ちゃんは，実際には向きぐせのあるほうの反対側の股関節が固いことが多いようです。

・仰向け体操：仰臥位の体操で頸椎の左右差をなくし，足底同士を合わせて，大腿をしっかり外転させ左右上下前後に細かくゆするとよいで

す。

〈手がかからなさすぎる赤ちゃん〉

　抱かなくともひとりで勝手に寝てしまい，ほとんど泣かない赤ちゃんは自閉症傾向をもつ可能性があります。赤ちゃんの耳をお母さんの胸に当てて抱き，歌を歌ってゆすってあげることが大切です。

・仰向け体操：しっかり視線を合わせ笑顔で話しかける時間を多くしてあげてください。

(3)　8ヶ月・10ヶ月健診〜

①歩く前の，すべての赤ちゃんにさせてあげてほしいこと（予防的介入）

　1歳までの赤ちゃんがしたいことは，「這って移動し，遠くにあるものを取りにいきたい」「座って両手遊びがしたい」「離乳食をおいしく食べたい」「喃語で声を出したい」などです。それらのために必要なのは，「寝返りが左右できていること」「上肢支持ができていること」です。

・パラシュート反応，ゆさゆさ体操：歩くようになってころんでも手が出ず，頭や顔をぶつけて怪我しないためにも，パラシュート反応・ゆさゆさ体操を使って手支持の練習をさせてあげてください。

②気になる症状を示す赤ちゃん
〈離乳食が進みにくい赤ちゃん〉

　一般には離乳食は5〜6ヶ月から開始するようにいわれており，お母さんによってはそれができないとダメだというように受け取ってしまう場合があります。姿勢運動発達の視点から考えると離乳食を開始する前に，仰臥位でいろいろなオモチャを両手で持って見てなめる4〜6ヶ月頃の運動ができていることが必要です。つまり，舌や唇でオモチャをなめることでルーティング反射などの原始反射が消失しますので，そのあとで離乳食を開始することが大切です。

・仰向け体操：オモチャを両手で持って遊ばせ，なめさせます。日常的にも自分でできるようにして，しっかりよだれが出るように練習してから離乳食を開始します。初期食を上手に食べるようになるまでは，食事の前に必ず仰臥位体操をします。

その後，繊維質のもの（野菜や肉）などを食べさせる前には，食べ物を舌で奥歯にもっていって，歯茎でつぶせるようになっているかをチェックする必要があります。

・寝返り体操，パラシュート反応，ゆさゆさ体操：なかなか飲み込めない場合やむせやすい場合は，寝返り体操での肘支持左右や両手支持練習（頭よりお尻が高い位置になるようにする）をしっかりさせます。

1歳2〜3ヶ月になると，苦手な食べ物が口に入ると，すぐ舌で押し出すようになります。1歳半になると見ただけでわかるようになり，食べず嫌いが出現します。味覚過敏や口腔機能障害を無視して無理に食べさせようとすると，偏食を育ててしまうことがあるので注意が必要です。

〈抱いていてもバギーに乗せていても一方に傾く赤ちゃん〉

3〜4ヶ月後も向きぐせが直らず，寝返りが一方しかできていない可能性があります。

・寝返り体操A・B左右，ピボット練習左右，両手支持練習，斜め座り練習左右のどれかを必要に応じてさせてあげるとよいかと思います。

〈8ヶ月になっても自力座りできず腹這い移動している赤ちゃん〉

まず，仰臥位で膝や足をもって遊べるか（4〜6ヶ月），寝返り（4.5ヶ月）を両方できているかをみます。腹這い移動は，肘支持（3〜4ヶ月）や手支持（6ヶ月）の弱い赤ちゃんを，寝返りできる前にお座りさせたときに多い発達のパターンです。

・斜め座り練習左右：背中が丸くなるので，床での座位練習はさせないようにしてください。また，四つ這いから自力で投げ出し座りになり両手遊びができるまでは，椅子座位か膝上座位での両手遊びをさせてあげます。

・仰向け体操，寝返り体操：寝返りできていない赤ちゃんは，仰臥位の体操と寝返り体操B（左右）を行います。

・両手支持練習，斜め座り練習左右：両方寝返りできるようになったら，両手支持練習と斜め座り左右の練習をします。

〈座ったままシャフリングする赤ちゃん〉

シャフリングは，上肢での支持が弱く寝返りできていない間に，他動的にお座りをさせた赤ちゃんに多いので，まず寝返りが左右できているか，次にパラシュート反応が出せるかをチェックします。

パラシュート反応が出ない場合は，左右の寝返り体験と寝返り練習をして，その後で両手支持練習A→Bに移行してください。

パラシュート反応ができていれば両手支持練習Bをさせて様子を見てください。その後で斜め座りを練習します。生活のなかではお座りの代わりに腹臥位を実行してください。

〈1歳2〜3ヶ月でもお座りができなかったり，移動も腹這いまでしかできない赤ちゃん〉

理学療法士による専門的な治療が必要ですので，寝返り体操A（左右）などをさせると同時に専門機関に受診することをお勧めします。

・寝返り体操A

〈早くつかまり立ちしたのになかなか歩かない赤ちゃん〉

両手支持が手拳だったり左右差のある赤ちゃんが多いので，両手支持練習A・Bを行ってみてください。また，つかまり立ちや伝い歩きが左右どちらか一方しかできていないことが多いので，反対側ができるように，階段や食卓椅子を並べて練習します。

・両手支持練習Ａ・Ｂ

〈歩き出しても歩き方が不安定な赤ちゃん〉

　この場合も両手支持が手拳だったり左右差の
ある赤ちゃんが多いので，両手支持練習 Ａ・Ｂ
を行ってみてください。

・両手支持練習Ａ・Ｂ

〈まっすぐに歩けない赤ちゃん〉

　つかまり立ちに左右差があるまま歩き出した
赤ちゃんです。階段昇りの様子を見て，反対側
の練習をしてください。

〈歩き出してころんでも手が出ず，顔や額をぶ
つける赤ちゃん〉

　手支持が弱いまま歩き出した赤ちゃんです。
危険なので両手支持練習Ａ・Ｂを，１回１分く
らいで，食事の前や外出の前など何回かに分け
て，１日５回を目途に行うとよいかと思います。
両手支持が悪いと将来，スプーン・箸・鉛筆な
どの使い方が不器用になる可能性もあります。

・両手支持練習Ａ・Ｂ

〈１歳２〜３ヶ月になっても歩けない赤ちゃん〉

　正しく歩き始めるためには，四つ這い位から
両手で支えたしゃがみ位となり，立ち上がる流
れが重要です。したがって，「両上肢で支えら
れること」「片足ずつ前に出してしゃがみ位に
なれること」「つかまり立ちが左右できている
こと」が必要です。歩き始めが遅れるお子さん
は，体幹の低緊張があり上肢の支持が弱いこと
が多いので，両手支持体操 Ａ・Ｂがお勧めです。

　次につかまり立ち練習を行います（**図10-37**）。
特に低緊張のお子さんでは，足も外反扁平足が
あるため体の前でなく横で支えて立ち上がろう
とします。それではなかなか立ち上がることは
できません。階段昇りを利用して，片方の膝で
支えて他方の足をできるだけ肩幅で支えて立ち
上がるように足関節を介助します。それでも立
ち上がれない場合，膝で支えていたほうの下腿
を持ち上げ，立ち上がりやすいようにしてあげ
ます。

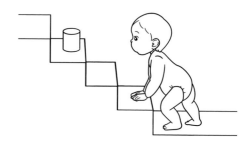

**図10-37　つかまり立ち練習**

　以上のような練習により，右足でも左足でも
つかまり立ちができますが，それによって並べ
た椅子での伝い歩き左右と，角曲がり左右，壁
や冷蔵庫の前など平らなところの伝い歩き左右
ができるようになります。その後まもなく歩く
と思われます。

# 引用・参考文献

江草安彦（監修）『重症心身障害療育マニュアル第2版』医歯薬出版　2005年

Gastaut, H.（Ed.）*Dictionary of epilepsy.* Geneva: WHO, 1973（和田豊治（訳）『てんかん辞典』　金原出版　1974年）

金子芳洋（監修）尾本和彦（編）『障害児者の摂食・嚥下・呼吸リハビリテーション　その基礎と実践』　医歯薬出版　2005年

香月眞佐美ほか「ボイタアプローチ」細田多穂・中山彰一（編）『アドバンス版　図解理学療法技術ガイド』　文光堂　2005年

国際ボイタ協会　日本ボイタ協会（訳）「パンフレット「ボイタ法」──患者さん，ご家族と関係職種の方々へ」　日本ボイタ協会所有管理

京都市立養護学校長会（発行）『新版　健康・安全に関する手引き　第3版』　2004年

佐藤昭夫・佐伯由香（編）『人体の構造と機能』　医歯薬出版　2003年

聖ヨゼフ医療福祉センター　「親子入院パンフレット」（非公開）

富　雅男　「ボイタ法」五味重春（編）『リハビリテーション医学全書15　脳性麻痺　第2版』　医歯薬出版　1989年

富　雅男「乳児の正常運動発達」寺沢　幸一（編）『脳性麻痺　第2集　第8回脳性麻痺研究会記録』　共同医書出版　1982年

Vojta, V.　富　雅男（訳）『乳児の脳性運動障害　原著第6版』　医歯薬出版　2004年

Vojta, V. & Peters, A.　富　雅男（訳）『ボイタ法の治療原理　原著第2版』　医歯薬出版　1996年

渡邉　隆「ボイタによる発達運動学的治療」　細田多穂・柳澤　健（編）『理学療法ハンドブック　改訂第3版　第2巻　治療アプローチ』共同医書出版　2000年

家森百合子・神田豊子・弓削マリ子『別冊発達3　子どもの姿勢運動発達──早期診断／早期治療への道』ミネルヴァ書房　1985年

家森百合子「姿勢運動発達からみる気になる赤ちゃん」『発達』149，46-52，2017年


《その他参考書，参考論文》

家森百合子ほか「Vojta 法による姿勢反応を利用した運動発達診断法の検討」『小児科臨床』30，834-844，1977年

家森百合子ほか「脳性麻痺の早期診断」『小児科診療』40（7），791-801，1977年

Yamori, Y. et al.　"Early diagnosis of Cerebral Motor Disturbance（Vojta'smethod）. *Brain & Development*, 3, 139-140, 1978年

家森百合子「Vojta による発達診断学──脳性麻痺の早期診断における意義」『小児科臨床』31，263-276，1978年

家森百合子「脳性麻痺の早期診断・早期治療──ボバス法とボイタ法について」『生活教育』23（12），58-71，1979年

家森百合子ほか「身障害児の育児相談」『小児内科』12（5），727-732，1980年

家森百合子ほか「ボイタ法による在宅訓練を効果的に行うシステムについて」厚生省「長期疾患療育児養護・訓練・福祉に関する総合的研究，昭和57年度研究報告書」pp. 233-136，1980年

家森百合子「脳性麻痺児の運動発達──Vojta 法の効果」『小児科診療』44，67-77，1981年

家森百合子「脳性運動障害の予防のために」『京都大学助産婦同窓会誌』90，50-59，1983年

家森百合子ほか「障害児医療の到達点──ボイタ法」山本　繁・工藤充子（編）『公衆衛生実践シリーズ第8巻　小児保健と障害児』　医学書院，pp. 113-151，1983年

家森百合子「脳性麻痺の療育指導──ボイタ法を中心として」大国真彦（監修）『こどもの発達のみかた　そのすべて』ライフ・サイエンス・センター，pp. 452-477，1984年

家森百合子ほか「肢体不自由──①脳性麻痺，②脳性麻痺以外の脳性運動障害」『障害児教育実践体系第2巻　教育と医学』労働旬報社，pp. 98-111，1984年

家森百合子ほか「アキちゃんの春——乳児健診とその後」『発達』15（18），2-39，1984年

家森百合子ほか『乳児早期のリハビリテーションにおける運動障害と知能障害——障害をもつ人たちの健康と医療』文理閣，pp. 71-92，1985年

家森百合子「ボイタの構想に基づく乳児期の姿勢運動発達学」生澤雅夫（編）『新版K式発達検査法』ナカニシヤ出版，pp. 365-391，1985年

家森百合子ほか「脳性麻痺の股関節——乳児期における特徴」『リハビリテーション医学』23，131-137，1986年

家森百合子「脳性麻痺——定義と分類」『小児内科』19，619-624，1987年

家森百合子「姿勢反射の発達と障害」『小児医学』20，813-827，1987年

家森百合子ほか「CT所見から見た乳児期の頭蓋変形——脳損傷と向き癖の関係について」『脳と発達』19，303-308，1987年

家森百合子「脳性麻痺」『今日の小児の治療指針』10，503-504，1993年

家森百合子ほか（監修）『赤ちゃんの一年　前編・後編』（ビデオ・DVD）医学映像教育センター，2001〜2002年

家森百合子ほか編著『重症児のきょうだい』クリエイツかもがわ　2010年

家森百合子『子どもの気持がわかる本』クリエイツかもがわ　2013年

吉田菜穂子　「第Ⅲ章　運動発達障害児の診断と対応」「第Ⅴ章　理学療法の実際」　長谷川　功（編著）『新生児フォローアップガイド』　診断と治療社　2003年

# おわりにかえて
## ——日本でのボイタ法の夜明け——

　この本では，赤ちゃんの姿勢運動発達について，関連職種の方々だけでなく，赤ちゃんを育てておられるご家族の方々にも理解していただけるように，たくさんの写真や図を使わせていただきました。写真を掲載させていただいた赤ちゃんたちとご家族，そして，何かとご協力いただいた保育園や保健所のスタッフの方々に，こころから感謝申しあげます。

　ボイタ教授は特定の出発肢位で誘発帯を刺激する治療法だけでなく，自発運動/7つの姿勢反応/原始反射の発達的変化を細かく分析して診断する方法を確立させました。ここに，ボイタ先生への感謝をこめて，先生についての簡単なご紹介と，日本のボイタ法の夜明けについて，当時にかかわった者のひとりとして書き残しておきたいと思います。ボイタ先生は，1917年7月12日チェコ共和国のボヘミアで生まれ，2000年9月12日ドイツのミュンヘンで亡くなりました。先生は神経科医であり小児神経科医でもありましたが，肢体不自由児施設に勤めていたときに反射性移動運動を発見しました。1968年プラハの春・チェコ事件に出会い，ドイツに亡命した後，ケルン大学整形外科とミュンヘン小児センターで活躍し，1990年からは再びプラハのカールス大学で教鞭をとりました。

　日本におけるボイタ法は，その頃ドイツ留学中だった大手前整肢学園の富雅男先生により紹介され，当時，聖ヨゼフ整肢園々長であった深瀬宏先生の協力で，ボイタ先生らを聖ヨゼフ整肢園に招いて，1975年9月1日から2週間かけて第1回ボイタ講習会（医師コース＋セラピストコース）が行われました。講習会は富先生の通訳で行われ，この領域にはほとんど無知だった私共小児科医にもその大切さが伝わりました。第1回講習会以後は，ほぼ毎年ドイツからボイタ法のインストラクターを招き，セラピストA.B.Cコースが行われ，1979年以後日本人のインストラクターも選出され，日本人による講義も行われるようになりましたが，Cコースには今もドイツのインストラクターが来日し，受講生に直接指導しています。日本のボイタ法は多くの人々に支えられて，2025年で50周年を迎えることになります。この間多くのボイタセラピストが育ち，乳児だけでなく成人までの運動障害児者の治療に当たってきました。姿勢や運動発達に興味をもつ医師も増えボイタ医師研究会も続いています。

　私は，第1回講習会を受講した当時，大学の小児神経外来や保健所健診などで発達にはかかわっていましたが，ボイタの診断学に魅力を感じ，1976年聖ヨゼフ整肢園に入職させていただきました。短い経験の中での疑問点・確認点をもってミュンヘンのボイタ先生に会いに行き，早期診断治療の意義について確信をもちました。その後，早期治療と否との予後の違いなど，さまざまな角度から学会報告や小論文を書かせていただきましたが（参考文献参照），治療コースを受講して，人の姿勢運動発達における脊柱の伸展と左右対称的な回旋の大切さを理解しました。生後4ケ月以上での向きぐせは頸椎の非対

称な後側屈の状態で，何らかの介入が必要です。ボイタの考え方を多くの方に知らせたいと，1985年にはミネルヴァ書房から『子どもの姿勢運動発達——早期診断/早期治療への道』を出版させていただきましたが，そのころにはまだ，発達障害の概念がありませんでした。本書では中枢性協調障害が脳性麻痺だけでなく発達性協調運動障害の早期兆候と考えて書かせていただいています。

　本書は，今まで聖ヨゼフ医療福祉センターに常勤・非常勤でかかわった小児科医と理学療法士とで書かせていただきましたが，この本によって乳児期からの発達支援への理解が深まり，多くのお子さんやご家族がその恩恵を受けられることを願います。


　2023年6月

日本ボイタ協会初代理事長　家森百合子

---

日本ボイタ協会は，診断治療に携わる職種対象の講習会だけでなく，保育士・保健師・教育関係の方々など発達支援にかかわる多職種対象の講習会や親御さん対象の講習会も開催しております。日本ボイタ協会のホームページに開催要項がありますので，ご利用いただければ幸いです。

《編著者紹介》

## 家森百合子（やもり　ゆりこ）　第7章・第10章・おわりにかえて

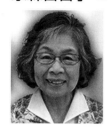

1967年京都大学医学部卒業。1969年5月から1970年8月まで在米（小児神経関係病院・自閉症児施設見学研修）。1975年第1回ボイタ講習会受講し，1976年聖ヨゼフ整肢園（現聖ヨゼフ医療福祉センター）入職。副院長を経て2009年定年退職（2012年まで非常勤）。京都大学小児科臨床教授（1999年〜2009年）。
2013年家森クリニック（高機能発達障害児対象）を開設し現在に至る。
日本ボイタ協会初代理事長。社会福祉事業功労賞受賞（2001年）　小児科専門医，小児神経科指導医，リハビリテーション科指導医。
主　著　『子どもの姿勢運動発達（別冊発達）』（共著，ミネルヴァ書房）
　　　　「赤ちゃんの1年前編・後編」（医学映像教育センタービデオ）
　　　　『重症児のきょうだい』（クリエイツかもがわ）
　　　　『子どもの気持ちがわかる本』（クリエイツかもがわ）

《著者紹介》

## 吉田菜穂子（よしだ　なおこ）　はじめに・第5章・第6章

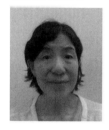

1981年京都府立医科大学卒業，小児科学教室入局。一般小児科診療，NICUおよび保健所勤務を経て2000年4月から聖ヨゼフ整肢園（現在の聖ヨゼフ医療福祉センター）に勤務。2008年4月から2023年3月まで診療部長。
聖ヨゼフ医療福祉センター小児科医員。日本ボイタ協会理事長。小児科専門医。小児神経専門医。

## 草下　香（くさか　かおる）　第9章

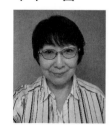

1979年旧東京都立府中リハビリテーション専門学校卒業。理学療法士として，聖ヨゼフ医療福祉センター入職。リハビリテーション科科長を勤めたのち，2018年退職。
2019〜2020年四條畷学園大学非常勤講師。
1980年国際ボイタ協会認定ボイタ法セラピスト講習会修了，1988年国際ボイタ協会認定ボイタ法インストラクターに認定。以後，ボイタ法セラピスト講習会及び日本ボイタ協会主催の各種講習会の講師として活動。

## 廣田　陽代（ひろた　はるよ）　第1章・第8章

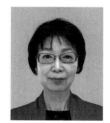

1986年和歌山県立医科大学医学部卒業。1994年京都大学大学院医学研究科内科系専攻博士課程修了。1995年博士（医学，京都大学）取得。1995〜1997年米国Case Western Reserve University医学部留学。1998年より聖ヨゼフ整肢園（現聖ヨゼフ医療福祉センター）小児科勤務。現在，聖ヨゼフ医療福祉センター小児科診療部長。小児科専門医。

**岩見美香**（いわみ　みか）　第4章

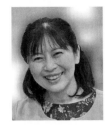

1992年滋賀医科大学医学部卒業。同年，滋賀医科大学附属病院小児科入局，1994年京都市立病院小児科，1997年滋賀医科大学大学院（医学博士取得），その後，びわこ学園医療福祉センター野洲，滋賀大学教育学部講師，滋賀医科大学附属病院発達外来（非常勤），聖ヨゼフ医療福祉センター小児科を経て，2015年家森クリニック勤務，2018年より院長として勤務，現在に至る。主著『よくわかる子どもの保健』（共著，ミネルヴァ書房）など。

**柴田実千代**（しばた　みちよ）　　はじめに・第2章・第3章

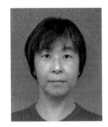

1998年富山医科薬科大学医学部医学科卒業。
同年京都大学医学部附属病院小児科小児科学教室入局。日本赤十字社和歌山医療センター小児科，滋賀県立小児保健医療センター小児科，静岡県立総合病院小児科などを経て，現在，京都桂病院小児科，聖ヨゼフ医療福祉センター小児神経科，家森クリニック小児科非常勤。

本文イラスト・カバーイラスト：はやしろみ

写真と図から学ぶ
赤ちゃんの姿勢運動発達

2024年1月20日　初版第1刷発行　　　　　　　〈検印省略〉

定価はカバーに
表示しています

編 著 者　　家　森　百合子
発 行 者　　杉　田　啓　三
印 刷 者　　田　中　雅　博

発行所　株式会社　ミネルヴァ書房
〒607-8494　京都市山科区日ノ岡堤谷町1
電話代表　（075）581-5191
振替口座　01020-0-8076

創栄図書印刷・新生製本

ISBN978-4-623-09156-0
Printed in Japan

▌赤ちゃんの心はどのように育つのか
　　──社会性とことばの発達を科学する

今福理博 著　　　　　　　　　　　　　四六版・218頁　本体2,200円


▌発達科学から読み解く　親と子の心
　　──身体・脳・環境から探る親子の関わり

田中友香理 著　　　　　　　　　　　　四六版・252頁　本体2,400円


▌幼児期における運動発達と運動遊びの指導
　　──遊びのなかで子どもは育つ

杉原　隆・河邉貴子 編著　　　　　　　B5版・226頁　本体2,400円


▌発達155：脳・身体からみる子どもの心

乾　敏郎／明和政子／根ケ山光一／細田直哉　　B5版・120頁　本体1,500円
／森口佑介／多賀厳太郎／杉村伸一郎／木村
美奈子／熊谷晋一郎／加藤寿宏／榊原洋一


▌発達148：運動発達をめぐる最前線
　　──赤ちゃん学からひも解く運動の意味

小西行郎／諸隈誠一／秦　利之／荒田晶子／　　B5版・120頁　本体1,500円
中野尚子／板倉昭二／久保田雅也／渡辺はま
／鹿子木康弘／佐藤　徳／高野裕治／熊谷晋
一郎


▌発達149："気になる子"の発達と保育

鯨岡　峻／島本一男／片岡　輝／赤木和重／　　B5版・120頁　本体1,500円
折井誠司／守　巧／西川ひろ子／西村実穂／
家森百合子／松原　豊／片岡杏子／青木紀久
代／高尾淳子／岡村由紀子


ミネルヴァ書房
https://www.minervashobo.co.jp/